实用内科疾病诊疗实践与病例分析

李 忠 李煜姝 王德润 主编

中国纺织出版社有限公司

图书在版编目（CIP）数据

实用内科疾病诊疗实践与病例分析 / 李忠, 李煜姝, 王德润主编. -- 北京 : 中国纺织出版社有限公司, 2025. 1. -- ISBN 978-7-5229-2459-5

Ⅰ.R5

中国国家版本馆CIP数据核字第2025WS9890号

责任编辑：范红梅　　责任校对：王蕙莹　　责任印制：王艳丽

中国纺织出版社有限公司出版发行
地址：北京市朝阳区百子湾东里A407号楼　邮政编码：100124
销售电话：010—67004422　传真：010—87155801
http://www.c-textilep.com
中国纺织出版社天猫旗舰店
官方微博http://weibo.com/2119887771
三河市宏盛印务有限公司印刷　各地新华书店经销
2025年1月第1版第1次印刷
开本：787×1092　1/16　印张：12
字数：288千字　定价：98.00元

凡购本书，如有缺页、倒页、脱页，由本社图书营销中心调换

编 委 会

主　编　李　忠　哈尔滨医科大学附属第一医院
　　　　　李煜姝　哈尔滨医科大学附属第一医院
　　　　　王德润　哈尔滨医科大学附属第一医院
副主编　刘洪玉　哈尔滨医科大学
　　　　　李博峰　广西南宁市人民政府办公室
　　　　　达古拉　内蒙古医科大学附属医院
　　　　　王　晗　内蒙古医科大学附属医院
　　　　　贺文静　长春中医药大学附属医院
　　　　　贺秋华　湖南省怀化市溆浦县人民医院
编　委　陆　滢　宁波大学附属人民医院
　　　　　刘　艳　大连医科大学附属第二医院
　　　　　奇丽娜　内蒙古医科大学附属医院
　　　　　秦　影　齐齐哈尔医学院附属第三医院
　　　　　李枫林　宁波大学附属人民医院
　　　　　费霞佩　宁波市北仑区人民医院
　　　　　金云兰　兴化市妇幼保健院
　　　　　杨宇航　哈尔滨医科大学附属第一医院
　　　　　王城诚　哈尔滨医科大学附属第一医院
　　　　　张　贺　哈尔滨医科大学附属第四医院
　　　　　薛　畅　哈尔滨医科大学附属第四医院
　　　　　赵薇薇　哈尔滨医科大学附属第二医院
　　　　　苑雪莹　哈尔滨医科大学附属第一医院
　　　　　李　悦　哈尔滨医科大学附属第一医院
　　　　　于　洋　哈尔滨医科大学附属第四医院
　　　　　嵇　颖　哈尔滨医科大学附属第一医院
　　　　　王思涵　佳木斯大学附属第一医院
　　　　　张丽娟　黄冈市中心医院
　　　　　贾　攀　河南中医药大学第一附属医院
　　　　　岳宏宇　内蒙古医科大学附属医院
　　　　　朱小娟　永州市中心医院
　　　　　张译匀　哈尔滨医科大学附属肿瘤医院
　　　　　卢　鹏　佳木斯大学
　　　　　孙晓霞　哈尔滨医科大学附属第二医院
　　　　　王俊婷　哈尔滨医科大学附属第二医院

前 言

内科学是临床医学的基础,内容范围涉及广泛,整体性强,主要研究人体各系统器官疾病的病因、诊断与防治,因此也是临床医学其他学科的基础,并与各临床学科之间有着密切的联系。如何将理论知识转化为实践,更好地服务于临床,是广大临床医务工作者面临的挑战。我们针对各疾病诊治过程中的疑点和难点,共同编著了此书。

本书主要介绍了内科常见疾病的诊疗,包括呼吸系统疾病、消化系统疾病、血液系统疾病、神经系统疾病等内容。以追踪科技前沿,加快创新人才培养为指导思想,详细阐述了近年来内科疾病临床诊疗方面的新方法、新理论和新突破。内容丰富,文字精练,突出创新性、实用性、先进性和科学性。

内科学内容广泛,涉及相关学科多,新技术、新进展层出不穷,书中不足之处,敬请同行和广大读者提出宝贵意见,以便再版时充实和完善。

编 者
2024 年 6 月

目　录

第一章　神经系统疾病 ·· 1
　　第一节　慢性脑炎 ·· 1
　　第二节　异常运动障碍 ·· 3
　　第三节　帕金森病 ·· 12
　　第四节　偏头痛 ··· 16

第二章　呼吸系统疾病 ·· 26
　　第一节　急性上呼吸道感染 ·· 26
　　第二节　慢性阻塞性肺疾病 ·· 28
　　第三节　支气管扩张症 ·· 30
　　第四节　肺炎球菌肺炎 ·· 32
　　第五节　葡萄球菌肺炎 ·· 34

第三章　循环系统疾病 ·· 36
　　第一节　心绞痛 ··· 36
　　第二节　心肌梗死 ·· 42
　　第三节　扩张型心肌病 ·· 51
　　第四节　肥厚型心肌病 ·· 56

第四章　消化系统疾病 ·· 66
　　第一节　急性胃炎 ·· 66
　　第二节　慢性胃炎 ·· 68
　　第三节　消化性溃疡 ··· 71
　　第四节　贲门失弛缓症 ·· 77
　　第五节　肠寄生虫 ·· 80

第五章　泌尿系统疾病 ·· 88
　　第一节　急性肾小球肾炎 ··· 88
　　第二节　急进性肾小球肾炎 ·· 95
　　第三节　慢性肾小球肾炎 ··· 107
　　第四节　肝肾综合征 ··· 114

第六章　内分泌系统疾病 ··· 116
　　第一节　单纯性甲状腺肿 ··· 116
　　第二节　甲状腺炎 ·· 118

  第三节 甲状腺肿瘤……………………………………………………………… 122
  第四节 肾上腺皮质功能不全…………………………………………………… 125
第七章 风湿免疫系统疾病………………………………………………………… 128
  第一节 红斑狼疮………………………………………………………………… 128
  第二节 骨关节炎………………………………………………………………… 140
  第三节 痛风与高尿酸血症……………………………………………………… 143
第八章 神经内科临床病案…………………………………………………………… 154
参考文献………………………………………………………………………………… 183

第一章

神经系统疾病

第一节 慢性脑炎

一、进行性多灶性白质脑病

（一）临床表现与病理

进行性多灶性白质脑病（PML）是一种进展性疾病，以病理学上多发性脱髓鞘病灶为特征，病灶大小不同，遍布整个中枢神经系统。除了脱髓鞘之外，还有星状细胞和少突胶质细胞的特征性改变。星状细胞异常增大，包含深染、畸形、奇异的细胞核，时常出现有丝分裂象。少突胶质细胞增大，深染的核包括病毒包涵体，由 JC 病毒（JCV）微量晶状排列形成。患者通常表现为视野缺损（45%），典型的同向偏盲；精神损伤（38%），如痴呆、意识障碍、人格改变；肢体无力，包括偏瘫或单瘫；以及共济失调。癫痫发生在约 20% 的患者身上，主要是那些损伤邻近皮质的患者。

几乎所有患者有潜在性免疫功能低下的问题。在最近一段时间，最常见的相关疾病是获得性免疫缺陷综合征（AIDS，80%）、血液恶性肿瘤（13%）、移植受体（5%）及慢性炎症疾病（2%）。据估计达到 5% 的 AIDS 患者或发展为 PML。超过 30 例的 PML 病例发生在正在接受多发性硬化及炎症性肠疾病治疗的患者身上。此类患者使用那他珠单抗，一个可以通过黏附至 α_4 结合素抑制淋巴细胞运输至中枢神经系统和肠黏膜的人类单克隆抗体。使用其他人类单克隆抗体的患者也有患病，这些抗体有着免疫调节作用，包括依法珠单抗和利妥昔单抗。基本的临床和诊断特征与 PML 合并 AIDS 及其他免疫抑制病的表现相似。

（二）诊断

PML 的诊断常由 MRI 提示。MRI 揭示了多灶性、不对称的融合的白质病变，存在于室周、半卵圆中心、顶枕区及小脑。这些病灶在 T_2 和 FLAIR 像上呈现高信号，在 T_1 增强像上是低信号。PML 病灶典型的是非增强（90%），但少数可显示线性增强，尤其是在免疫力更好的患者身上。没有水肿及占位效应。CT 扫描比 MRI 敏感性低，常显示低密度非增强白质病灶。

患者大多脑脊液正常，可能会表现为蛋白质浓度或 IgG 浓度的轻度增加。少于 25% 的病例出现脑脊液细胞增多，主要是单核细胞，很少增加至 25 个细胞/微升。脑脊液 JCV、DNA

的聚合酶链式反应扩增为重要的诊断工具。有相应的临床表现、脑脊液标本JC病毒DNA的聚合酶链式反应扩增阳性,且MRI提示典型的病变,即可诊断PML,反映了脑脊液分析的相对高特异性(92%~100%);但是,其敏感性是易变的,阴性结果不能排除诊断。在没有接受高效抗病毒治疗(HAART)的人类免疫缺陷病毒(HIV)阴性和阳性的患者,敏感性是70%~90%。接受了HARRT治疗的患者,其敏感性接近60%,反映了免疫力相对强的患者脑脊液病毒水平更低。定量的JCV脑脊液聚合酶链式反应的研究提示,低水平的JCV相比于高水平有更好的预后。脑脊液聚合酶链式反应阴性的患者为了确诊需要做脑组织活检。在脑组织的活检或尸检样本,JCV抗原和核酸可通过免疫细胞化学检测,用原位杂交或是免疫扩增。JCV抗原或染色体组的检测应该只是伴随了特征性病理改变的PML的选择性诊断,因为正常患者的脑组织也可以发现其抗原和染色体组。

血清学研究在诊断上不实用,因其基础血清阳性率高(>80%)。

(三)治疗

没有针对PML的有效性治疗。有病例报道,$5-HT_{2a}$受体抑制药米氮平有效,可以抑制JCV黏附至其在少突胶质细胞上的受体。回顾性无对照试验提示,α干扰素可能是有效的治疗方式。但两者都没有在随机对照临床试验中验证。有一个评估抗疟疾药甲氟喹的疗效的临床试验正在进行中,它能抑制细胞培养中JCV的复制。静脉或硬膜内注射阿糖胞苷在HIV相关的PML随机控制试验中没有显示出疗效,尽管一些专家认为阿糖胞苷在血—脑屏障破坏使得脑脊液大量渗出的情况下是有治疗效果的。在HIV相关PML随机对照试验中西多福韦也没有明显的疗效。因为PML多发生在免疫缺陷的患者,故提高或恢复机体免疫功能的治疗性干预都应该考虑。也许干预措施最重要就是稳定疾病,而且在一些病例中,改善HARRT治疗之后的HIV阳性的艾滋病患者的免疫状态。用HAART治疗的HIV阳性的PML患者,1年生存率达到50%,尽管其中有80%的患者可能有明显的神经系统后遗症。HIV阳性的PML患者有更高的CD4计数(>300个细胞/微升),以及低的或不能探测到的HIV病毒水平的有更好的预后。尽管HAART的应用可以提高生存率,但患者相关的免疫重建伴随潜在的机会性感染,如PML会产生严重的中枢神经系统炎症综合征——免疫重建炎症综合征(IRIS),使临床症状恶化、脑脊液白细胞增多及新的MRI增强病灶的出现。接受那他珠单抗或其他免疫调节抗体治疗的患者,怀疑PML者,应该停止治疗,并且进行血浆置换清除循环抗体。

二、亚急性硬化性全脑炎(SSPE)

SSPE是一个中枢神经系统的慢性、进展性脱髓鞘疾病,伴随由麻疹病毒引起的脑组织的慢性非机会性感染。估测100000~500000麻疹病例中发生1例。在美国每年都有平均5例报道。在麻疹疫苗出现后发病率大幅减少。但多数患者会在小的时候(2岁)有初次麻疹感染的病史,在6~8年的潜伏期会有进展性神经系统疾病发生。85%的患者在5~15岁的时候诊断出来。开始的表现为上学时表现差及情绪和性格改变。中枢神经系统感染的典型体征,如高热和头痛则不会发生。当疾病进展时,患者发生进展性智能减退,局部或全面性癫痫发作、肌阵挛、共济失调及视觉障碍。在疾病的后期,患者反应迟钝、四肢轻瘫及痉挛,伴随腱反射和伸肌跖反应的亢进。

（一）诊断

MRI 早期是正常的，随着疾病进展，脑白质和脑干会有增强的 T_2 信号出现。脑电图（EEG）开始显示非特异性减慢，但随着疾病进展，患者出现特征性的周期波，表现为高电压的发放，每 3~8 秒出现一次尖慢波，继以周期性衰弱平坦的背景。脑脊液表现为无细胞、正常或轻度升高的蛋白质浓度及显著升高的 γ 球蛋白水平（超过脑脊液总蛋白的 20%）。脑脊液抗麻疹抗体水平是必然升高的，寡克隆抗麻疹抗体通常出现。麻疹病毒可通过特殊的协同培养技术从脑组织培养出来。病毒抗原可通过免疫细胞化学确认，原位杂交或是聚合酶链式反应扩增可以检测病毒基因组。

（二）治疗

有报道异丙肌酐（异丙肌苷醇，每天 100 mg/kg）单独或联合使用硬膜内或脑室内注射 α 干扰素治疗，可以在一些患者中延长存活期及改善临床症状，但还未投入临床试验中。

（李煜姝）

第二节 异常运动障碍

最常见的运动障碍可根据发作持续时间分为两大类：发作性运动障碍和迟发性运动障碍。

一、发作性运动障碍

（一）概述

发作性运动障碍是指突然出现短暂且反复发作的异常运动，而发作间期表现正常的一组发作性神经系统疾病。这些不随意运动的临床表现各异，包括强直性痉挛、舞蹈样和手足徐动样运动、持续肌张力障碍姿势等。在过去常常和癫痫相混淆，但发作性运动障碍发作时没有意识的改变，且脑电图没有癫痫样放电。它们之间是否有相关性以及发作性运动障碍的发病机制目前尚不清楚，尚有待进一步研究。

（二）病因及分类

临床上常把脑卒中、多发性硬化等疾病引起的发作性运动障碍称为症状性发作性运动障碍。但绝大多数发作性运动障碍患者为特发性，而且多数发作性运动障碍患者有家族性倾向。临床分类见表 1-1，临床常见的发作性运动障碍见表 1-2。

表 1-1 发作性运动障碍的分类

分类标准	类型
根据诱因分类	发作性运动源性运动障碍（PKD）是最常见的发作性运动障碍，包括发作性运动源性的舞蹈手足徐动症（PKC） 发作性非运动源性运动障碍（PNKD），包括发作性肌张力障碍性舞蹈手足徐动症（PDC） 发作性过度运动源性运动障碍（PED），包括间歇性 PNKD 夜间发作性运动障碍（PHD），现归为额叶癫痫
根据发作持续时间分类	短暂型 间歇型 持续发作型

续表

分类标准	类型
根据遗传学分类	家族型（通常是常染色体显性遗传） 散发型
根据潜在的病因分类	原发性（大多数病例） 症状性（MS、头外伤、HIV、脑卒中、甲状旁腺功能减退、甲状腺毒症、心因性和新生儿缺氧等）
其他相关的情况	短暂的发作性肌张力障碍或新生儿斜颈 发作性的共济失调或震颤

表1-2 常见的发作性运动障碍

疾病分类	PKD	PNKD	PED	PHD	备注
其他名称	发作性运动诱发舞蹈手足徐动症	发作性肌张力障碍性舞蹈手足徐动症	家族性发作性舞蹈手足徐动症	发作性运动诱发的肌张力持续障碍	发作性非运动源性运动障碍（夜间发作性肌张力障碍），常染色体显性遗传夜间发作性额叶癫痫
遗传学特点	常染色体显性遗传，染色体位点16q	常染色体显性遗传，肌纤维形成调节基因-1（MR-1）阳性突变，染色体2q	常染色体显性遗传，MR-1基因阴性突变	常染色体显性或隐性遗传，SLC2AI基因（16）；GLUT1（1p）	常染色体显性遗传，20q13.2～13.3、15q24、1q21和8p21均与神经元烟碱受体亚组编码有关
发病年龄	1～20岁（或大于40岁），以儿童及青少年好发	1～12岁（或大于21岁），儿童好发，发病年龄越早的患者，MR-1突变居多	1～23岁	3～30岁，儿童好发	儿童好发
运动障碍形式	舞蹈症，肌张力障碍，颤搐	肌张力障碍，舞蹈症	肌张力障碍，舞蹈症	肌张力障碍	
频率	每日超过100次	每日超过3次	每周1次到每年数次	每日超过1次	每晚数次
持续时间	数秒到数分钟（<5分钟）	数分钟到数小时	数分钟到数小时停止运动后10～15分钟	超过45秒	
触发点	突发的整个身体随意运动，惊吓，过度换气	自发性	自发性	劳累后易发	
避免发作因素	避免触发的运动诱因	睡眠	少数睡眠有效	停止或避免过度运动	无
易感因素	应激、焦虑、寒冷、炎热、月经等	含乙醇饮料、咖啡、激动、应激、劳累、茶、含咖啡因饮料	运动	持续运动10～15分钟后	睡眠中

续表

疾病分类	PKD	PNKD	PED	PHD	备注
伴随症状/家族史	婴儿惊厥，偏头痛，书写痉挛，特发性震颤	头痛包括偏头痛（没有癫痫）	癫痫（很少发生偏头痛）	Rolandic癫痫-PED、书写痉挛	
治疗	卡马西平，苯妥英钠（及苯二氮䓬类和其他抗惊厥药物）	避免诱因，氯硝西泮及其他苯二氮䓬类，对抗惊厥药物疗效不佳	氯硝西泮（对2q13家系无效），其他苯二氮䓬类效果不佳	生酮饮食，避免劳累，乙酰唑胺，左旋多巴，苯海索可能有效，对抗惊厥药物效果不佳	卡马西平

许多研究者发现，临床散发的病例数量实际上远远超过有明确家族史的数量，造成这一结果的可能原因是患者和医生对发作性运动障碍的认识不足。散发病例常常有心因性疾病基础，而没有发现潜在的病理学改变。

PKD呈常染色体显性遗传，其中PKC最常见，它可能是一种离子通道病，其致病基因定位于染色体16p11.2~q12.1。

PDC的致病基因定位于染色体2q31~q36上，该部位与一组钠通道基因邻近，提示PDC很可能也是一种离子通道病。

继发性PDC可见于多发性硬化、基底核尤其是丘脑的血管损害、基底核钙化、脑病及脑外伤、某些内分泌疾病，如甲状腺功能低下、甲状腺功能亢进及HIV感染等。

PED的致病基因尚未找到，其病理生理机制也不明确。但许多学者认为编码离子通道的某一未知基因的突变可能是该病的病因。它究竟是一种独立的疾病还是PDC的变异型只能等待基因研究的结果来确认。

多数学者认为PHD是一种起源于额叶的癫痫，该病呈常染色体显性遗传，其致病基因定位于染色体20q13.2。

(三) 临床特点

以反复发作的不自主运动为特征，出现肌张力障碍、舞蹈、手足徐动、颤搐等多种锥体外系运动增多症状，发作间期无异常表现，称为发作性运动源性运动障碍（诊断的标准见表1-3），包括发作性运动源性舞蹈手足徐动症，PKD是最常见的发作性运动障碍，发病率约为1/15万。儿童或成人常发病（除了症状性患者），四肢最容易受累。PKD为发作时间最短、频率最高的发作性运动障碍，每次发作平均时程小于5分钟，且每日可发作数次，容易和癫痫混淆。

表1-3 PKD诊断标准

标准	内容
PKD诊断标准内容	具有运动诱发发作的特点 发作时间短暂，持续时间不超过1分钟 发作时不伴意识丧失和疼痛 卡马西平或苯妥英钠治疗能控制发作 排除其他器官系统性疾病，且神经系统查体正常 如没有家族史，发病年龄以1~20岁较多

虽然咽喉部肌肉的肌张力障碍会造成言语的突然停止，但不会伴有意识障碍。尽管PKD并不被认为是癫痫的一种类型（绝大多数患者发作期间EEG无癫痫样放电），但两者之间的关系仍然存在。发作性运动障碍的最有效治疗是用抗惊厥药物。发作性运动障碍和癫痫均可有家族发病倾向。具有家族史的癫痫、发作性运动障碍、共济失调都是离子通道缺陷疾病。

当患者没有直接或明确的不随意运动时发病，称为发作性非运动源性运动障碍，发病率约1/100万，常常为长时程发作，持续数分钟到数小时。若持续时间长，并伴有痛性肌张力障碍姿势，称为发作性肌张力障碍性舞蹈手足徐动症。

一些发作性运动障碍的患者并非由突然运动诱发，而由持续运动诱发，称为发作性持续运动源性运动障碍，罕见。PED的发作时间常常超过PKD（5~30分钟），与PKD一样，许多报道称PED为家族性发病，而症状性非常罕见。尽管这些发作不伴有EEG异常和意识障碍，但患者也常常会出现感觉异常先兆。

夜间发作性运动障碍为一种在快速动眼睡眠期反复出现肌张力异常、舞蹈手足徐动样动作及颤搐发作的疾病。发作不超过1分钟，夜间可发作多次。这一名称目前存在争议，EEG监测提示额叶活动低下，最近的研究提示PHD是一种特殊类型的额叶癫痫。

临床上与发作性运动障碍相似的另一种疾病为阵发性、发作性、周期性共济失调，许多患者有家族史，相关症状如震颤、多发性纤维性肌阵挛、眩晕都很常见，一些有运动源性共济失调的患者家族成员中有PKD发病。

症状性发作性运动障碍常见于以下疾病：多发性硬化，血管性病变［短暂性脑缺血发作（TIA）、缺血或出血性脑卒中、烟雾病］，外伤（脑、脊髓、周围神经），脑膜炎（HIV感染、亚急性硬化性全脑炎、巨细胞病毒感染、梅毒感染），围生期脑瘫（缺氧、核黄疸），内分泌疾病（甲状腺功能低下、假性甲状腺功能减退症、甲状腺功能亢进症、糖尿病），肠道疾病，中枢神经系统肿瘤，偏头痛等。

发作性运动障碍鉴别诊断见表1-4。

表1-4 发作性运动障碍的鉴别诊断

诊断	内容
发作性运动障碍鉴别诊断	癫痫样发作
	精神运动障碍性疾病
	肌张力障碍
	抽动障碍，刻板行为和刻板症
	肝豆状核变性
	食管裂孔疝斜颈综合征
	周期性瘫痪
	肌阵挛
	肌强直
	发作性共济失调
	惊跳—惊吓病（Hyperekplexia-Startle disease）
	药物诱发性运动障碍

（四）治疗

1. 饮食和生活方式

（1）PKD 和 PNKD：PKD 患者应当尽可能避免因突发的运动等触发因素而诱发其发作，这样可能会减少其发作频率。PNKD 患者可以通过避免或尽可能少摄入含丙二醛的食物和饮料，如酒精、咖啡、茶、巧克力等来减少其发作频率；在日常生活中尽量避免压力过大、激动、劳累、睡眠剥脱、寒冷刺激等诱因，也可减少其发作频率。发作性运动源性运动障碍的药物治疗效果较好，因此改变生活方式作为治疗方法仅仅处于次要的地位。

（2）持续或剧烈运动可诱发 PED：尤其是最易受累肢体的肢体运动，因而通过避免持续或过度运动可以阻止其发作，且疗效优于药物治疗。另外，更有前景的治疗方法包括生酮饮食，对 PED 的控制有明显效果，但具体机制尚不十分清楚，可能与其相应基因突变导致代谢异常有关，生酮饮食可部分纠正这种代谢异常而起到缓解症状的作用。

2. 药物治疗

（1）PKD：典型的 PKD 对抗惊厥药物治疗反应良好，到目前为止，主要是钠离子通道阻滞剂卡马西平和苯妥英钠用于治疗 PKD。卡马西平是新近报道最常用的、最主要的治疗 PKD（PKC）的药物，作为主要的抗惊厥药物，治疗 PKD 的成功率相当高，为 70%~80%；成人每日有效剂量为 200~400 mg，儿童为 1.5~2 mg/kg，常作为 PKD 的首选药物。为了提高耐受性，最初可以用 50~100 mg/次，每日两次。由于有发生再生障碍性贫血（1/20 万~1/10 万）和粒细胞缺乏症的危险，因而有骨髓抑制的患者应慎用卡马西平。主要的药物相互作用：该药可以和苯妥英钠、丙戊酸盐、华法林、环孢霉素、锂盐、口服避孕药及单胺氧化酶抑制剂竞争性与血浆蛋白结合。其主要的不良反应有头晕、恶心、嗜睡、走路不稳，严重不良反应包括骨髓抑制，超敏反应如中毒性表皮坏死溶解症、渗出性多形红斑及充血性心力衰竭恶化、心律失常等。因而应定期监测血常规、肝功、ECG。低于抗惊厥药物的常规剂量对多数患者就可起治疗作用，疗效优于苯妥英钠。其他可能有效的药物还包括苯二氮䓬类药物（如氯硝西泮）及抗惊厥药物（如丙戊酸、加巴喷丁、利必通、左乙拉西坦、奥卡西平、乙酰唑胺、托吡酯及苯巴比妥）。患者常常因后述药物疗效欠佳和不良反应而使用前述两种药物。

（2）PNKD：PNKD 的治疗远比 PKD 治疗困难，大多数患者可以给予 2~4 mg/d 的氯硝西泮达到部分缓解症状的目的。氯硝西泮用于治疗部分 PKC 有效，但主要用于治疗 PNKD，它的有效剂量范围很广，但在治疗 PNKD 方面，不同的剂量有不同的作用机制。最初治疗剂量为 0.5 mg，睡前服。后期标准剂量 1~6 mg/d，分 3 次服用。在患者耐受镇静不良反应的前提下，剂量按比例每周加量 0.5 mg。有产生药物依赖及成瘾的可能，严重的肝功能障碍者禁用。氯硝西泮和血浆蛋白高度结合，并且通过肝代谢，因此在使用其他镇静催眠药和其他精神活性药物时，应注意药物间的相互作用。小样本资料表明其他苯二氮䓬类药物如地西泮、奥沙西泮等对 MR-1 基因突变携带者及散发的 PKND 疗效较好。PNKD 对其他抗惊厥药物反应很差，苯巴比妥和扑痫酮基本无效，少数病例报道对丙戊酸初始治疗有效，但后期疗效不佳。同样，部分病例对卡马西平和苯妥英钠完全无效，有报道拉莫三嗪治疗一年后反而增加了 PNKD 的发作频率。

（3）PED：有报道苯二氮䓬类和抗惊厥药物卡马西平治疗 PED 罕见成功病例，左旋多巴对部分 PED 患者治疗有效，但这方面的成功治疗文献报道还较少。临床上有时容易把发作性运动障碍与多巴反应性肌张力障碍（DRD）相混淆。

(4) 症状性发作性运动障碍：对于症状性发作性运动障碍的治疗，目前没有可以推荐的常规治疗方案，多数集中在病例报道研究中。最常引起症状性发作性运动障碍的疾病，多发性硬化和肠道疾病的推荐治疗药物是卡马西平和氯硝西泮，对上述疾病引起的发作性运动障碍治疗有效。最近的病例报道有证据显示左乙拉西坦可能是另一治疗有效的药物。有学者报道单用肉毒毒素和联合其他药物也可以减轻症状。

3. 外科治疗

采用立体定向手术治疗顽固性 PNKD 和 PED 有少量个案报道，包括丘脑深部电刺激和苍白球毁损术。它可能是应用最广泛的治疗形式，但由于其手术风险及并发症，发作性运动障碍的患者并不完全认同这一治疗方法。

二、迟发性运动障碍

（一）概述

迟发性运动障碍（tardive dyskinesia，TD）通常是由于使用多巴胺受体拮抗剂而出现的常见的、潜在的不可逆药物不良反应。最常见的是由抗精神病药物诱发的一种持久的、异常的不自主运动，如吩噻嗪类和丁酰苯类药物所引起。其机制可能与失神经支配诱导的（受体）超敏有关。迟发性运动障碍是否均由抗精神病药物不良反应所致，目前还存在争议，但主流的观点仍认为是由抗精神病药物所致的不良反应。根据其临床特点分为：口—面—舌迟发性运动障碍、肢体—躯干迟发性运动障碍、呼吸性迟发性运动障碍。迟发性运动障碍具有舞蹈症、手足徐动症、肌张力障碍的特点，不同于急性发作性运动障碍。迟发性运动障碍可分为短暂性迟发性运动障碍、突发戒断迟发性运动障碍、持续性迟发性运动障碍等。

典型和非典型多巴胺受体拮抗剂（DRB）见表 1-5、表 1-6。

TD 发病机制不清。目前有两种假说：多巴胺受体超敏假说和神经毒性假说。

（二）临床特点

1. 口—面—舌迟发性运动障碍

口—面—舌迟发性运动障碍是最常见的 TD，大约占 TD 的 80%，其核心症状是口—舌—颊三联征，由舌、下颌、唇、面部的不自主随意运动组成。如吸吮、鼓腮、舐唇、转舌、咀嚼、噘嘴、面部抽动和眨眼等运动。严重的口面部运动障碍可能因上述异常运动导致溃疡，并影响语言、吞咽、正常进食等日常生活。通常情况下，口—面—舌 TD 不会引起躯体的异常疼痛感及致残，但因影响正常的日常生活，而导致患者精神创伤，如患者常常感到焦虑、沮丧、窘迫等。

表 1-5　典型 DRB

丁酰苯类	吩噻嗪类	噻吨酮类
氟哌啶醇	氯丙嗪	氯普噻吨
	氟奋乃静	氟哌噻嗪
	奋乃静	
	硫利达嗪	
	异丙嗪	
	匹莫齐特	

表 1-6 非典型 DRB

第二代	第三代
氯氮平	阿立哌唑
奥氮平	
利培酮	
喹硫平	
氨磺必利	

2. 肢体—躯干迟发性运动障碍

肢体—躯干迟发性运动障碍是肢体和（或）躯干的无目的的舞蹈样不随意运动。如手指的扭转运动、弹钢琴指、脚趾的不规则运动，腕、臂、踝及下肢的手足徐动，点头、耸肩、躯干的扭转性运动及骨盆的摇摆运动等。严重患者可因此而跌伤。

3. 呼吸性迟发性运动障碍

快速无规律的呼吸运动是呼吸性迟发性运动障碍的核心表现。有时可同时出现其他症状，如喘气、叹息和（或）呼噜声、呼吸窘迫、呼吸急促、呼吸困难。呼吸性迟发性运动障碍甚至可导致呼吸困难和发绀，膈肌和呼吸肌常受累，因膈肌受累可导致腹部异动症，也可由腹部肌肉的异常运动所致。

几乎所有的呼吸运动障碍患者都伴随口—面—舌运动障碍，这是一临床准则。事实上，若无口—面—舌运动障碍表现，呼吸运动障碍的诊断需要重新评估。

（三）鉴别诊断

鉴别诊断见表 1-7 和表 1-8。

表 1-7 神经变性疾病所致的运动障碍和精神症状

疾病	临床特点
肝豆状核变性（Wilson 病）	患者年龄低于 50 岁，肝脏疾病
亨廷顿病（HD）	家族史、舞蹈症、抽动障碍、步态异常
疯牛病，亨廷顿病样病齿状核红核苍白球路易体萎缩	HD 拟表型，临床表现与 HD 相似，但 HD 基因阴性
舞蹈病—棘红细胞增多症	舞蹈样不自主运动，肌张力障碍，抽动，晚期可有少动—强直表现；部分患者有癫痫发作，半数患者有认知障碍和人格改变
自毁容貌综合征（莱施—奈恩综合征）	强直、自毁、痛风
第一型脑内铁沉积性神经系统退化症（NBIA1，又称为泛酸激酶 2 相关神经系统退化症，PANK2）	步态异常、帕金森病、舞蹈病、肌张力障碍

表 1-8 迟发性运动障碍的其他鉴别诊断

疾病或症状	临床特点
特发性肌张力障碍（特别是 Meige 综合征和颈肌张力障碍）	孤立的运动障碍
原发性早发扭转性肌张力障碍（DYT-1 基因突变）	除头、颈及延髓支配肌肉外的青少年发作全身肌张力障碍
原发性早发扭转性肌张力障碍（DYT-6 基因突变）	肌张力障碍累及延髓支配肌肉及颈肌
抽动秽语综合征	青少年发作的抽动障碍，强迫症
缺齿致咬合不正引起的颞下颌运动障碍	去除或补齿后运动障碍消失

（四）分类

迟发性运动障碍分为两种临床类型。①急性戒断综合征，此型的舞蹈样动作于突然停用抗精神病药物时发生，症状类似小舞蹈病或亨廷顿舞蹈病，表现为飘忽性而非重复性舞蹈样动作。最多见于儿童，可自愈。若再使用抗精神病药物，逐渐减少剂量，最后可使舞蹈样动作消失。②迟发性肌张力障碍，此型的不自主运动为肌张力障碍，而非快速重复性动作。儿童和成人都可发生。症状极似原发性或遗传性扭转性肌张力障碍（扭转痉挛）。迟发性肌张力障碍可持久存在，但有些患者对多巴胺耗竭剂有效，另外一些患者则对抗胆碱能药有效。

（五）治疗

治疗策略参见图 1-1。

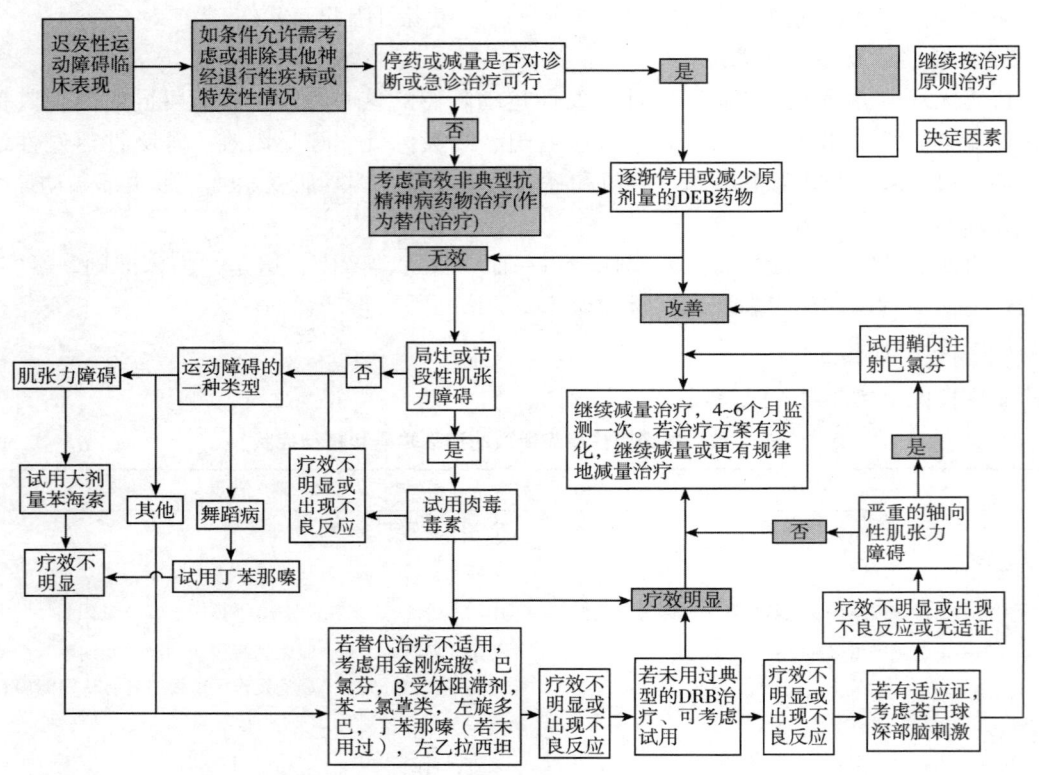

图 1-1 迟发性运动障碍的治疗策略

临床工作中，TD 的治疗非常困难，而且引起 TD 的药物（如 DRB）往往难以撤除，故预防至关重要。在临床中，应尽可能使用小剂量的神经阻滞剂（抗精神病药物）或改用较少引起 TD 的非经典神经阻滞剂。

生活和饮食干预：足够的营养支持是必要的，对那些做大幅度和高速度不随意运动的患者尤其重要。焦虑容易使迟发性运动障碍患者病情加重，有焦虑的患者应行相应处理。

500 多个随机双盲对照研究评估了 90 多种不同干预措施，但未能得出足够的证据形成治疗 TD 的治疗指南。根据这些资料可以采用以下措施减少其发作。

（1）停止或减量抗精神病药物：停用抗精神病药物或减量抗精神病药物可能导致原发

精神疾病的加重，需要因个体情况调整最合适的药物或剂量。

（2）原有抗精神病药物转换成氯氮平：氯氮平很少或几乎不会导致 TD。有少数病例报道氯氮平可导致 TD，但追溯病史，这种病例都有使用一线抗精神病药物的病史。

（3）原有抗精神病药物转换成二线抗精神病药物（其他典型或非典型抗精神病药物）：有文献报道服用二线抗精神病药物和一线抗精神病药物相比，两者发生 TD 的年发病率，前者为 3.9%，后者为 5.5%。但这方面的研究并不多。

（4）胆碱能药物：TD 的发病机制可能包括中枢神经系统胆碱缺乏，因而多种胆碱能药物尝试用于治疗 TD，但目前没有一项随机实验证实这类药物有明显疗效。

（5）苯二氮䓬类：因此类药物有镇静、抗焦虑、抗惊厥尤其是肌肉松弛作用。这些药物可能对抗精神病药物所致的 TD 有效。但最近的三项临床研究都没有发现有明显的疗效，仅有一小样本的研究表明其可能对抗精神病药物所致的 TD 有部分疗效。

（6）停用抗胆碱能药物。

（7）增加抗氧化剂如维生素 E，标准剂量为 1600IU/d，主要的不良反应是腹泻（并不常见）。

（8）潜在可能有前景的治疗如丁苯那嗪。

（9）肉毒毒素（BTX）在美国是当前普遍用于治疗迟发性运动障碍的药物，注射剂量与注射部位有关系。通常用于颈部的迟发性运动障碍，200~300 U；眼睑痉挛是 25 U。而 BTX 治疗颈部的迟发性运动障碍的剂量为 10000~15000 U。重症肌无力（MG）和其他神经肌接头疾病禁用，因 BTX 可能增强氨基糖苷类抗生素或其他干预神经肌接头疾病药物的作用。主要的不良反应为注射部位及邻近肌肉的过度无力。

（10）深部丘脑刺激：预防迟发性运动障碍的首要办法是慎重应用抗精神病药物。抗精神病药物只可用于治疗精神病，或用其他药物无效的情况，如舞蹈样动作或抽搐。用药剂量应尽可能小，用药时间应尽可能短。当精神病已得到控制时，应该及时考虑减药或停药。一旦出现典型的迟发性运动障碍或迟发性静坐不能时，应立即停用抗精神病药物。但停药会使精神病复发，若确实需要使用，加大抗精神病药物的剂量，可抑制运动障碍或静坐不能，若抗精神病药物可安全地减少或停用，则运动障碍以及静坐不能一般可于数月或 1~2 年内逐渐消退。若运动障碍或静坐不能仍然严重，可以采取以下方式治疗。可能有效的药物治疗措施见表 1-9。

表 1-9　迟发性运动障碍和迟发性肌张力障碍常用治疗药物的剂量

	苯海索	丁苯那嗪	氯硝西泮	氯氮平
开始剂量	1 mg	12.5 mg，每日 1 次	2500 μg，每日 1 次（老年患者 125 μg，每日 1 次）	12.5 mg，每日 1 次
逐渐增加剂量	每 4~7d 1 mg	12.5 mg，每周 1 次	250 μg，每周 1 次	与精神科医生协同调整剂量
目标剂量	2~4 mg，每日 3 次	25~50 mg，每日 3 次	0.5~1 mg，每日 2 次或每日 3 次	12.5~25 mg，每日 2 次
不良反应	口干、眼干、恶心、便秘、尿潴留、头昏	帕金森综合征、抑郁	镇静、抑郁、易疲劳	粒细胞减少（治疗中应定期监测血细胞）、癫痫、心肌病

续表

	苯海索	丁苯那嗪	氯硝西泮	氯氮平
禁忌证	急性闭角性青光眼	严重抑郁	急性闭角型青光眼，严重肝功能障碍	心脏疾病

（王德润）

第三节　帕金森病

一、概述

帕金森病（PD）或称震颤麻痹，是一种多发于中老年期的中枢神经系统变性疾病。首先由英国医生帕金森（James Parkinson）于 1817 年报道，1960 年，科学家在实验动物中偶然发现利舍平可引起类似帕金森病的一系列症状，受这一事实的启发，他们对震颤麻痹死亡之病例的脑组织进行了单胺类物质的测定，才了解到这种患者纹状体内多巴胺含量较正常人低。从此，该病的研究大大加速。目前，已知黑质和纹状体中多巴胺能神经元变性是本病的主要病理变化。震颤、肌强直和运动障碍为其主要特征。

本病在欧美国家 60 岁以上人群患病率为 0.1%，在我国为 81/10 万，目前我国有帕金森患者 120 万，患病率随年龄增长而增高。患者寿命明显缩短，起病后 10 年内约有 2/3 患者严重残疾或死亡，主要死亡原因是支气管肺炎和尿路感染。

二、病理

主要病理改变在黑质、苍白球、纹状体和蓝斑。黑质和蓝斑脱色是本病肉眼变化的特点。显微镜下最明显的变化是神经细胞变性和减少，黑色素细胞中的黑色素消失，胞体变性，黑质和纹状体中多巴胺含量显著减少，其减少与黑质变性的程度成正比，同时伴有不同程度的神经胶质细胞增生。据报道，纹状体多巴胺含量下降到 50% 以上时才出现症状。残留的神经细胞胞内有路易小体形成，所有这些改变以黑质最明显，且黑质的致密带改变比网状带重。另一病理变化是进行性弥漫性脑萎缩，有脑萎缩者占 90% 以上，并且脑萎缩程度与年龄的大小、疾病的严重程度、类型和病程的长短明显相关。

免疫细胞化学也揭示黑质多巴胺能神经元减少。帕金森病不仅多巴胺含量减少，而且基底节中多巴胺代谢产物高香草酸（HVA）、多巴胺合成的限速酶（酪氨酸羟化酶）和多巴胺脱羧酶也明显减少。脑内多巴胺能神经元大量丧失，多巴胺含量下降，使多巴胺绝对和相对不足，而乙酰胆碱的兴奋作用相对增强，引起震颤麻痹。

三、临床表现

1. 震颤

为静止性、姿势性震颤，多从一侧上肢的远端开始，后渐扩展到同侧下肢及对侧上、下肢。早期随意运动时震颤减轻，情绪激动时加重，睡眠时消失。手部可形成搓丸样动作。

2. 肌强直

因患肢肌张力增高,关节被动运动时可感到均匀的阻力,称为"铅管样强直";若合并有震颤则似齿轮样转动,称为"齿轮样强直"。躯干、颈面部肌肉均可受累,患者出现特殊姿势,头部前倾,躯干俯屈,上肢肘关节屈曲,腕关节伸直,前臂内收,下肢髋及膝关节均略为弯曲。手足姿势特殊,指间关节伸直,手指内收,拇指对掌。

3. 运动障碍

平衡反射、姿势反射和翻正反射等障碍以及肌强直导致的一系列运动障碍。运动缓慢和减少,不能完成精细动作,出现"写字过小征"。步态障碍甚为突出,首先下肢拖曳,然后步伐变慢变小,起步困难,一旦迈步则向前冲,且越走越快,出现慌张步态。

4. 其他

自主神经系统症状可表现为大量出汗和皮脂腺分泌增加,且出汗仅限于震颤一侧。食管、胃以及小肠的运动障碍导致吞咽困难和食管反流,患者可有顽固性便秘。精神异常可表现为忧郁、多疑、智能低下及痴呆等。有时患者也有语言障碍。少数患者可有动眼危象。

四、诊断

(一) 诊断要点

原发性帕金森病的诊断主要根据以下几点:①至少具备 4 个典型症状和体征(静止性震颤、少动、强直和位置性反射障碍)中的两个。②不存在不支持诊断原发性帕金森病的不典型症状和体征,如锥体束征、失用性步态障碍、小脑症状、意向性震颤、凝视麻痹、严重的自主物神经功能障碍、明显的痴呆伴有轻度锥体外系症状等。③脑脊液中多巴胺的代谢产物高,香草酸减少。

(二) 诊断分级

目前分级的方法有多种,如 Hoehn 和 Yahr 修订分级、Schwab 和 England 日常活动修订分级、联合帕金森病评分分级和 Webster 评分。临床常用于评价病情程度和治疗效果较客观全面的是 Webster 评分法,其详细内容如下。

1. 手部动作和书写

0 分:无异常。1 分:患者自述在拧毛巾、系衣扣、写字时感到困难,检查时手内转、外转动作缓慢。2 分:明显或中等程度手的轮替动作缓慢,一侧或双侧肢体有中等程度的功能障碍,书写明显困难。3 分:严重的轮替动作困难,不能书写,不能系衣扣,应用食具明显困难。

2. 僵硬

0 分:未出现。1 分:可出现颈肩部僵硬,反复运动后僵硬增加,一侧或双侧上肢有轻度休止状态下的僵硬。2 分:颈肩关节中等度僵硬,患者在不服用药物情况下有休止性全身性僵硬。3 分:颈肩严重僵硬,全身的休止性僵硬用药后也不能控制。

3. 震颤

0 分:未出现。1 分:休止状态下手、头部震颤,振幅<1 英寸。2 分:振幅<4 英寸,但患者能采取某种姿势控制震颤。3 分:振幅>4 英寸,持续不能控制(小脑性意向性震颤除外),不能自己进食。

4. 面部

0分：正常，无惊恐、嘴紧闭、忧郁、焦虑等表情。1分：面部表情障碍，嘴紧闭、忧虑、焦虑。2分：中等程度的面肌运动障碍，情绪变化引起面部表情变化迟钝，中等程度的焦虑、忧郁，有时出现张口流涎的表情。3分：面具脸，张口程度仅能张开1/4英寸。

5. 姿势

0分：正常，头部前倾，离开中线不超过4英寸。1分：驼背，头部前倾，离开中线超过5英寸。2分：开始上肢屈曲，头前屈明显，超过6英寸，一侧或双侧上肢曲线形，但腕关节的水平位置低于肘关节的水平位置。3分：猿猴样步态，手呈屈曲样，指间关节伸直，掌指关节屈曲，膝关节屈曲。

6. 上肢摆动

0分：双上肢摆动正常。1分：一侧上肢摆动不如对侧（行走时）。2分：一侧上肢在行走时无摆动，另一侧摆动变弱。3分：行走时双上肢无摆动。

7. 步态

0分：步幅18~30英寸，转身不费力。1分：步幅12~18英寸，转身缓慢，时间延长，走路有时脚跟碰脚跟。2分：步幅6~12英寸，两脚跟拖地。3分：拖曳步态，步幅<3英寸，有时走路常停步，转弯时非常慢。

8. 皮脂腺分泌

0分：正常。1分：面部出汗多，无黏性分泌物。2分：面部油光样，为黏性分泌物。3分：头面部皮脂腺分泌明显增多，整个头面部为黏性分泌物。

9. 语言

0分：声音清楚、响亮，别人可以理解。1分：声音开始嘶哑，音量、音调、语调变低，但能理解。2分：中等度嘶哑，声音弱，音量小，语调单调，音调变化迟缓，别人理解困难。3分：明显声音嘶哑，无力。

10. 生活自理能力

0分：正常。1分：能自己单独生活，甚至从事原来的工作，但缓慢。2分：生活自理能力减退（尚能缓慢地完成大多数日常工作），在软床上翻身困难，从矮椅上站起困难等。3分：生活不能自理。

以上各项分为正常（0分）、轻度障碍（1分）、中度障碍（2分）及严重障碍（3分）。临床病情轻重程度按总分值可分为：轻度（1~10分）、中度（11~20分）、重度（21~30分）。治疗效果按下列公式计算：疗效=（治疗前分数-治疗后分数）/治疗前分数，计算结果100%为痊愈，50%~99%为明显进步，20%~49%为进步，0~19%为改善，0为无效。

五、治疗

帕金森病治疗的原则是使脑内多巴胺—乙酰胆碱系统重获平衡，或是补充脑内多巴胺的不足，抑或是抑制乙酰胆碱的作用而相对提升多巴胺的效应，或二者兼用，以达到缓解症状的目的。临床医生根据这一原则采用药物治疗和手术治疗。

（一）药物治疗

1. 多巴胺替代疗法

此类药主要是补充多巴胺的不足，使乙酰胆碱—多巴胺系统重新获得平衡，而改善症状。多巴胺本身不能通过血—脑脊液屏障，故选用其能够通过血—脑脊液屏障的前体——左旋多巴，或者应用多巴胺脱羧酶抑制剂。

（1）左旋多巴：可透过血脑脊液屏障，经多巴胺脱羧酶脱羧转化为多巴胺而发挥作用。开始应用时，125 mg/次，每日3次，在一周内渐增至250 mg/次，每日4次，以后每日递增125 mg，直至治疗量达3~6 g/d。不良反应有食欲差、恶心、呕吐、低血压及心律不齐。服药期间禁止与单胺氧化酶抑制剂和麻黄碱同时应用，与维生素B_6或氯丙嗪合用将降低疗效。

（2）卡比多巴（又称α-甲基多巴肼）：外周多巴胺脱羧酶抑制剂，本身不透过血—脑脊液屏障，从而使低剂量的左旋多巴即可产生有效的多巴胺脑内浓度，并降低外周多巴胺的不良反应。主要与左旋多巴（信尼麦，卡比多巴：左旋多巴=1∶4或者1∶10）合用治疗帕金森病，有10/100、25/250和25/100三种片剂，分别含左旋多巴100 mg、250 mg和100 mg，以及卡比多巴10 mg、25 mg和25 mg。开始时用信尼麦10/100半片，每日3次，以后每隔数日增加一片，直至最适剂量为止。苄丝肼也是多巴胺脱羧酶抑制剂，与左旋多巴合用（美多巴，苄丝肼∶左旋多巴=1∶4）治疗帕金森病，美多巴的用法与信尼麦类似。强直、呕吐、恶心、厌食、失眠、肌痉挛、异常动作为其不良反应。妊娠期间避免使用卡比多巴和左旋多巴。

长期服用左旋多巴可产生开关现象等不良反应，"开"是指多动，"关"是指本病三主征中的不动，出现开关现象的患者可于原来不动状态中突然变为多动，或于多动中突然变为不动。产生该现象的原因尚不清楚，但多巴胺受体状况的改变是值得注意的。因为多巴胺受体一方面神经超敏，另一方面又失敏。超敏很可能是突触后多巴胺受体（D_2）亚型增多，失敏可能是突触前多巴胺受体（D_3）亚型丧失，失去反馈调控功能，不能调节多巴胺的适度释放。目前对这类患者的有效药物是多巴胺受体激动剂麦角碱类衍生物。其中溴隐亭较常用，其作用机制不同于左旋多巴。溴隐亭作用时程较长，减少开关现象出现机会；它能有效地直接兴奋突触后多巴胺受体，而不涉及突触前多巴胺受体功能；溴隐亭是伴有部分阻滞作用的混合型激动剂，有多巴胺受体激动剂与阻滞剂的双重特性，这种混合型作用可能有助于阻滞多巴胺受体出现低敏反应。

2. 抗胆碱能药物

此类药物有抑制乙酰胆碱的作用，可相应提升多巴胺的效应。常用的有：苯海索2 mg，每日3次，可酌情适量增加；丙环定5~10 mg，每日3次；东莨菪碱0.2 mg，每日3~4次；甲磺酸苯扎托品2~4 mg，每日1~3次。苯甲托品通过阻滞纹状体突触对多巴胺的重摄取而起作用，治疗强直的疗效比震颤好，治疗运动不能的疗效最差。此类药有头昏、眩晕、视力模糊、瞳孔散大、口干、恶心和精神症状等不良反应。老年人偶有尿潴留。青光眼和重症肌无力患者禁用。

3. 溴隐亭

激动纹状体的多巴胺受体，其疗效比左旋多巴差，但可用于对左旋多巴失效者。现多与左旋多巴或复方多巴合用，作为它们的加强剂。与左旋多巴合用时可产生幻觉。开始时每日0.625 mg，缓慢增加，但每日量不超过30 mg。不良反应有恶心、头痛、眩晕、疲倦。肝功能障碍时慎用，禁用于麦角碱过敏者。

各种药物治疗虽然能使患者的症状在一定时间内获得一定程度好转，皆不能阻止本病的自然进展。长期服用药物均存在疗效减退或出现严重不良反应的问题。另外约15%患者药物治疗无效。

（二）外科治疗

对于药物治疗无效的患者，常采用外科治疗。学者们曾进行脊髓外侧束切断术、大脑脚切断术、大脑皮质区域切除术、脉络膜前动脉结扎术、开颅破坏豆状襻和豆状束等手术，终因手术风险大、疗效差而废弃。立体定向手术治疗帕金森病始于20世纪40年代，丘脑腹外侧核毁损术和苍白球毁损术曾是治疗帕金森病的热门手段，但疗效不能够长期维持，且双侧损毁术并发永久性构音障碍和认知功能障碍的概率较高，逐渐被脑深部电刺激术取代。

（陆 滢）

第四节 偏头痛

一、概述

偏头痛是一种原发性头痛病，其特征是多种神经、胃肠道和自主神经症状的组合。偏头痛一词源于希腊语，临床表现为反复发作的偏侧或双侧头痛，可伴有恶心、呕吐和烦躁不安，发作前可能有视先兆，女性多于男性，部分患者有家族史。

有关偏头痛的发病率和患病率，1961～1978年期间各国发表的文献资料指出，偏头痛的患病率平均为成年男性9.1%，成年女性16.1%。美国平均年发病率为250/10万，患病率为2000/10万。

二、病因及发病机制

偏头痛的病因和发病机制还不完全清楚，有以下几种学说。

（一）激发及加重因素

1. 内分泌因素

口服避孕药可诱发和增加偏头痛发作，月经来潮常常可诱发偏头痛（月经性偏头痛），有的妇女绝经期后偏头痛停止发作，也有在绝经期后开始偏头痛发作（绝经期偏头痛）。

2. 天气和室内空气变化

天气的突变，如突然变热，空气中湿度过高，过于沉闷，暴晒和寒风刺骨，在空调房时间过长，某些气味如油漆味、汽油味等，均可诱发和加重偏头痛。

3. 情绪变化或过度疲劳

精神过度紧张，情绪低落，过度哭泣（哭泣性偏头痛），体力过度疲劳，睡眠节律变化，睡眠过多或过少，均可诱发偏头痛。

4. 某些药物的应用或戒断

某些血管扩张药，如硝苯地平、硝酸异山梨酯和硝酸甘油可诱发偏头痛。麦角胺不间断应用可引起依赖性和习惯性，当用药数小时后药效消失，会出现回跳性头痛。利血平类药物可诱发偏头痛，长期应用止痛药、麻醉药和咖啡因的戒断均可诱发偏头痛。

5. 某些食物

这是日常生活中应特别注意的事，硝酸盐或亚硝酸盐的食物，如亚硝酸盐加工的香肠、咸肉、午餐肉、未腌透的泡菜和咸菜。味精（含谷氨酸钠）、酒类和乙醇类饮料，如红葡萄酒（含酪氨酸）、巧克力（含苯乙胺酸），这些氨基酸大部分被血小板内单胺氧化酶分解，在偏头痛患者中都能促进前列腺素的合成。奶酪，特别是硬奶酪饮食，可转化为酪氨和苯乙胺，作用于血管，可诱发偏头痛。酪氨可使交感神经末梢释放肾上腺素，成为偏头痛先兆期的血管收缩剂，并继发颅内血管扩张。游离脂肪酸，特别是棕榈酸和亚麻酸水平增高，FFA可促进血小板释放5-HT，均可诱发偏头痛，因此，不要食用过分油腻的食物。另外，动物肝脏、柑橘类水果和酵母制剂，如米酒等可诱发偏头痛。

（二）神经血管功能障碍

在偏头痛发作初期先有颅内血管痉挛，局部血流量降低，引起肢体感觉和运动功能障碍等先兆。继而导致颅外血管扩张，局部脑血流量增加，血管活性物质或致痛物质缓激肽渗出，并沉积于血管周围，导致波动性头痛。

（三）神经递质

偏头痛发作与5-HT代谢有关，大多数学者认为5-HT可以致痛，偏头痛先兆期5-HT从血小板游离到血液中，使血浆中浓度增高，接着5-HT迅速形成5-羟吲哚醋酸（5-HIAA）从尿中大量排出，5-HT在血中浓度急剧下降，导致颅外动脉扩张而出现头痛。

中枢5-HT是由脑干中5-HT能系统所合成，而外周5-HT主要由肠黏膜上的嗜铬细胞所产生，释放入血，主要被血小板所摄取和携带。因此，认为中枢5-HT和外周的5-HT基本分为两个独立的系统。已知中枢5-HT与疼痛和精神活动有关，也有报道血浆中5-HT含量低，可见于头痛患者，在中枢和外周5-HT的消长之间是否存在特殊的规律，尚待进一步探讨。

另外，儿茶酚胺、组织胺、前列腺素、β-内啡肽等神经递质与偏头痛的发病也有关系。

（四）皮质扩散性抑制及偏头痛

由于一些新技术的应用，近年来在偏头痛的发病机制研究方面已经取得了长足进展。越来越多的基础和临床研究表明，发作性皮质扩散性抑制（CSD）是偏头痛先兆的一个重要病理生理学机制。CSD理论由Leao首先提出，指皮质受到有害刺激后出现的枕部脑电活动低落，并以约3 mm/min的速度缓慢向前扩散，即一种神经元和胶质细胞缓慢移动的去极化电位活动，先发生脑局部血流短时程增加，随后出现长时程血流减少，能够被实验性皮质创伤、细胞外高钾和高谷氨酸、Na^+/K^+-ATP酶抑制剂及其他刺激所诱导。

（五）遗传因素

偏头痛患者具有肯定的家族聚集性倾向，遗传因素最明显，有先兆的偏头痛比无先兆的偏头痛具有更高的家族聚集性。目前认为，偏头痛是遗传因素基础上形成的局部颅内外血管对神经体液调节机制发生阵发性异常反应。据报道60%的偏头痛患者有家族史，儿童偏头痛其双亲患病率可达69%。同济医院连续观察240例偏头痛患者，有家族遗传史的83例（34.59%），甚至一家发病多例，说明本病有一定的家族遗传倾向。家族性偏瘫型偏头痛的遗传学研究提示，偏头痛及其变异型可能与发作性离子转移紊乱有关，突触前谷氨酸过度释放、突触间隙谷氨酸和K^+清除减少，以及持续性Na^+内流都可能导致CSD延长，与FHM相关的基因突变使脑对这一反应更为敏感。有报道，偏瘫型偏头痛家族基因缺陷与19号染色体标志点有关，提示家族型偏瘫型偏头痛存在基因的变异。Ophoff报告34例与19号染色体有关的家族偏瘫型偏头痛家族，在电压闸门性钙通道 α_1 亚单位基因代码功能区存在 4 种不同的错义突变。

（六）离子通道障碍

很多偏头痛患者与遗传性离子通道障碍有关，偏头痛患者内耳存在局部细胞外钾的积聚，当钙进入神经元时钾流出，因为内耳的离子通道在维持富含钾的内淋巴和神经元兴奋功能方面是至关重要的，偏头痛中的头痛是离子通道障碍的一种继发表现。

（七）血小板异常聚集

有学者提出偏头痛患者有血小板聚集异常，先兆期血小板聚集明显增高，与血浆 5-HT 浓度增高相平行，头痛期血小板聚集和 5-HT 均降低。

三、临床表现

（一）症状及体征

主要表现为偏侧或双侧发作性头痛，1 年发作 1 次或数次不等，偶尔多达每周两次，部分患者伴恶心、呕吐、视先兆、嗜睡和烦躁不安，发作间期一切如常。

（二）临床分型

按 2004 年第二版国际头痛协会（IHS）的偏头痛分类法（ICHD-Ⅱ），偏头痛可以分为 6 大亚型，即无先兆偏头痛、有先兆偏头痛、视网膜性偏头痛、常为偏头痛前驱的儿童周期性综合征、偏头痛并发症（慢性偏头痛、偏头痛持续状态、无梗死的持续性先兆、偏头痛性梗死和偏头痛诱发的痫样发作）及很可能的偏头痛。现主要介绍无先兆偏头痛（最多，占 65%）及有先兆偏头痛（其次，占 15%）。必须注意首先排除其他疾病。

1. 无先兆偏头痛（以往称普通偏头痛）

（1）至少有 5 次符合以下标准的发作。①符合下列②~④项，发作至少 5 次以上。②每次发作持续 4~72 小时（如果不治疗或治疗无效时）。③头痛至少有以下特点中的两项：A. 病变为单侧性；B. 搏动性；C. 中、重度疼痛。D. 常规活动（如走路或上楼梯）后头痛加重，或活动因头痛而被强烈抑制，甚至不敢活动。④发作期间有下列症状之一：A. 恶心或（和）呕吐；B. 畏光和畏声。⑤排除其他因素引起的头痛。

（2）头痛持续时间 4~72 小时（不治疗或治疗不成功）。

（3）头痛的特点至少符合以下 4 项中的两项：①偏侧。②搏动性。③中或重度（影响日常工作、学习，甚至需卧床）。④走楼梯或类似活动可加重头痛。

（4）头痛时至少有以下两项中的一项：①恶心及（或）呕吐。②畏光及畏声。

2. 有先兆偏头痛（以往称典型偏头痛）

（1）至少发作 2 次。

（2）至少具有以下 4 项中的 3 项特点：①至少有一或一个以上可逆的先兆症状（大脑或脑干的局部症状）。②至少有一个先兆症状逐渐发展，时间超过 5 分钟（第一版为 4 分钟）或一个以上先兆症状相继出现。③先兆症状持续时间不超过 60 分钟，若有一个以上的先兆症状，其持续时间可按比例延长。④出现头痛与先兆症状之间的间隔时间，不超过 60 分钟。

（3）不是由其他疾病引起。

3. 有先兆偏头痛

(1) 伴典型先兆的偏头痛。

1) 符合有先兆偏头痛的各项标准：至少有一个或一个以上的可逆的先兆症状；至少有一个先兆症状逐渐发展超过5分钟（第一版为4分钟）或一个以上先兆症状相继出现；先兆症状持续时间不超过60分钟；若有一个以上的先兆症状，持续时间可按比例延长；出现头痛与先兆症状的间隔时间不超过60分钟。

2) 至少有以下一个或一个以上可逆的先兆症状（但不可有运动障碍如偏瘫，第一版中允许有运动障碍）：视觉障碍（如闪光、点或线）及（或）视觉缺失；刺痛及（或）麻木；语言障碍。

3) 至少有以下一个或一个以上可逆的先兆症状：同向视觉障碍，偏身感觉异常、刺痛及（或）麻木。

(2) 家庭性偏瘫性偏头痛。

1) 至少有2次符合以下标准的发作。

2) 符合有先兆偏头痛标准如下。①满足B~D诊断标准，且至少发作2次。②至少有下列先兆中的一项，但无肢体无力症状：A. 可以完全缓解的视觉症状，如闪光、亮点、亮线或视觉缺失；B. 可以完全缓解的感觉障碍，如针刺感或麻木感；C. 可以完全缓解的构音障碍。③至少满足下列3项中的2项：A. 头痛同侧的视觉症状和（或）偏侧感觉障碍。B. 至少有一个先兆症状持续时间≥5分钟和（或）不同的先兆症状相继出现累积时间≥5分钟；C. 5分钟≤先兆症状持续时间≤60分钟。④先兆期即出现头痛，且符合无先兆偏头痛的诊断标准，或出现先兆后60分钟内出现头痛。⑤排除其他疾病引起的头痛。

3) 先兆呈不同程度的偏瘫，同时必须伴有以下一个或一个以上可逆的先兆症状：视觉障碍（如闪光、点或线）及（或）视觉缺失；刺痛及（或）麻木；语言障碍。

同时至少还需要下列四项中的两项：①先兆发作≥5分钟，若有2个以上先兆，可以相应各延长≥5分钟。②每个先兆持续≥5分钟及<24小时。③先兆后60分钟内出现无先兆偏头痛的头痛。④一二级亲属中有类似发作。患者常伴有其他类型的偏头痛发作。

(3) 散发性偏瘫性偏头痛：各个标准同家族性偏瘫性偏头痛，唯一不同的是无家族史（一二级亲属）。

(4) 基底型偏头痛（以往曾称基底动脉偏头痛、基底偏头痛）：偏头痛的先兆源自脑干及（或）双侧大脑半球，但必须没有运动障碍。

1) 至少有2次符合以下标准的发作。

2) 符合有先兆偏头痛的标准。

3) 有下列2个或2个以上可逆的症状：视觉症状（同时出现在双眼颞侧及鼻侧视野）、构音障碍、眩晕、耳鸣、听力减退、复视、共济失调、意识障碍、双侧感觉异常。基底型偏头痛常见于青年人，并伴有典型先兆发作。

不论有先兆偏头痛还是无先兆偏头痛，在发作前数小时或1~2天都可出现疲劳、注意力不集中、颈部僵硬不适、对光声敏感、恶心、呵欠、面色苍白及（或）闪光视野。儿童与青少年的偏头痛发作与成人略有不同。①持续时间常为1~2小时，较成人短但发作频繁。②双侧性（头颈部）疼痛较成人多。③性别比随年龄增长而不同，4~7岁，男>女；7~11岁，男=女；11~14岁，男：女=1：3，即女>男。

四、辅助检查

(一) 脑电图

文献报道偏头痛患者有11%~44%脑电图异常，如弥漫性慢波、棘波、阵发性慢波和局限性慢波等变化。武汉同济医院对143例偏头痛患者进行了脑电图检查，异常者17例（占11.89%）。脑电图的改变只能作为参考。

(二) 经颅超声多普勒 (TCD)

可表现为血流速度的改变，多见于两侧或单侧大脑中动脉和（或）大脑前动脉流速轻度增高，间歇期平均流速多小于150 cm/s，血流速度明显不对称，两侧相应一对动脉的流差大于20 cm/s。还可能有血管杂音。

(三) 脂代谢检查

如血清总胆固醇、三酰甘油、游离脂肪酸等。武汉同济医院对159例偏头痛患者进行血清FFA测定，正常93例（58.49%），增高66例（41.51%）。武汉同济医院正常参考值为0.2~0.6 mmol/L。患者的发病可能与FFA增高有相关性。

五、诊断及鉴别诊断

(一) 诊断

对常见的偏头痛诊断并不困难，根据反复发作的头痛，部分患者有家族史和视先兆，大部分患者有恶心、呕吐等伴随症状，体检无特殊阳性体征，应用麦角胺制剂或其他止痛药物有效，即可诊断本病。如果通过各种辅助检查包括头颅CT、MRI和DSA都无阳性发现，能排除其他脑器质性疾病，则诊断更明确。

(二) 鉴别诊断

1. 丛集性头痛

丛集性头痛是血管性头痛的另一种类型，因发作时血中组织胺增高，又称组织胺性头痛或Horton综合征，临床表现也是发作性一侧头痛。但丛集性头痛伴有头痛侧结膜充血、面部发热潮红、流泪和鼻塞；头痛可一次接一次成串发作，每日一次至数次，继续发展可迁延3~6周后缓解；间歇期较长，通常为1年至数年发作1次；麦角胺制剂效果不好，其他止痛剂有效，以上几点有帮助鉴别。

2. 高血压头痛

高血压头痛也可表现为搏动性头痛，但患者的年龄往往偏大，测定血压有助于诊断。

3. 头痛型癫痫

头痛型癫痫的临床表现与偏头痛基本一致，但前者脑电图不正常。止痛剂无效，而抗癫痫药物效果显著。

4. 紧张性头痛

紧张性头痛又称肌收缩性头痛，临床特点是头痛部位较弥散，可位于前额、双颞、顶、枕及颈部。头痛性质常为胀痛、压迫感和紧箍感。头痛常呈持续性，可时轻时重。多有头皮、颈部压痛点。常不伴恶心、呕吐、畏光、畏声等症状。

六、治疗

(一) 急性发作期治疗

1. 镇静止痛药

如地西泮、APC、索米痛片和对乙酰氨基酚等。对轻、中度偏头痛有止痛效果，对发作频繁、经常服用止痛剂者，效果会越来越差，还会带来许多不良反应。

2. 前列腺素抑制剂

是一类非甾体抗炎止痛药物，如布洛芬，每次 0.2 g，每日 3 次。芬必得是布洛芬缓释剂，疗效比布洛芬持久，胃肠道不良反应也较轻微，每次 0.3 g，每日 2 次。氟芬那酸是前列腺素拮抗剂，一般认为前列腺素 E 使血管扩张而导致头痛，成人每次 0.2 g，每日 3 次，不良反应有恶心、呕吐和皮疹等。有报道应用氟芬那酸治疗月经性偏头痛效果显著，在经期前一周服药，至经期结束，可作为预防和控制经期偏头痛的首选药物。

3. 麦角胺疗法

麦角胺是一种较强的血管收缩剂，是治疗急性偏头痛基本药物之一。下面介绍一些常用的麦角胺制剂。

(1) 麦角胺咖啡因：每片含酒石酸麦角胺 0.001 g，咖啡因 0.1 g，按 Fridman 推荐和改良方法，首次口服 2 片，半小时后头痛不缓解再服 1 片，如仍不缓解，每半小时再服 1 片，一个疗程不超过 6 片。麦角胺制剂不应经常无间断服用，除有不良反应外，还可引起依赖性，当服药数小时药效消失时，会出现回跳性头痛，因而需要再次服药，形成恶性循环。较大剂量的麦角胺制剂可引起恶心、呕吐、腹痛和末梢血管缺血。由于麦角胺咖啡因有上述弊端，因此，有人主张要限制使用，只用于程度较重的偏头痛患者，要尽早用药，在先兆期口服效果最好。有下述情况者慎用或禁用，败血症及有感染症状者、冠心病、雷诺氏病和血栓闭塞性脉管炎等。孕妇也要忌用。

(2) 氢溴麦角胺 (DHE)：也称喜得镇，疗效虽不及麦角胺咖啡因，但 DHE 有其独特的优点，在偏头痛发作后数小时仍然有效，不良反应也比麦角胺咖啡因小，每次 0.001 g，每日 3 次。

(3) 甲基麦角酸丁醇酰胺：与 5-HT 竞争受体，实际上起到代替 5-HT 维持血管收缩张力的作用，每日口服 0.002~0.012 g。禁忌证同麦角胺咖啡因。主要不良反应有眩晕、恶心、四肢麻木，长期服用可引起肺、腹膜后或其他部位的纤维化。

(4) 麦角胺衍生物：酒石酸麦角胺、舒马普坦和双氢麦角胺是治疗偏头痛特异性药物，均为 5-HT 受体拮抗剂，这些药物作用于中枢神经系统和三叉神经中受体介导的神经通路，通过阻断神经源性炎症而起到治疗偏头痛的作用。舒马普坦治疗急性偏头痛的机制：强烈收缩脑内及脑膜已扩张的动脉，尤其是脑膜中动脉，对于那些正常的动脉只有轻微的收缩作用；阻止脑膜及脑内血管的血浆蛋白外渗，大大减轻动脉的神经源性炎症反应；作用于支配脑膜及脑内动脉的神经末梢，阻滞有致痛作用的神经递质释放；能逆转偏头痛发作时血中降钙素基因相关肽 (CGRP) 的增加。生物利用度 15%，达峰时间 0.75~5.02 小时，半衰期 2 小时。有学者对 453 例偏头痛患者进行回顾性研究，在 25 个月共发作 28000 次，应用舒马普坦后 2 小时，有 69%~89% 的患者头痛缓解，5%~10% 的患者几乎无缓解，经期偏头痛者，在发作前给药 70% 的患者症状完全缓解，20% 部分缓解，10% 无效。周玉清等应用舒马普坦皮下注射，治疗 40 例急性发作的偏头痛患者，总有效率 97.5%。舒马普坦具良好的耐受性，不良反应较轻微而短暂，持续时间常在 45 分钟内。不良反应包括注射部位的疼痛、耳鸣、面红、烧灼感、热感、头昏、体重增加、颈痛及发音困难。少数患者于首剂时出现非心源性胸部压迫感。有人称舒马普坦是偏头痛治疗的里程碑。美国 Raskin 教授将舒马普坦誉为"在头痛研究领域中的第二个科学性突破"，第一个突破是发现 5-HT 与偏头痛发病有关。舒马普坦口服剂，口服 0.05 g，2 小时后头痛仍不缓解，可再服 0.05 g。注射剂皮下注射 0.006 g。

（5）苯甲酸利扎曲普坦：较舒马普坦吸收快，生物利用度 45%。有学者应用不同剂量（0.01 g，0.02 g，0.04 g）的利扎曲普坦与舒马普坦（0.1 g）及安慰剂，对 449 例偏头痛患者治疗做对照研究，结果表明，0.01 g 和 0.02 g 的利扎曲普坦治疗偏头痛优于安慰剂（$P<0.01$），0.04 g 的利扎曲普坦优于舒马普坦（$P<0.001$）。利扎曲普坦，在头痛剧烈时服 0.005~0.01 g，2 小时后头痛不缓解，可再服 0.005 g。

（6）依来曲普坦较舒马普坦吸收快，达峰时间 1.5 小时，半衰期 4~5 小时，生物利用度 50%。有学者对 692 例偏头痛患者应用不同剂量（0.02 g，0.04 g，0.08 g）的依来曲普坦，对 129 例应用舒马普坦（0.1 g）及 142 例应用安慰剂的患者进行双盲对照研究，结果表明，服药 2 小时内疼痛及伴随症状缓解率，依来曲普坦优于安慰剂（$P<0.01$），0.08 g 的依来曲普坦优于舒马普坦（$P<0.05$），不良反应轻且短暂。

（7）佐米格：是一种有效的、选择性的，对三叉神经—血管系统的中枢和外周部分均有抑制作用（即双重作用），减少头颅血管的血流量并收缩脑内大血管，生物利用度高，能透过血脑屏障，并同时抑制疼痛控制机制（尤其是三叉神经—血管系统）的中枢和外周部位活性的 5-HT$_{1B/1D}$ 受体激动剂，一次剂量为 0.0025 g（1 片），如果症状不能缓解，可在第一次用药 2 小时后再服 1 片，如果症状仍不能缓解，可再服 1 片，但 24 小时内不得超过 0.015 g。不良反应比较轻微，常见的有恶心、头晕、嗜睡和无力等，不宜用于儿童及 65 岁以上的老年人。

4. 糖皮质激素

对偏头痛有一定效果，甚至对于一些难以缓解的偏头痛持续状态，可产生显著的效果，有学者用地塞米松 0.02 g 缓慢静脉注射，1 小时内症状缓解率为 72%，还有人建议泼尼松与麦角胺制剂同用会有更好的效果，作用机制还不清楚，可能是拮抗催乳激素的分泌，因而前列腺素分泌减少，某些递质如 5-HT、前列腺素及单胺类物质释放，产生"无菌性炎症反应"。而激素治疗的机制在于减少递质的释放，减轻炎症反应，促进炎症反应吸收好转达到缓解头痛的效果。

5. 封闭疗法

主要通过阻断疼痛刺激的传导，调整自主神经功能，达到治疗偏头痛的目的。可用 2% 利多卡因 2 mL 加 1∶1000 肾上腺素 1~2 滴，痛处或痛侧太阳穴封闭，常可立即止痛，还可用 2% 利多卡因 2 mL 加泼尼松龙 0.025 g 按上述部位进行封闭。

（二）偏头痛频繁发作的预防及治疗

1. 抗组胺药

苯噻啶和赛庚啶都是抗组胺药物，苯噻啶的有效率为 40%~80%，但对急性发作的偏头痛无立即缓解作用，每次 0.0005 g，每天 3 次。不易耐受的患者开始每晚 0.0005 g，适应后再改为白天口服，6个月为一疗程，停药3~4周后可再给第2个疗程。不良反应有嗜睡、口干和体重增加。青光眼、前列腺肥大、尿潴留和癫痫患者禁用，驾驶员和高空作业者慎用。赛庚啶的化学结构、药理作用及不良反应与苯噻啶类似，每次0.002 g，每日3次，以后还可增加至每日0.01~0.02 g。

2. β-受体阻滞剂

有普萘洛尔和吲哚洛尔，β肾上腺素能受体的兴奋可使脑血管扩张，而这种反应可为普萘洛尔所阻滞。每次0.01~0.02 g，每日4次，总有效率为50%~70%。伴有心绞痛又不能耐受心血管收缩剂的患者更为合适。不良反应有恶心、呕吐、腹泻和疲乏等。脉搏在每分钟50次以下者慎用，有哮喘、慢性阻塞性肺部疾患、充血性心力衰竭和房室传导阻滞者禁用。吲哚洛尔对β肾上腺素能受体阻滞作用比普萘洛尔强10~40倍，最初剂量为每日0.0025 g，以后逐渐增至0.0025 g，每日4次，不良反应与普萘洛尔相同。

(三) 其他药物

1. 钙离子拮抗剂

可阻滞偏头痛发作初期的颅内血管收缩，纠正缺血缺氧状态，防止缺血引起的红细胞黏滞性过高和血小板的释放反应，缓解或消除继发性颅外血管扩张，预防偏头痛发作。在钙离子拮抗剂中以氟桂利嗪防治偏头痛的报道最多。有学者应用氟桂利嗪治疗32例偏头痛患者，每晚0.005~0.01 g，疗程为3个月，有效率为81.25%，明显高于对照组。安世德治疗36例，总有效率为98%。

2. 硫必利

是一种新型神经精神安定剂，其机制可能是硫必利对丘脑的中枢整合作用有关。有抗多巴胺能的活性，能解除各种疼痛症状。有学者应用硫必利治疗222例血管性头痛患者的经验，每次0.1 g，每日3次，总有效率96.8%。

3. 抗抑郁药

如阿米替林、多塞平和马普替林，能阻断中枢和外周神经系统中神经末梢儿茶酚胺和5-HT的再摄取，有抗胆碱能、抗组织胺能和抗5-HT的作用。近来发现这类药物能有效地预防偏头痛发作。有几组报道有效率为55%~88%。主要不良反应有口干、头痛、视物模糊，长期用药可引起心肌损害。现有一系列新型抗抑郁药，对偏头痛有效，不良反应轻微，如氟西汀是一种高选择性5-HT再摄取抑制剂，每日上午服0.02 g，连服1~3个月。帕罗西汀每日上午服0.02 g。

4. 卡马西平

有人报道卡马西平治疗偏头痛有效率为57.5%，每次0.1 g，每日2~3次，必要时每次0.2 g，每日3次，不良反应有头晕和共济失调。

5. 氯压啶

又称可乐宁，既是一种合成的咪唑啉衍生物，又是一种降血压药。小剂量氯压啶能降低周围血管对舒缩刺激的反应，可预防和治疗偏头痛，对酪胺食物诱发的偏头痛更为有效，也适用于高血压脑动脉硬化引起的偏头痛，每日25~75 μg，1~5个月为一疗程，不良反应有嗜睡、口干、心动过缓等。

6. 甲基睾酮

对与月经相关的偏头痛用甲基睾酮治疗，每次0.005~0.01 g，每日3次，或丙酸睾酮每次 0.025 g，每日或隔日肌内注射一次，连用 7~10 次，有较好的效果。

7. 利尿剂

有人用利尿剂治疗经期偏头痛。于月经来潮前 3 天，每日给双氢克尿噻 0.02 g，共 5 天，此法疗程短，不良反应少，有较好的防治效果，但应注意引起低血钾症。

（四）中成药治疗

1. 天舒胶囊

每次 4 粒，每日 3 次，口服。

2. 元胡止痛胶囊

每次 4~6 粒，每日 3 次，口服。

3. 川芎茶调颗粒

每次 1 包，每日 3 次，口服。

4. 血府逐瘀口服液

每次 1 支（10 mL），每日 3 次，口服。

5. 脑安胶囊

每次两粒，每日 3 次，口服。

6. 松龄血脉康

每次 3 粒，每日 3 次，口服。

7. 养血清脑颗粒

每次 1 包，每日 3 次，口服。

（五）疗效评定标准

1. 疗效判断

根据国际统一标准将头痛程度分为四级：三级——重度头痛；二级——中度头痛；一级——轻度头痛；零级——无头痛。功能判断也分为四度：零度——能正常工作和活动；一度——工作能力受轻度影响；二度——工作能力严重影响；三度——需卧床休息。头痛伴随症状，如恶心、呕吐、畏光、畏声被记录为有或无。疗效判断主要根据头痛改善的情况，用药后 2 小时内头痛从 3 级或 2 级降低到 1 级或零级均为有效。

2. 采用计分

着重头痛发作次数、程度、持续时间，同时观察伴随症状及血小板聚集率的变化。前部分的计分为后部的 2 倍。

（1）头痛发作次数以月计算，每月发作 5 次以上为 6 分，3~4 次为 4 分，2 次以下为 2 分。

（2）头痛程度发作时必须卧床为 6 分，发作时影响工作为 4 分，发作时不影响工作为 2 分。

（3）头痛持续时间持续 2 天以上为 6 分，持续 12 小时至 2 天为 4 分，小于 12 小时为 2 分。

（4）伴随症状伴有恶心、呕吐、畏光、畏声等 3 项或以上为 3 分，2 项为 2 分，1 项为 1 分。

（5）血小板聚集率检查聚集率升高 40% 以上为 3 分，20% 以上为 2 分，升高超过正常不足 20% 为 1 分。

（6）综合评分如下：
1）严重头痛积分在 19 分或以上。
2）中度头痛积分在 14 分或以上。
3）轻度头痛积分在 8 分或以上。
（7）疗效评定：起点分不能低于 8 分，疗程不能短于 1 个月，建议连续治疗 3 个月为好。
1）控制疗程结束无发作性偏头痛症状，停药 1 个月不发病。
2）显效治疗后积分减少 50%以上。
3）有效治疗后积分减少 25%~50%。
4）无效治疗后积分减少 10%以下。
对每月发作 5 次以上的患者，治疗后发作频率减少 5%以上疗效评定时减 4 分，减少 50%~75%者减 3 分，减少 20%~50%者减 2 分。

3. 头疼指数

根据患者治疗前 1 周和治疗后 1~3 周头痛次数、头痛强度 2 项指标作为头痛指数。
头痛指数=头痛强度×头痛次数/周。头痛强度计分：1 分，头痛不影响工作；2 分，勉强坚持工作；3 分，完全不能工作。然后将 3 项指标分别进行统计学处理。

4. 疼痛程度计分法

采用目前国际上临床较为通用的直观模拟标尺法：受试者在一把长 10cm，一端标不痛，另一端标最痛的尺子，指出受试者的疼痛程度。计分方法为≤2 cm 为 1 分；>2 cm 但≤4 cm 为 2 分；>4 cm 但≤6 cm 为 3 分；>6 cm 但≤8 cm 为 4 分；>8 cm 但≤10 cm 为 5 分。疼痛持续时间计分法：数分钟至 2 小时（含 2 小时）计 1 分；2~6 小时（含 6 小时）计 2 分；6~24 小时（含 24 小时）计 3 分；24~72 小时（含 72 小时）计 4 分；>72 小时计 5 分。
头痛指数：头痛指数等于每次发作疼痛的计分乘以每次疼痛持续时间计分之积相加。
疗效百分数=（治疗前头痛指数−治疗后头痛指数）/治疗前头痛指数×100%。基本恢复：疗效百分数=90%；显效：疗效百分数<90%，但≥55%；有效：疗效百分数<55%，但≥20%；无效：疗效百分数<20%。

七、预后及预防

（一）预后

本病多数虽有长期反复发作史，一般无后遗损害，有的在更年期后发作次数减少、减轻或自行缓解，预后良好。文献中有并发脑梗死报道，实属罕见。

（二）预防

（1）注意生活和心理卫生，劳逸结合。保持心情舒畅，避免淋雨受凉或太阳光持续暴晒，避免诱发偏头痛。
（2）避免过多食用诱发偏头痛的食物，如酒类、巧克力、奶酪、动物内脏和柠檬汁等。
（3）服用预防偏头痛的药物，如苯噻啶、赛庚啶及中药。

（刘　艳）

第二章

呼吸系统疾病

第一节 急性上呼吸道感染

急性上呼吸道感染是指鼻、咽、喉部急性感染性炎症，多由病毒感染（占70%~80%）引起，少数由细菌直接感染所致，病毒感染后常继发细菌感染。常见的病毒有流感、副流感病毒、呼吸道合胞病毒、腺病毒、鼻病毒、冠状病毒、埃可病毒、柯萨奇病毒、麻疹及风疹病毒等；常见的感染菌为溶血性链球菌、流感嗜血杆菌、肺炎球菌、葡萄球菌，以及支原体、衣原体等。感染多发生于受凉或过度疲劳、机体抵抗力下降时，老幼体弱、防御功能差者易罹患。

临床主要表现为鼻炎、咽喉炎及扁桃体炎。有急性鼻咽部卡他症状，如鼻痒、咽干或烧灼感、打喷嚏、鼻塞、流清鼻涕、咽喉痛、声嘶、咳嗽，开始以干咳为主，继发细菌感染时，咳黏液痰或脓痰，可伴有畏冷、发热、头痛、身痛、乏力、全身不适症状。检查可见咽部充血或扁桃体肿大，颌下淋巴结肿大、压痛。病毒感染血象一般正常或白细胞总数偏低，细菌感染时血白细胞总数及中性粒细胞增高。上呼吸道感染一般症状较轻，多为自限性，病程一周左右，严重者可因并发症死亡。呼吸道合胞病毒感染，可发生喘息症状，特别是婴幼儿；急性呼吸道症状缓解后，可出现持续干咳达8周以上，与炎症导致气道高反应性有关。

近年来，发现新呼吸道病毒，如汉坦病毒、尼帕病毒、亨德拉病毒、偏肺病毒、或变异病毒，如传染性非典型肺炎（SARS）、中东呼吸综合征（变异冠状病毒）、禽流感病毒等，常以流感样症状起病，可造成广泛流行，引起严重肺部感染，呼吸衰竭死亡，需与一般急性上呼吸道感染区别开来。

上呼吸道病毒感染，目前尚无满意的特效治疗，主要对症处理和防治继发细菌感染。

一、对症治疗

由于病毒感染多为自限性，故青壮年体质好、症状轻、无并发症者，无须进行特殊治疗，注意休息，避免受凉和劳累，保持居室空气流通即可。病情重或伴有发热者，应卧床休息，发热、头痛可用止痛退热药，如对乙酰氨基酚、阿司匹林、氨基比林、布洛芬等，对乙酰氨基酚对凝血机制影响小，胃肠刺激小，作用快、缓和持久，应用较安全，每次0.3~0.6 g，每日3次。年老体弱者，需注意发汗造成血容量不足，出现低血压，应多饮水，必要时静脉补液；鼻塞、流鼻涕可用1%麻黄碱或去苯丙醇胺溶液滴鼻；咽喉痛可用消炎喉片含服，或局部雾化吸入治疗；咳嗽可用止咳祛痰剂，如复方氯化铵甘草合剂 10 mL，每日 3 次；溴己新（必嗽平）16 mg，每日 3 次，或用氨溴索 30 mg，每日 3 次。剧烈干咳可用喷托维林（咳必清）25 mg，每日 3 次，苯丙哌林（咳快好）20 mg，每日 3 次，氢溴酸右美沙芬 15~30 mg，每日 3 次，或可待因每次 0.03 g 治疗。目前市售有多种复方制剂，可有效地消除上呼吸道卡他症状，商品名繁多，但配方类似，含有止痛退热药（如对乙酰氨基酚）、鼻黏膜血管收缩剂（如麻黄碱）、止咳剂（美沙芬）及抗过敏剂（氯苯那敏），部分复方制剂加用抗病毒药物如金刚烷胺，或加用中药（板蓝根、岗梅根、穿心莲、金银花、连翘等）制成中西药混合制剂。有喘息症状者，可适当使用平喘药，如氨茶碱 0.1~0.2 g，每日 3 次。

二、抗病毒治疗

化学合成的抗病毒药，目前尚不成熟，其临床疗效也不满意。抗病毒药应早期应用，常用药吗啉胍（ABOB）对流感、腺病毒和鼻病毒有一定疗效，每次 0.1 g，每日 3 次；利巴韦林（病毒唑）为广谱抗病毒药，对流感及腺病毒、呼吸道合胞病毒、疱疹、麻疹病毒有效，可用 50~100 mg 含服，或以 10~15 mg/（kg·d）剂量，分 2 次静脉滴注；金刚烷胺或金刚乙胺 0.1 g，每日 2 次口服，奥司他韦 75 mg 每日 2 次或扎那米韦 5 mg 每日 2 次，对流感病毒有效；阿糖腺苷对腺病毒有效；利福平对腺病毒及流感病毒有效；干扰素或干扰素诱导剂聚肌胞有抑制病毒复制作用。由于病毒感染具有自限性，症状多在短期内逐渐消失，因此普通感冒，临床上一般以对症处理为主，抗病毒药的使用并不普遍。

三、抗菌治疗

单纯病毒感染者无须抗菌治疗。若为原发上呼吸道细菌感染（如细菌性咽、扁桃体炎），或病毒感染后继发细菌感染，应给予抗菌药治疗。病程长、症状重，发热不退，或咳嗽、咳痰加重，痰脓性、量多，伴血白细胞升高，提示细菌感染，应及时使用抗生素，如大环内酯类（红霉素、罗红霉素、阿奇霉素）、青霉素、头孢霉素或喹诺酮类（如左氧氟沙星、加替沙星、莫西沙星）抗生素。一般感染者给予口服，重症感染可肌肉或静脉途径给药。

对易感者可适当使用免疫调节剂如死卡介苗皮上划痕法接种，每周 1~2 次，连续 60~70 次，或用卡介菌提取物多糖核酸，每周 2 次肌内注射，30~50 次为一疗程，或用草分枝杆菌制剂（乌体林斯）1.72 μg 肌内注射每周 2 次，10 周为一疗程。可以提高机体防御力，减少或避免发病，发病后可使症状减轻、病程缩短。高免疫球蛋白注射是一种被动免疫，对体弱免疫力低下者，有短时防治作用。疫苗接种，如流感灭活疫苗，对流感具有特异性免疫预防作用，但由于流感病毒抗原易变性，其有效性受疫苗病毒与当前流行病毒抗原匹配性影响，通常只有部分免疫预防效果。

中医中药对上呼吸道感染治疗有一定疗效，可按辨证施治。目前市售中成药较多，服用方便，可以适当选用。风热型可选用桑菊感冒片、银翘解毒丸、羚羊感冒片；风寒型可用参苏理肺丸、九味羌活丸、通宣理肺丸。

（奇丽娜）

第二节 慢性阻塞性肺疾病

慢性阻塞性肺疾病是一种可以预防和治疗的常见疾病。其特征是持续存在的气流受限，气流受限呈进行性发展，伴有气道与肺部对有害气体或颗粒所致慢性炎症反应的增加。急性加重和并发症影响着患者整体疾病的严重程度。

由于其患病人数多，死亡率高，社会经济负担重，慢性阻塞性肺疾病（COPD）已成为一个重要的公共卫生问题。COPD目前居全球疾病死亡原因的第4位，世界银行/世界卫生组织公布，至2020年COPD已位居世界疾病经济负担的第5位。在我国，COPD同样是严重危害人民身体健康的重要慢性呼吸系统疾病。近年来，对我国7个地区20245名成年人进行调查，COPD患病率在40岁以上人群高达8.2%。

与COPD密切相关的疾病主要为慢性支气管炎和肺气肿，当其气流受限出现不完全可逆时，即为COPD。支气管哮喘气流受限为可逆性，不属于COPD，但哮喘并有慢性支气管炎，或慢性支气管炎合并哮喘，亦可表现为不完全可逆的气流受限。

COPD起病缓慢，病程较长，主要表现为慢性咳嗽、咳痰及进行性气短、呼吸困难。部分病者出现喘息。检查有肺气肿体征，肺部可闻及干湿啰音，肺功能显示阻塞性通气功能障碍，吸入支气管舒张剂后$FEV_1/FVC<70\%$，$FEV_1<80\%$预计值。COPD常发展为慢性呼吸衰竭及肺源性心脏病。

一、COPD稳定期治疗

（一）治疗目的

（1）减轻症状，阻止病情发展。

（2）缓解或阻止肺功能下降。

（3）改善活动能力，提高生活质量。

（4）降低急性加重风险及病死率。

（二）教育与管理

通过教育与管理可以提高患者及有关人员对COPD的认识和自身处理疾病的能力，更好地配合治疗和加强预防措施，减少反复加重，维持病情稳定，提高生活质量。主要内容包括：①教育与督促患者戒烟，迄今能证明有效延缓肺功能进行性下降的措施仅有戒烟；②使患者了解COPD的病理生理与临床基础知识；③掌握一般和某些特殊的治疗方法；④学会自我控制病情的技巧，如腹式呼吸及缩唇呼吸锻炼等；⑤了解赴医院就诊的时机；⑥社区医生定期随访管理；⑦由专科医师定期对COPD患者进行健康教育和康复指导。

（三）控制职业性与环境污染

避免或防止粉尘、烟雾及有害气体吸入，因职业因素所致者应脱离污染环境。

（四）药物治疗

1. 支气管舒张药

包括短期按需应用以暂时缓解症状和长期规则应用以预防和减轻症状两类。

(1) β₂受体激动剂：主要有沙丁胺醇、特布他林等，为短效定量雾化吸入剂，数分钟内起效，15~30分钟达峰值，药效持续4~5小时，主要用于缓解症状，按需使用。福莫特罗、沙莫特罗为中长效定量吸入剂，每日吸入2次。茚达特罗为长效定量吸入剂，每日吸入1次。

(2) 抗胆碱药：采用气雾或粉剂吸入治疗，常用品种为异丙托溴铵、噻托溴铵和格隆溴铵，后两者作用时间长，每天一次即可。长期应用可改善COPD患者运动耐力和生活质量，也可减少患者急性加重的频率。目前认为长效抗胆碱药物为COPD稳定期用药的重要选项。

(3) 茶碱类药物：可解除气道平滑肌痉挛、改善心输出量、兴奋呼吸中枢并有抗炎作用，广泛应用于COPD治疗，可用0.1~0.2 g每日3次口服或用4~6 mg/kg静脉缓慢注射，其缓释或控释片0.2 g，每12小时一次。

2. 糖皮质激素

长期吸入糖皮质激素联合长效支气管扩张剂，适用于急性加重高风险的中、重度COPD患者。联合吸入β₂受体激动剂，比各自单用效果好，临床应用的有布地奈德福莫特罗、氟替卡松沙美特罗及维兰特罗/糠酸氟替卡松三种联合制剂，不推荐长期单一应用口服或吸入糖皮质激素治疗COPD。

3. 其他药物

①祛痰药：包括盐酸氨溴索、乙酰半胱氨酸；②抗氧化剂：如N-乙酰半胱氨酸；③免疫调节剂：可选用卡介苗多糖核酸、草分枝杆菌提取物；④疫苗：流感疫苗、肺炎球菌疫苗已在COPD患者中应用，取得了较好的临床疗效；⑤中医中药治疗：中医中药对COPD患者辨证施治，有祛痰、舒张支气管、调节免疫等作用。

(五) 长期家庭氧疗

可提高COPD慢性呼吸衰竭患者的生活质量和生存率，应用指征：①$PaO_2 \leq 55$ mmHg或$SaO_2 \leq 88\%$，有或没有高碳酸血症；②PaO_2 55~60 mmHg或$SaO_2 < 89\%$并有肺动脉高压，心力衰竭或红细胞增多（血细胞比容>0.55）。一般采用鼻导管吸氧，氧流量为1.0~2.0 L/min，吸氧时间>15 h/d。

(六) 康复治疗

包括呼吸生理治疗、肌肉训练、营养支持、精神治疗与教育等方面措施，具体措施包括帮助患者咳嗽、缩唇呼吸、腹式呼吸、散步、登楼梯、踏车等。营养支持应避免高碳水化合物饮食，并尽量使患者达到理想体重。

(七) 外科治疗

对有指征的患者可考虑行肺大疱切除术、肺减容术、肺移植术等。

二、COPD急性加重期的治疗

1. 确定急性加重期的原因及病情严重程度

最常见的急性加重期原因是细菌或病毒所致的呼吸道感染，部分患者加重的原因难以确定。

2. 评估病情严重程度决定门诊或住院治疗

COPD 加重的主要症状是气促加重，常伴有喘息、胸闷、咳嗽加剧、痰量增加、痰液颜色和（或）黏度改变以及发热等，此外也可出现全身不适、失眠、嗜睡、疲乏、抑郁和精神紊乱等症状。当患者出现运动耐力下降、发热和（或）胸部影像异常时，可能为 COPD 加重的征兆。气促加重、咳嗽、痰量增多及出现脓性痰，常提示细菌感染。与加重前的病史、症状、体征、肺功能测定、动脉血气检测和其他实验室检查指标进行比较，对判断 COPD 加重的严重程度甚为重要。

3. 控制性吸氧

一般先予持续低流量鼻导管吸氧，吸入氧浓度控制在 25%～30%，避免吸入氧浓度过高，加重二氧化碳潴留。根据氧流量计算吸氧浓度的公式为：吸入氧浓度（%）= 21+4×氧流量（L/min）。也可根据病情选用面罩吸氧、无创呼吸机辅助呼吸（BIPAP），严重时可建立人工气道，呼吸机辅助呼吸。

4. 合理选用抗生素

COPD 急性加重的常见原因是感染，故抗生素治疗是关键，既往应用抗生素情况经验用药，疗程 5～10 天。临床上常用的品种有第二、第三代头孢菌素、β-内酰胺类/β-内酰胺酶抑制剂、大环内酯类或喹诺酮类药。积极做痰细菌培养以明确致病菌，并根据痰菌培养药敏结果调整抗生素。给药途径多选用静脉滴注给药，感染较重者可联合应用抗生素，确定有真菌感染者，需积极抗真菌治疗。

5. 支气管舒张剂

合并支气管痉挛者，可给予支气管舒张剂如沙丁胺醇、异丙托溴铵雾化吸入和（或）静脉滴注茶碱，以缓解症状。

6. 糖皮质激素

部分患者仍需用糖皮质激素治疗，可选用甲泼尼龙 40 mg/d 静脉滴注，疗程不宜过长，一般控制在 5 天。

7. 其他治疗措施

注意维持水电解质平衡，注意补充营养，对不能进食者应经胃肠或静脉补充营养。

8. 加强护理

对痰多咳痰不畅者，要注意痰液引流，以防窒息，长期卧床者需防压疮（褥疮）。

（刘洪玉）

第三节　支气管扩张症

一、概述

支气管扩张症（简称支扩）是以支气管扩张变形为特征的慢性支气管疾病。多由于支气管—肺组织感染和支气管阻塞，导致支气管壁破坏，或支气管周围肺组织纤维化牵拉管壁，造成支气管扩张变形。幼儿期支气管感染多、管腔小、管壁弱，易发生支扩，麻疹、百日咳、支气管肺炎是感染引起支扩最常见的原因；肺结核纤维化牵拉可引起结核性支扩；支气管先天性发育不良导致支扩，临床较少见。扩张的支气管可呈柱状或囊状，或呈不规则扩张、串珠样改变，以左侧下叶基底段及上叶舌支，右侧中叶及下叶支气管多见。其黏膜表面常有慢性溃疡，纤毛上皮细胞破坏，管壁弹力组织、肌层及软骨受损，并代之以纤维组织，常伴有毛细血管扩张、支气管动脉和肺动脉终末支可扩张、吻合，形成瘤状，易破裂出血。长期反复感染可引起肺阻塞性通气功能障碍及肺气肿，甚至肺心病。临床主要表现为慢性咳嗽、咳大量脓痰和反复咯血，常伴有支气管扩张肺段反复感染。少数病例，以咯血为唯一症状，或伴有轻咳、无痰，称为干性支扩。轻症常无体征，重症或继发感染者，病变处可闻及固定持久、局限性粗湿啰音或哮鸣音。根据病史及临床表现，结合 X 线胸片肺纹理增多、增粗紊乱，有多个不规则环状透光影，或支气管呈卷发状改变，可做出临床诊断，肺部高分辨 CT 检查（HRCT）或支气管造影发现囊状或柱状扩张的支气管影像，可确定诊断。

支扩治疗主要是防治呼吸道感染，促进痰液排出，咯血者给予止血治疗，有些患者可行手术切除。

二、控制感染

支扩常并反复感染，感染可局限于支气管腔内或蔓延至周围肺组织，由于痰液引流不畅，加之支气管腔内抗生素浓度低，病原菌常难于彻底清除，细菌耐药率高，治疗往往不彻底。因此抗感染治疗时，应加强痰液引流、痰菌培养及药敏试验，尽量做到有针对性地应用抗生素。在全身用药的同时，配合局部用药，增加支气管腔内药物浓度，有助于对感染的控制。痰培养结果没有出来之前，详细询问患者过去用药史或感染菌种，结合病情选用抗生素及给药途径，可用青霉素或半合成青霉素、头孢霉素、喹诺酮类等药物治疗。轻症可口服氨苄或羟氨苄西林 0.5 g，每日 4 次，或用头孢氨苄或头孢羟氨苄、头孢拉定、头孢呋辛钠，或环丙沙星、左氧氟沙星口服。红、氯霉素及磺胺药也可应用；重症可采用静脉途径给药，严重病例可用青霉素或头孢菌素类联合氨基糖苷类药治疗，以后根据药敏情况再行调整。由于支扩常反复感染，绿脓杆菌感染概率增多，选用抗生素时，最好兼顾绿脓杆菌有效的抗生素。局部给药目前多采取雾化吸入，鼻导管给药已少用，纤维支气管镜注入多在吸痰后采用。局部使用抗生素最好与全身给药种类相同，这样有利于增加该药在管腔内的浓度。

三、排出痰液

为促进痰液排出，可用祛痰剂、雾化疗法、体位引流，必要时采用纤维支气管镜抽吸。祛痰剂常用氯化铵、碘化钾（0.3 g，每日 3 次）、溴己新（必嗽平）或氨溴索等。可用 α-糜蛋白酶、氨溴索或胰脱氧核糖核酸酶加生理盐水雾化吸入，使痰液稀释，促进排痰。

体位引流，由于扩张的支气管缺乏弹性和纤毛上皮脱落，自动排痰较困难，常需采用体位引流，以促使痰液排出。其原则是使病变部位处于高位，引流支气管口向下，利用重力使痰液顺体位引流至气管后咳出。应根据病变部位，采取不同体位，如病变在下叶基底部，取俯卧位，头及上身向下伸出床外，紧贴床沿，两手撑在地面矮凳上，深呼吸咳嗽，将痰排出；如患者体力太差，可俯卧，将床脚抬高，呈头低脚高位。病变在左舌支或右中叶，患者仰卧，床脚抬高，取头低脚高位，患侧胸下垫高（约 45°角）。体位引流时，可间歇行深呼吸后用力咳嗽，助手可配以轻拍患侧背部。痰量较多者，应让其逐渐咳出，避免过多痰液涌出造成窒息。体位引流每日可行 2~4 次，每次 15~30 分钟，最好在早晚空腹时进行，餐后咳嗽排痰，易引起呕吐。

纤维支气管镜吸痰，适用于痰量多或痰浓不易咳出者，可进行抽吸，并用生理盐水反复冲洗抽吸，痰液清除后可经纤维支气管镜注入抗生素治疗。纤支镜吸痰较彻底，效果明显，既可抽吸、冲洗，又可注入药物，并直接取下呼吸道痰液进行细菌培养。经抽吸治疗后症状明显改善，常自动要求治疗，有学者报道一例支扩并绿脓杆菌感染者，每日咳大量脓痰（300~500 mL），肺部仍有多量湿啰音，抗生素治疗效果不佳，行纤支镜抽吸冲洗并注入抗生素，每次抽出痰液均在200~300 mL以上，每周进行2~3次，经11次抽吸治疗后获得控制，出院。

（李博峰）

第四节　肺炎球菌肺炎

肺炎是指终末气道、肺泡和肺间质的炎症，可由病原微生物、理化因素、免疫损伤、过敏及药物所致。肺炎是呼吸系统的多发病和常见病，儿童、老年人或机体免疫功能低下者尤为易感。肺炎的发病率和病死率曾一度因抗生素的发展与疫苗的出现而明显下降，但近年来其发病率和病死率呈上升趋势，其原因可能与社会人口老龄化、吸烟、伴有基础疾病和免疫功能低下、病原体变迁、不合理使用抗生素导致细菌耐药性增加等有关。肺炎按解剖学分类可分为大叶性肺炎、小叶性肺炎和间质性肺炎；按病因分类，肺炎可分为病毒、细菌、支原体、衣原体、立克次体、寄生虫、真菌性肺炎以及化学性、放射性、过敏性肺炎等。近年来，倾向于按发病场所分类为社区获得性肺炎（CAP）和医院获得性肺炎（HAP）、健康护理相关肺炎（HCAP）、CAP是指在医院外罹患的感染性肺实质（含肺泡壁，即广义上的肺间质）炎症，包括具有明确潜伏期的病原体感染而在入院后潜伏期内发病的肺炎；HAP是指患者入院时不存在、也不处于感染潜伏期，而于入院48小时后发生的，由细菌、真菌、支原体、病毒或原虫等病原体引起的各种类型的肺实质炎症。

肺炎球菌肺炎是由肺炎链球菌引起的急性肺部炎症，为社区获得性肺炎中最常见的一种。

肺炎链球菌为革兰阳性球菌，常定植于正常人呼吸道，尤其是在冬春季节呼吸道疾病流行期间，带菌率可达40%~70%，但仅在呼吸道防御功能受到损害或全身抵抗力削弱时才致病。因此本病多发生于冬春季，发病前常有诱因，如上呼吸道感染、受寒、饥饿、疲劳、醉酒、吸入有害气体、外科手术、昏迷、肿瘤、心力衰竭、长期卧床等。肺炎链球菌经上呼吸道吸入肺泡并在局部繁殖，该菌本身不产生毒素，不引起原发性组织坏死或形成空洞，其致病性主要在于它含有高分子多糖体的荚膜对组织的侵袭作用，根据荚膜抗原性，肺炎链球菌已分出86个血清型，成人致病菌以1~9型居多，其中第3型毒力最强；而儿童多为6型、14型、19型及23型。细菌侵入肺泡引起充血、水肿和渗出，随炎症渗液经肺泡间孔或呼吸性细支气管向邻近肺组织蔓延，可累及整个肺叶。以往常以此作为大叶性肺炎的典型，随着近年来抗菌药物广泛应用，目前临床上以轻症或不典型病例多见。

本病起病急骤，先有寒战，继之高热，可达39~40℃，多呈稽留热。数小时内即有明显呼吸道症状，早期为干咳，渐有少量黏痰或脓性黏痰，典型者咳铁锈色痰，咯血少见。大部分患者累及胸膜，有针刺样胸痛，如为下叶肺炎可累及膈胸膜，疼痛放射至上腹部，易误诊为急腹症。少数患者出现恶心、呕吐等上消化道症状。严重感染可发生周围循环衰竭，甚至起病即表现为休克。由于近些年卫生医疗条件的改善，多数患者得到了早期诊治，故可没有明显异常体征。严重患者可有急性病容，呼吸急促及肺实变体征和湿性啰音，累及胸膜时可听到胸膜摩擦音,或有胸腔积液体征。白细胞计数增多,通常为(10~30)×10^9/L,中性粒细胞在80%以上,呈核左移,可见中毒性颗粒,白细胞总数减少者预后差。痰涂片可见革兰阳性成对的球菌,在白细胞内者对诊断意义较大,培养可确定菌属,严重感染伴菌血症者可能在血液中培养出致病菌。胸部X线检查,早期仅见纹理增多或淡薄、均匀阴影;典型表现为大叶性、肺段或亚肺段分布的均匀密度增高阴影。近年以肺段性病变多见。若病变累及胸膜时可有胸腔积液。经有效治疗,X线征2周之内迅速消散,但个别患者,尤其是老年患者消散较慢,可达3周以上,并容易出现吸收不完全而成为机化性肺炎;治疗开始后6周或6周以上仍然有浸润,应怀疑其他疾病如原发性支气管癌或结核可能。并发症目前尚不多见,若发现病程延长或在治疗过程中又出现寒战、体温升高、白细胞持续上升时,应考虑有并发症的可能,如脓胸、脑膜炎、心肌炎、败血症等,严重败血症或毒血症患者可并发感染性休克,也称中毒性肺炎或休克型肺炎。

一、一般治疗

患者应卧床休息,进食易消化饮食,高热患者宜用物理降温,必要时可口服少量阿司匹林或其他退热剂,同时应注意补充水分(鼓励饮水每日1~2L,进水困难者予以输液,保持尿比重在1.020以下,血清钠保持在145 mmol/L以下)、足够蛋白质、热量及维生素,根据病情决定补液的量和种类。除刺激性咳嗽者可给予镇咳药如可卡因外,一般不用镇咳剂,宜给予祛痰止咳药如氯化铵或棕色合剂。老年人或慢性阻塞性肺疾病患者应注意呼吸道通畅,必要时配合应用支气管扩张剂,缓解支气管痉挛,以利于痰液排出。剧烈胸痛者,可酌情用少量镇痛药,如可卡因15 mg。有缺氧症状者给予鼻导管吸氧。若有明显麻痹性肠梗阻或胃扩张,应暂时禁食、禁饮和胃肠减压,直至肠蠕动恢复。烦躁不安、谵妄、失眠者酌情给予地西泮5 mg或水合氯醛1~1.5 g,禁用抑制呼吸的镇静药。

二、抗生素治疗

一经诊断立即开始抗生素治疗,不必等待细菌培养结果,但在抗菌药的选择上,应注意肺炎链球菌的耐药问题。自20世纪90年代以来,肺炎链球菌对青霉素、大环内酯类及SMZco等耐药性逐渐增加,已成为全球性威胁,其耐药率在我国近年来已有明显增高,资料显示肺炎链球菌对青霉素为23%以上,耐药与临床预后关系的研究表明:仅在高水平耐药(青霉素的MIC≥4 μg/mL。MIC指最低抑菌浓度)时才影响预后,故凡青霉素的MIC≤2 μg/mL的敏感和中介菌株感染者仍可选择高剂量青霉素、阿莫西林等,以及头孢菌素中的头孢呋辛、头孢曲松、头孢噻肟等和厄他培南、新氟喹诺酮类对肺炎链球菌均有良好的抗菌活性;轻症患者可口服,病情重者应静脉给药。高水平耐药株感染应选用万古霉素。大环内酯类耐药率高达73%以上,不宜单独应用大环内酯类治疗肺炎链球菌感染。

应用适当的抗菌药物后,高热一般在24小时内消退,或数日逐渐下降,抗生素的疗程持续热退后3~5天,一般为5~7天。若体温降而复发或3天后仍不降者,应考虑肺炎链球菌的肺外感染,如脓胸、心包炎或关节炎等。持续发热的其他原因尚有耐青霉素的肺炎链球菌(PRSP)或混合细菌感染、药物热或并存其他疾病。肿瘤或异物阻塞支气管时,经治疗后肺炎虽可消退,但阻塞因素未除,肺炎可再次出现。如伴发胸腔积液,应酌情取胸腔积液检查以确定其性质,若并发脓胸,应积极考虑外科切开,引流排脓。

三、中毒性肺炎的治疗

中毒性肺炎病情严重，预后较差，应积极抢救治疗，其主要措施包括以下几项。

1. 补充血容量

一般静脉滴注低分子右旋糖酐和平衡盐液补充血容量，维持收缩压在 90~100 mmHg、脉压>30 mmHg 和适当尿量（>30 mL/h），若有条件监测中心静脉压，维持其在 4.5~7.5 cmH$_2$O 为宜。

2. 血管活性药物的应用

输液中可加入适量的血管活性药物，使收缩压维持在 90~100 mmHg，然后逐渐减量。血管活性药物有缩血管和扩血管两类。近年来以使用血管扩张药为主，间或使用血管收缩药物以升高血压，调节组织灌注。常用药物有：多巴胺、间羟胺、酚妥拉明、去甲肾上腺素、山莨菪碱等。具体使用须根据患者病情而定。

3. 控制感染

迅速、积极地控制感染是治疗中毒性肺炎的重要环节。抗生素选用原则：有效、强力及联合静脉给药，最好能根据病菌的药物试验结果选用抗生素。

4. 糖皮质激素的应用

对病情严重、中毒症状明显或经上述处理血压仍不回升时，在强有力抗生素前提下，可给予氢化可的松 100~200 mg 或地塞米松 5~10 mg 静滴，一般在 24 小时内可用氢化可的松 500~600 mg 或相当量的其他制剂，病情好转后迅速停药。

5. 纠正水、电解质和酸碱失衡

治疗过程中应密切监测酸碱和电解质变化，如发现失衡，应积极纠正。

6. 支持治疗

包括给氧、保暖、保持呼吸道的湿化和通畅，同时应保护心、脑、肾功能，防止多器官功能衰竭。

（达古拉）

第五节　葡萄球菌肺炎

葡萄球菌肺炎是主要由致病性葡萄球菌引起的急性肺化脓性炎症，常发生于有基础疾病如糖尿病、血液病、艾滋病、肝病或原有支气管肺疾病者。病情严重，细菌耐药率高，病死率高，预后多较凶险，其发病率近年有所增加。

葡萄球菌目前已发现的至少有 32 种，为革兰染色阳性球菌，可分为凝固酶阳性的葡萄球菌（主要为金黄色葡萄球菌，简称金葡菌）及凝固酶阴性的葡萄球菌（如表皮葡萄球菌和腐生葡萄球菌等）。葡萄球菌的致病物质主要是毒素和酶，如溶血毒素、杀白细胞素、肠毒素等，具有溶血、坏死、杀白细胞以及血管痉挛等作用。目前绝大多数金葡菌包括社区获得性菌株对青霉素耐药，耐甲氧苯青霉素和苯甲异噁唑青霉素的金葡菌株（MRSA 和 ORSA）也在不断增加。虽表皮葡菌致病性弱，但在院内感染肺炎的致病菌中也占一定比例，不容忽视。金葡菌肺炎分原发（吸入）性与继发（血源）性两类。前者经呼吸道感染，多见于婴幼儿，成人多发生于体弱、免疫缺陷、呼吸道传染病、糖尿病、肺囊性纤维化，以及应用激素、抗癌药物及其他免疫抑制剂治疗者。长期应用广谱抗生素所致菌群失调时，耐药金葡菌也可借优势繁殖而致病。后者常来自皮肤疖肿、创口感染等，经血液播散至肺，有时原发灶不明。主要病理变化为化脓性炎症，有单个或多发性脓腔，易形成肺大疱，累及胸膜并发脓胸或脓气胸。

临床表现与肺炎球菌肺炎较为相似。但起病更急，全身中毒症状更重，持续时间更长病情发展迅速，呼吸困难、咳嗽、胸痛进行性加重，咳黄色黏厚痰或脓血性痰。常有末梢循环衰竭、休克、顽固性低氧血症表现。肺部体征较少，可闻及呼吸音减低或湿性啰音，但与严重的中毒症状和呼吸道症状不相称，如并发脓胸和气胸者则出现相应的体征。外周血白细胞计数增加，常为 $(15\sim25)\times10^9/L$，可高达 $50\times10^9/L$，中性粒细胞比例增高，核左移，有中毒性颗粒。痰涂片革兰染色可见大量成堆的葡萄球菌和脓细胞，白细胞内发现球菌有诊断意义，痰培养有助诊断，血源性感染者，血培养半数可呈阳性。肺浸润、肺脓肿、肺气囊肿和脓胸、脓气胸为金黄色葡萄球菌肺炎的四大 X 线征象，在不同类型和不同病理期以不同的组合表现。原发性感染者早期呈大片絮状、浓淡不匀的阴影，可成节段或大叶分布，也有成小叶样浸润，病变短期内变化很大，出现空洞或蜂窝状透亮区，或在阴影周围出现大小不等气肿大疱。金黄色葡萄球菌肺炎的另一 X 线特征是病变呈迁徙性。血源性感染者多呈两肺多发斑片状或团块状阴影及多发性小的液体空洞，团块状阴影边缘清楚，直径为 1~3 cm，有时类似于转移性肺癌，随病变发展，病灶周围出现肺气囊肿，并迅速发展成肺脓肿，部分患者有胸膜病变的表现。

一、抗菌治疗

早期治疗并选用敏感抗生素是取得良好疗效的关键，对于甲氧西林敏感菌（MSSA）可选用甲氧西林、苯唑西林、双氯西林或氯唑西林，以及第一代头孢菌素（如头孢唑林）；对甲氧西林耐药的菌株（MRSA）感染，则首选糖肽类抗生素治疗。目前国内常用糖肽类抗生素的有以下几种。①万古霉素，通常为 1 g（或 15~20 mg/kg），静脉用药，1 次/12 小时，要求谷浓度达到 15~20 mg/L（AUC/MIC≥400），特别是 HAP［含呼吸机相关肺炎（VAP）］患者。去甲万古霉素，成人剂量为 0.8~1.6 g/d，静脉用药，分 2~4 次给药。②替考拉宁，成人 0.4 g 加入液体中静脉滴注，首 3 次剂量每 12 小时 1 次给药，以后维持剂量 0.4 g，每日给药 1 次。肾功能减退患者应减量。近年来，新上市的抗革兰阳性球菌新型抗菌药噁唑烷酮中利奈唑胺也可用于治疗 MRSA 感染，600 mg，每 12 小时一次。

二、引流

脓（气）胸应及早胸腔置管引流。肺脓肿应嘱患者按病变部位和全身情况做体位引流。金黄色葡萄球菌呼吸机相关肺炎患者应加强湿化吸痰，并严格执行无菌操作。

三、其他

营养支持、心肺功能维护等均十分重要。葡萄球菌心内膜炎的患者在抗菌治疗、症状有所改善后，应即早进行心脏赘生物的手术治疗。

（王 晗）

第三章

循环系统疾病

第一节 心绞痛

心绞痛系冠状动脉供血减少所引发的胸骨后剧痛,疼痛多为压榨性疼痛,严重时可向左上肢放射,直接病因为心肌细胞缺血、缺氧所引发的缺血性反应,诱因多为过度劳累或情绪激动,持续时间从数秒至数分钟不等,多数患者口服硝酸甘油制剂后症状可迅速换缓解。流行病学调查研究显示,心绞痛好发于40岁以上的男性,发病诱因包括寒热不调、急性循环衰竭、阴雨天气等。

一、病因

1. 基本病因

心肌因缺血缺氧引发的疼痛,多与机械性刺激无关。当冠状动脉供血减少时,心肌对氧气的需求便会增加,而此时的冠脉灌注已经无法满足心肌代谢需求,心肌发生缺血反应后便会引发心绞痛。

2. 其他病因

主动脉狭窄、冠状动脉急性、风湿性冠状动脉炎等均可影响心室的充盈,进而影响心肌供血、供氧,诱发心绞痛。

二、临床表现与诊断

(一)临床表现

1. 症状和体征

(1)部位:典型心绞痛发作区域多局限于胸骨体中上段,面积约手掌大小,严重时疼痛可放射至左上臂、左肩胛骨以及左小指;不典型心绞痛疼痛部位多位于胸骨下段,严重时可向腹部、颈部、下颌部、右胸部放射。

(2)性质:胸部疼痛多伴有紧缩感、闷胀感、灼烧感。发作时患者肢体自主活动多停止,多在胸痛症状缓解后恢复。

(3)诱因:典型心绞痛的发病诱因以劳累过度、情绪激动为主,快走、饱餐后、肢体运动过度、寒热不调、恐慌、紧张、躯体疼痛等因素亦可诱发心绞痛,但较不常见。通常情况下,晨间机体的疼痛阈值相对较低,刷牙、步行等刺激即可诱发心绞痛。

（4）时间：疼痛发作后多进行性加重，多数患者在停止当下活动后疼痛即可缓解，部分患者在3~5分钟后疼痛方可缓解，少数患者疼痛可持续半小时。心绞痛的发作周期无明显规律，部分患者1日内多次发作，部分患者数天、数周发作一次。

（5）硝酸甘油的效应：舌下含服硝酸甘油片是治疗心绞痛的主要方法，若治疗有效患者疼痛多于1~2分钟内缓解，但对卧位型心绞痛患者多无效。评价硝酸甘油治疗效果时应首先核查药物的批号、生产日期，判断药物是否失效。

2. 体征 平时无异常体征

心绞痛发作时多伴有心率加快、血压升高、冷汗频出等症状，部分患者可闻及奔马律、心尖区收缩样杂音或病理性心音，这主要与心肌缺血、二尖瓣关闭不全有关。

（二）诊断

1. 冠心病诊断

（1）诊断多依据患者的发病特点和临床体征，若患者胸前区疼痛后立即服用硝酸甘油且症状迅速缓解，并排除其他相似疾病，结合个体因素后即可确诊。

（2）心绞痛发作时心电图：多数患者存在ST段压低，T波倒置或平坦情况，而变异型心绞痛患者多可见ST段异常抬高。

（3）心绞痛患者若心电图无异常变化可行负荷试验。疼痛症状较典型者需根据服用硝酸甘油后的症状缓解情况以及心电图改变方可确诊心绞痛；若上述两点无法明确诊断，可多次复查心电图，行负荷试验或24小时动态心电图检查，多心电图出现了典型变化也可确诊。

（4）根据症状、体征无法明确诊断者，可行冠状动脉造影或冠状动脉CT检查，若患者拟行外科手术治疗，术前必须行冠脉造影检查。此外，诊断困难者亦可行冠脉内超声检查以明确冠脉血管壁病变，为明确诊断提供参考价值。

2. 分型诊断

WHO根据"缺血性心脏病的命名及诊断标准"将心绞痛分为以下几类。

（1）劳累性心绞痛：系过度运动、心肌严重缺氧所引发的心绞痛，主要包括以下3种类型。①稳定型劳累型心绞痛：这种心绞痛在临床上较为常见，系单纯性心肌缺血所引发的心绞痛，也被称为普通型心绞痛，发作后3个月内病情多无明显变化，发作周期基本稳定，即每日或每周发作次数、时间相同，服用硝酸甘油后疼痛缓解时间也相同。②初发型劳累性心绞痛：这类心绞痛系患者既往体健，无心绞痛病史，此次由心肌缺血所引发，发病时间多在1~2个月，后期可转变为稳定型心绞痛，但发作频率越来越低，后期可数月无发作，且再发生心绞痛未到1个月者也归入本型。③恶化型劳累性心绞痛：此类心绞痛多由稳定型心绞痛转变而来，系3个月内心绞痛发作频率、疼痛程度变化频繁，诱因因素变化无常，导致病情持续进展所致，若不加以控制可发展为心力衰竭或者心源性猝死。

（2）自发性心绞痛：发作与否与心肌缺氧严重程度无关联，这种心绞痛疼痛持续时间相对较长，疼痛较严重，且服用硝酸甘油片后症状多无缓解，具体可分为以下4种类型。①卧位型心绞痛：多在夜间休息或睡眠过程中发作，疼痛较严重，多表现为剧烈疼痛，烦躁不安，持续时间较长，且与活动量、情绪因素无关，偶尔在午休时发作。这种心绞痛发作后服用硝酸甘油多无缓解或仅短时间内缓解，发作可能与夜间血压降低引起左心室衰竭后导致冠脉供血不足，引发心肌缺血有关，也有研究指出，卧位型心绞痛可能与平卧位回心血量增加，心脏负荷加重有关。②变异型心绞痛：这一类型的心绞痛与卧位型心绞痛较类似，主要区别在于心电图表现。变异型心绞痛心电图多示 ST 段异常抬高，而卧位型心绞痛多示 ST 段异常压低。有研究指出这种心绞痛的病变基础乃冠状动脉狭窄。当冠脉狭窄，血供不足时可致支血管痉挛，进而引发心肌缺血。③中间综合征：这种心绞痛持续时间多为 0.5~1 小时，且多于休息、睡眠时发作，但实验室检查多无心肌损害和心梗表现，即这种冠状动脉功能不全是介于心绞痛和心肌梗死之间的特殊病变期，也可视为心肌梗死的前期状态。④梗死后心绞痛：在急性心肌梗死的基础上合并的心绞痛，常于心梗发作数周内出现，其原因主要与心梗发作急性期部分未发生坏死的心肌细胞因血供较差发生了严重缺血有关，且在此基础上发生再度心梗的风险较高。

（3）混合性心绞痛：既出现劳累型心绞痛症状，又伴有自发性心绞痛症状，其发病与冠脉病变致血供减少有关，混合症状多与心肌缺血所致的再损伤有关。

（4）不稳定型心绞痛：这种类型的心绞痛较不稳定，目前被认为是稳定型心绞痛的特殊过渡时期，进一步发展即可演变为心肌梗死，因此其临床表现与稳定型心绞痛不尽相同。不稳定型心绞痛患者多已出现冠脉内膜增厚、粥样斑块形成，待内膜出血、纤溶系统启动，血小板聚集后便可致冠脉进一步狭窄，进而影响远端血供，出现典型临床表现，但因尚未发生严重的心肌损害，故心电图多无心梗征象，心肌酶谱多无明显异常。目前临床定义不稳定型心绞痛的主要依据包括：①既往有明显的稳定型心绞痛病史，且心绞痛疼痛程度逐步加重。②近 1 个月内心绞痛症状频发，且出现了轻度心力衰竭症状，轻度活动即可诱发心绞痛。③静息状态下、轻微劳动即可引发心绞痛。

三、治疗原则

预防：预防动脉粥样硬化的病理进程。

治疗原则：改善冠状动脉灌注量，减轻心肌缺氧状态，延缓动脉粥样硬化的病理进程并加以治疗。

（一）发作时的治疗

1. 休息

发作时休息片刻症状即可缓解。

2. 药物治疗

以硝酸酯制剂为主。

根据患者临床表现适当选用镇静剂。

（二）缓解期的治疗

以对症治疗为主，去除影响病情进展的因素，嘱患者合理进食，规律服用抗动脉粥样硬化氧化药物，必要时可与硝酸酯制剂、镇静剂联合应用。进食时应注意不可过饱，治疗期间禁烟酒。保持规律、健康的生活作息习惯，工作量不宜过大，适当进行体育锻炼，且多数患者无须卧床休息。

（三）其他治疗

羟乙基淀粉氯化钠注射液可有效扩张血管，改善局部组织灌注，故可用于心绞痛的治疗。少数合并有血栓的不稳定心绞痛患者可给予肝素进行抗凝治疗；顽固性心绞痛患者可给予高压氧治疗以保持血液中较高的氧分压，是否应用体外反搏治疗主要取决于患者当前的冠脉动脉血液供应情况。兼有早期心力衰竭表现的心绞痛患者可应用洋地黄类药物，但应注意应用剂量。

（四）外科手术治疗

主动脉—冠状动脉旁路移植手术（CABG）方法：取患者自体大隐静脉、内乳动脉作为移植材料进行血管移植，即将移植材料连接在主动脉与病变冠状动脉的远端，间接代替病变血管功能以改善冠脉血供，改善心肌灌注。

（五）经皮腔内冠状动脉成形术

经皮腔内冠状动脉成形术（PTCA）方法：行冠脉造影后可通过心导管将球囊装置送至冠脉狭窄部分，随后行球囊加压令狭窄的冠脉逐步扩张，从而改善冠脉供血。

（六）其他冠状动脉介入性治疗

尽管PTCA的术后短期的治疗效果较为理想，但术后再度狭窄的概率较高，因此临床上对PTCA进行两个改良，术中引入了冠状动脉斑块旋切、冠状动脉内支架安置等技术，以预防术后冠状动脉再狭窄。

（七）运动锻炼疗法

合理、适量的体育锻炼有助于改善冠脉血供和心肌灌注，促进冠脉侧支循环建立，提高运动耐受度，综合改善病情。

四、常见护理问题

（一）心绞痛

1. 相关因素

与一过性心肌缺血、一过性冠状动脉痉挛等相关。

2. 临床表现

一过性胸骨后疼痛。

3. 护理措施

（1）心绞痛发作后应立即停止当前活动并休息，多数情况下疼痛症状可迅速缓解。目前临床上主要根据心绞痛的严重程度、疼痛特点对日常活动进行规划和限定，详见表3-1。频发心绞痛患者应严格限制其活动并嘱其绝对卧床静养。

表3-1 劳累性心绞痛分级

心绞痛分级	表现
Ⅰ级：日常活动时无症状	较日常活动重的体力活动，如平地小跑步、快速或持重物上三楼、上陡坡等时引起心绞痛
Ⅱ级：日常活动稍受限制	一般体力活动，如常速步行1.5~2 km、上三楼、上坡等即引起心绞痛
Ⅲ级：日常活动明显受损	较日常活动轻的体力活动，如常速步行0.5~1 km、上二楼、上小坡等即引起心绞痛
Ⅳ级：任何体力活动均引起心绞痛	轻微体力活动（如在室内缓行）即引起心绞痛，严重者休息时也发生心绞痛

（2）遵医嘱给予患者硝酸酯类药物治疗，并予心电监护、持续吸氧治疗，并将病情及

时告知医生。心绞痛频发,舌下含服硝酸甘油效果不佳者,可改硝酸甘油静脉泵入治疗。需要注意的是,硝酸甘油具有较强的扩血管作用,故部分患者会用药后会出现皮肤潮红、血管扩张等表现,这些需提前告知患者及患者家属。

(3) 用药后密切观察患者病情变化,观察心电图变化情况。

(4) 嘱患者在心绞痛发作时应采取以下应对措施:①立即停止当前活动。②迅速舌下含服硝酸甘油。患者日常就诊、复诊时应告知患者舌下含服硝酸甘油,是因为舌下静脉丛丰富,药物吸收速度较快,从而强化患者对药物服用方法的认识。③若服用硝酸甘油15分钟以上临床症状无明显缓解,应高度怀疑心肌梗死,需立即就医。

(二) 焦虑

1. 相关因素

①心绞痛发作频发。②临床治疗效果不佳。

2. 临床表现

心烦不寐、情绪波动较大、思维混乱。

3. 护理措施

(1) 告知患者心绞痛的发病特点和基本治疗策略,积极给予患者心理干预,鼓励患者敞开心扉,表达诉求,帮助患者建立持续治疗的信心。

(2) 心绞痛发作时积极给予对症支持治疗,主动与患者沟通交流并告知患者自我应对的基本措施。

(3) 及时告知患者治疗近况,积极向患者传导治疗利好消息以增强患者治疗依从性。

(4) 告知患者不良情绪属于病情恢复的不利因素,鼓励患者通过听音乐、看电视、上网等活动舒缓身心,转移注意力,消除负面情绪。

(三) 知识缺乏

1. 相关因素

与相关知识匮乏、对疾病认识程度不够有关。

2. 临床表现

与患者不了解心绞痛相关知识、具体临床表现以及相关危险因素有关。

3. 护理措施

(1) 避免诱发心绞痛的相关因素:①情绪异常波动。②负面情绪较严重。③进食过饱。

(2) 告知患者心绞痛的主要症状为胸部疼痛、压迫、憋闷,且主要局限于胸骨后,严重时可向左上肢放射。

(3) 告知患者如何正确使用、存放硝酸甘油以及正确的服药方法、服药剂量。

(4) 利用影像视频资料、书面资料,图片资料向患者讲述心绞痛的相关知识。

五、健康教育

(一) 心理指导

嘱患者调情志,保持良好的心理状态,避免病情加重。若患者发病期间自述偶有烦躁、失眠并伴有恐惧之感,应鼓励患者主动倾诉和表达,告知其转移注意力,调节情绪的基本方法。

(二) 饮食指导

(1) 少食多餐，控制每餐热量，夜间进餐后宜散步促进食物消化吸收，严禁过饥过饱，严禁暴饮暴食；减少饮食中饱和脂肪酸、胆固醇的摄入，可适当增加不饱和脂肪酸的摄入；严格限制单糖、双糖物质的摄入，增加维生素、矿物质的摄入，严禁烟酒。

(2) 在食物选择方面，减少含糖零食的摄入，增加小米、粗粮、荞麦等主食的摄入；增加鱼类、花生、坚果食物的摄入以补充体内不饱和脂肪酸；多食水果、蔬菜，体重超标者应增加菠菜、茄子等蔬菜以及苹果、橘子等带酸味水果的摄入；食用油方面以选择香油、豆油、花生油等；蛋白质的摄入量主要取决于每日的工作强度，关系并患者的蛋白质摄入量以 2 g/kg 为宜。此外，豆腐、绿豆、赤小豆等营养物质丰富，宜多多食用。

(3) 禁忌食物

禁烟酒、禁辛辣刺激，减少猪油、黄油的摄入，减少煎炸食品的摄入，减少牛羊肉、动物内脏、贝类、蛋黄等高胆固醇食物；每日限制食盐摄入量，以 2~4 g/日为宜。

(三) 作息指导

培养良好的作息习惯，避免过度劳累，休息期间避免突发性、高强度的劳动，凌晨起床活动时动作宜缓宜慢，心绞痛发作时应立即卧床静养，频发心绞痛患者绝对卧床静养并严格限制其活动。

(四) 用药指导

1. 硝酸酯类

硝酸甘油是缓解心绞痛的首选药。

(1) 心绞痛发作时可立即舌下含服 1 片硝酸甘油，一般情况下 1~2 分钟即可起效，药效维持约 30 分钟，切勿吞服以影响药效发挥。若药物舌下含服溶解较慢，可预先嚼碎后舌下含化。

(2) 应用硝酸酯类药物后可能出现明显的外周血管扩张表现，如头面部潮红、胀痛、心悸等，这些不适症状多无须特殊处理，数日后可逐步消失。

(3) 硝酸甘油应储存于背光、密闭的不透光的棕色小瓶中，使用前应注意查看有效期，若药物放置时间超过 6 个月应立即更换。若患者舌下含化硝酸甘油时无麻辣、灼烧感即表明药效丧失，不宜再使用。

(4) 患者服用硝酸甘油后应立即平卧并持续吸氧，持久站立可能会引起体位性低血压。此外长期反复应用硝酸甘油可能会导致药效下降，但停用十余天后药效便可恢复。

2. 长期服用 β 受体阻滞药者

代表性药物包括阿替洛尔、美托洛尔，这类药物需严格遵照医嘱服用。

(1) 切勿擅自减量，否则会导致病情波动变化，导致心绞痛加重，诱发心肌梗死。

(2) 宜饭前服用，饭后服用可能会影响药效吸收。

(3) 服药后应密切观察患者基础生命体征，定时监测心电图变化。

3. 钙通道阻滞药

目前在治疗心绞痛时不建议应用硝苯地平等钙离子通道阻滞剂，否则容易导致心肌耗氧量增加，加重病情。

（五）特殊及行为指导

（1）寒冷刺激可能导致血管收缩，诱发心绞痛，故患者日常需用温水洗漱、洗澡，外出时宜佩戴口罩或围巾，避免受凉。

（2）患者宜随身携带硝酸甘油片以备不时之需。心绞痛发作后需立即限制活动并服用硝酸甘油制剂，若患者服药半小时内症状仍无缓解应立即求助。

（3）条件允许时宜持续吸氧，但需注意用氧安全，避免明火。

（4）洗澡时患者应告知家属以免于浴室内发病。患者不宜在饱餐或过饥状态下洗澡，水温需适宜，时间不宜过长，门不宜反锁。

（5）与患者交谈，明确心绞痛的诱因并帮助其制定预防措施和心绞痛发作应对方案。

（六）病情观察指导

治疗期间需密切观察患者胸痛变化情况以及伴随症状有无改善，密切监测心率、心率以及发作频率、严重程度等，若患者服用硝酸甘油制剂后效果较差，症状长时间无缓解应高度怀疑心肌梗死，需立即就医。

（七）出院指导

（1）合理控制体重，肥胖患者宜限制每餐热量，适当增加体育锻炼，运动量不宜过大否则可能导致病情加重，合并有高血压、甲状腺功能亢进、糖尿病的患者需积极服药加以控制。

（2）慢性稳定型心绞痛患者的日常生活多不受影响，但为了积极预防心绞痛发作可于预发作前1小时舌下含服1片硝酸甘油。

（3）患者于家中活动时，应将硝酸甘油放置在指定位置以及家属熟悉的位置，以备不时之需，患者外出时需随身携带硝酸甘油。

（贺文静）

第二节 心肌梗死

心肌梗死即心肌缺血性坏死，其直接病因是冠脉供血完全中段后导致了心肌持续缺血，根本原因是冠状动脉发生了病理性改变，且未能及时予以干预。

一、病因和发病机制

1. 病因

基本病因系冠状动脉粥样硬化、冠状动脉痉挛、外伤性、炎症刺激所致冠状动脉痉挛，直接病因为心肌持续严重缺血。冠状动脉病变若持续加重，侧支循环尚未建立，则心肌细胞将处于相对缺血、缺氧状态，一旦冠状动脉因病理因素、外界刺激导致严重持续缺氧（20~30分钟）便可导致心肌梗死。

心肌梗死可能诱发心律失常、心力衰竭，从而影响冠脉组织灌注，导致心梗范围进一步扩大。

2. 发病机制

冠状动脉病变：血管完全闭塞后导致营养、灌注区域的心肌细胞坏死。

二、临床表现

临床表现与心肌梗死的位置、心肌梗死的范围、冠状动脉侧支循环的建立情况有关。

1. 先兆

多数患者在发病前多有心绞痛频发、持续性胸痛、胸闷等前驱症状，且服用硝酸甘油后症状多无缓解。心肌梗死患者可于休息、睡眠时发病，具体表现为突发上腹部剧痛并伴心律失常以及恶心、呕吐等消化道不适症状，严重时可并发心力衰竭。急查心电图多示 ST 段一过性抬高或压低，T 波高尖并倒置。

2. 症状

（1）疼痛：此为患者最早出现的临床症状，少数患者发病急骤可无明显疼痛，发病后立即休克或出现急性肺水肿症状。部分患者症状较不典型，疼痛部位局限于上腹部，且伴有消化道不适症状，此时应与上消化道穿孔、阑尾炎等急腹症相鉴别。

（2）全身症状：发热、心动过快、血沉加快，这些症状多系心肌细胞坏死所致，常出现于心肌梗死发病后的 24~48 小时内。通常情况下，心肌梗死范围越大，全身伴随症状越明显。心肌梗死患者体温多在 38℃ 左右，平均持续时间为 1 周，具体取决于心梗范围和治疗效果。

（3）胃肠道症状：主要以恶心、呕吐、上腹部剧痛为主，其原因主要包括心肌细胞坏死物质刺激和胃肠道组织灌注不足。

（4）心律失常：心肌梗死患者发病 24 小时内发生心律失常的概率为 75%~95%，且以室性心律失常为主。

（5）休克：约有 20% 的心肌梗死患者可发展为休克，进展期从数小时到 1 周不等，其原因主要包括：①心肌损伤较严重，左心室功能严重受损，心排出量急剧降低。②持续剧烈的胸痛导致外周血管迅速扩张，循环负荷加重。③因呕吐、汗出导致体液大量丢失，血容量相对不足。

（6）心力衰竭：以急性左心衰为主，可发生于发病初期，也可发生于疼痛期或休克好转期，主要系梗死后导致心肌自律性下降，收缩舒张乏力所致。

临床上将急性心肌梗死引发的心力衰竭称为泵衰竭。心力衰竭的严重程度采用 Killip 分级进行评价：Ⅰ级，心力衰竭症状尚不明显；Ⅱ级，出现典型左心衰表现；Ⅲ级，出现急性肺水肿症状；Ⅳ级，有心源性休克。

3. 体征

（1）心脏体征：心率加快，第一心音逐步减缩并可闻及病理性杂音。若乳头肌功能不全导致心肌收缩异常可导致心尖区出现收缩期杂音。心包摩擦音多见于纤维心包炎患者。

（2）血压：发病后血压可出现一定程度地降低，发病时可出现一过性血压升高，后期可逐步恢复正常。

（3）其他：可出现心力衰竭、心律失常等症状。

三、治疗原则

心肌梗死的救治原则为：①改善心肌血运，缩小心肌缺血范围，挽救缺血心肌细胞，防止心肌梗死进一步加重。②维持心功能，保护心肌细胞。③及时处理相关并发症。

（一）监护及一般治疗

1. 休息

严格卧床静养一周，若出现烦躁表现可给予镇静药物治疗。

2. 吸氧

持续吸氧2~3天，可根据患者病情严重程度、有无并发症决定具体吸氧时间。

3. 监测

密切监测心电图、血氧、呼吸、脉搏等基础生命体征，常规监测持续5~7天。

4. 限制活动

无并发症者可适当加强日常活动，合并有并发症者需根据实际病情制定活动计划，详见护理篇。

5. 饮食等

多食高蛋白、易消化的食物，进食不宜过饱，宜少量多餐，注意大便通畅，必要时可给予泻下药物治疗。

（二）解除疼痛

快速止痛，宜直接选用强效止痛药。

（1）盐酸哌替啶 50~100 mg st im。

（2）盐酸吗啡注射液 5~10 mg st im，必要时可4~6小时内重复使用，但需密切观察患者呼吸情况，谨防药物引起的呼吸抑制。

（3）轻者：磷酸可待因片或罂粟碱 0.03~0.06 g st po。

（4）严重者：给予硝酸甘油 0.3 mg 舌下含服，异山梨酯 5~10 mg 静脉滴注，密切观察患者心率、血压变化情况。

（5）顽固性疼痛者可给予冬眠疗法。

（三）再灌注心肌

意义：再灌注疗法是目前急性心肌梗死较为积极的救治措施之一，是临床治疗的首选。再灌注治疗与要求于发病3~6小时内实现冠脉再通，恢复心肌组织灌注，挽救心肌细胞，控制心梗范围。

适应证：再通疗法有严格的临床适应证，仅适用于以下心肌梗死患者：①透壁心梗，心电图示至少2个相邻导联出现了ST短的异常抬高（>0.1 mV）。②发病到就诊的时间间隔不超过6小时。

方法：溶栓疗法，紧急施行PTCA，随后再安置支架。

1. 溶栓疗法

（1）溶栓的药物：此类药物主要包括尿激酶、纤溶因子激活剂等。

（2）注意事项如下所述。①溶栓期间行心电监护，若发现心律失常需及时处理。临床研究发现溶栓3小时内心律失常的频发时期，约有84%的心律失常发生在溶栓后4小时内，且以室性心律失常为主,若心梗发生于下壁,则心律失常以房室传导阻滞、窦性心动过缓为主。②监测血压。急性心肌梗死发病后常导致血压下降,一方面由心梗所致心排出量减少引起,另一方面可由组织灌注损伤、外周血管扩张、合并出血引起。通常情况下急性心梗引起的低血压出现于发病后4小时,而对单纯性低血压患者,加强血压监测即可。心肌梗死患者溶栓治疗0.5小时内需间隔10分钟测量一次血压;溶栓术后3小时内需间隔30分钟测量一次血压;溶栓术后4小时后可改为监测1小时测一次血压。后期血压平稳后可根据病情逐步延长血压监测时间。③溶栓期间密切观察患者有无皮肤黏膜出血、尿血、皮下瘀斑、牙龈出血、神智异常等出血情况。溶栓治疗3天内需每次行尿常规、血常规、凝血功能、大便常规检查,以明确患者有无出血倾向以便及早进行有效治疗。

(3) 不宜溶栓的情况:①年龄超过70岁。②ST段异常抬高,持续时间超过24小时。③合并有Ⅲ级高血压(>180/110 mmHg)。④不稳定心绞痛患者以及心电图仅表现为ST段异常压低者。⑤有出血倾向、合并有外伤、溃疡、既往有脑出血病史、近半月有手术史、合并严重心血管疾病者。

(4) 判断再通指标。

第一:主要依据冠脉造影结果。

第二:临床间接判断血栓溶解(再通)指标。①心电图检查示2小时内ST段下降超过50%。②2小时内胸痛症状明显缓解。③2小时内出现了心律失常,且考虑由组织再灌注引发。④CK-MB峰值提前出现。

2. 经皮冠状动脉腔内成形术

(1) 补救性PTCA:经积极溶栓治疗后冠状动脉再通,但术后又出现了狭窄或堵塞,若无明显手术禁忌,可行PTCA治疗,并术中安放支架以预防冠脉再次狭窄或堵塞。

(2) 直接PTCA:不经溶栓治疗,直接行PTCA治疗实现冠脉再通,这种治疗策略旨在尽快挽救濒死的心肌。

适应证:①存在相对溶栓禁忌证,升压治疗无效,诊断为心源性休克的患者宜首选PTCA。②高龄(>70岁)、既往有心梗病史、广泛前壁心梗、Killip分级>Ⅰ级的患者宜直接行PTCA。

(四) 控制休克

用药依据主要为血流动力学监测结果。

1. 补充血容量

血容量不足、中心静脉压下降者宜给予低分子右旋糖酐注射液、高渗糖500 mL、羟乙基淀粉氯化钠注射液、生理盐水静脉滴注,并密切监测中心静脉压变化,待中心静脉压超过18 cmH$_2$O后即可停止补液。

2. 应用升压药

补充血容量后血压无明显升高,心排出量正常时提示外周循环灌注较充足,此时应用多巴胺、间羟胺、多巴酚丁胺等升压药物静脉泵入。

3. 应用血管扩张药

经上述升压处理,血压情况无改善并出现四肢逆冷时,可改用硝酸甘油治疗。

4. 其他措施

纠正电解质紊乱以及酸中毒，改善重要组织器官灌注，保护肾功能，必要时可应用糖皮质激素减轻炎症反应，应用洋地黄类药物增强心肌收缩力。

5. 主动脉内球囊反搏术

上述药物治疗及对症治疗无效是可考虑行冠脉造影、IABP 等有创治疗。

（五）治疗心力衰竭

要以左心室治疗为主，详见左侧心力衰竭的急救。

（六）其他治疗

其他治疗旨在延缓病情进展，改善心肌缺血缺氧，预防心梗面积进一步扩大，用药需根据患者具体情况而定。

1. β受体阻滞药、钙通道阻滞药、ACE 抑制药的使用

改善心肌损害、改善心功能、预防心梗病情加重，改善患者预后。

2. 抗凝疗法

口服阿司匹林、华法林等药物。

3. 极化液疗法

极化液有利于增强心肌收缩力，纠正心律失常，纠正 ST 段异常改变，其具体成分包括 10%KCl、8IU 胰岛素、500 mL 等渗糖。

4. 促进心肌代谢药物

维生素 C、维生素 B_6、辅酶 Q10 等。

5. 右旋糖酐 40 或羟乙基淀粉

扩容血容量，改善微循环。

（七）并发症的处理

1. 栓塞

行紧急溶栓或口服抗凝药物。

2. 心脏破裂

宜尽快行手术治疗。

3. 室壁瘤

若已严重影响心脏收缩舒张功能和心脏组织灌注并合并较严重心律失常，宜行手术治疗。

4. 心肌梗死后综合征

可用糖皮质激素减轻炎症损害，阿司匹林改善血液黏稠度、吲哚美辛镇痛。

（八）右室心肌梗死的处理

右心衰竭并伴有血压降低者宜给予扩充血容量治疗，不宜使用升压药物。

四、常见护理问题

（一）疼痛

1. 相关因素

与严重心肌缺血、持续心肌缺氧反应有关。

2. 主要表现

疼痛多集中在胸骨后并伴有汗出、烦躁以及濒死感。

3. 护理措施

（1）绝对卧床休息（包括精神和体力）：最佳治疗即为休息，若患者处于发病急性期且病情相对稳定，宜严格卧床静养，需在与医护人员监督、指导下进行翻身、进食和下床活动，严禁外人探视。若患者出现焦虑、抑郁等不良情绪并严重影响睡眠时应选择哌替啶等镇静药物。

（2）做好氧疗管理：心肌梗死发作后心肌持续缺血、缺氧后会导致心肌细胞坏死和代谢产物积聚，进而刺激多肽类物质合成，形成痛觉，而这种痛觉信号经神经末梢传递至大脑皮层痛觉中枢后便会患者便会产生剧痛、烦躁、异常情绪，进而加重心肌缺血、缺氧，形成恶性循环，故应及时给予吸氧治疗以缓解患者胸闷、胸痛感。若心梗患者持续高流量吸氧（5~6 L/min）后症状缓解，可改高流量吸氧为低流量吸氧（3~4 L/min），72小时后若患者临床不适症状基本消失，可继续维持2天并视情况改为间断吸氧。

（3）患者的心理管理：疾病所带来的疼痛、胸闷会令患者产生负面情绪，而陌生的环境则会加重这种负面情绪，刺激交感神经兴奋，致使血压升高、心肌耗氧量增加，心肌缺血、缺氧加重，故了解患者的基本信息、家庭情况、具体发病诱因，积极给予患者关心、鼓励对于患者病情恢复、调整细心理状态、树立战胜疾病的信心而言十分重要。

（二）恐惧

1. 相关因素

①胸痛、胸前区压迫感较严重。②周围有患者因此死亡。③病房环境较陌生。

2. 主要表现

紧张、焦虑、过度烦躁。

3. 护理措施

（1）消除患者紧张与恐惧心理：救治过程中主动关心患者，保持应有的亲和力，主动宽慰患者，主动鼓励患者表达诉求，令患者尽快适应病房环境。

（2）了解患者近期的情绪变化，并告知患者情绪变化对疾病的不利影响，及时疏导患者紧张、焦虑等负面情绪以便调整心理状态。

（3）向患者讲解心梗救治的相关知识，介绍相关定药物和仪器的治疗作用，令患者得到精神上的安慰，进而增强对医护人员的信任。护理治疗过程中应做到紧张有度、忙中有序、技能操作娴熟。

（4）告知患者以往抢救的成功案例和经验，增强患者治疗依从性。

（5）针对患者存在的心理问题进行干预和指导，做好必要的生活护理、基础护理，为患者营造一个温馨、舒适、安静、整洁的休息环境。

（三）自理缺陷

1. 相关因素

与治疗期间肢体活动受限有关。

2. 主要表现

需严格卧床静养，生活基本无法自理。

3. 护理措施

（1）急性心梗发作期间患者需严格卧床，故医务人员需帮助患者完成洗漱、洗脸等活动，协助患者二便以及个人卫生。

（2）将患者日常物品放于便于拿取、摆放之处，从而减少患者不必要的体力消耗。

（3）将呼叫器放置于患者床头以便于及时答复。

（4）主动告知患者的病情变化和治疗进展情况，强调积极治疗效果以增强患者治疗和信息并向患者讲解治疗计划，嘱其切勿因害怕病情发展擅自延长卧床时间。

（5）嘱患者在其耐受范围之内进行自主活动以维持患者的自理能力，增强其自我认同感。

（6）保证患者的休息时间，特别是自理活动和自主运动后的休息时间，单次活动时间不宜过长，循序渐进，可措地短暂休息，必要时可给予患者一定的协助。

（四）便秘

1. 相关因素

与长期卧床、胃肠动力不足、进食习惯改变有关。

2. 主要表现

便秘，大便2~3日未解。

3. 护理措施

（1）合理饮食：嘱患者进食有度、有节，清淡饮食、少食刺激性食物，少食多餐。

（2）遵照医嘱给予通便药物或泻下药物。

（3）鼓励患者培养定时排便、舒适体位排便的良好习惯。

（4）对不愿意执行床上排便的患者需对其进行健康宣教，告知其必要性和重要性，并在患者排便时用屏风遮挡以保护患者隐私。

（5）嘱患者排便时切勿用力过猛，必要时可用手掌顺时针按摩腹部促进肠道蠕动。

（五）潜在并发症：心力衰竭

1. 相关因素

与心梗范围过大、心功能持续恶化有关。

2. 主要表现

咳嗽、憋喘、发绀，严重时可并发急性肺水肿。

3. 护理措施

（1）避免诱发心力衰竭的因素：上呼吸道感染、情绪波动、活动过度、炎症刺激、感染等。

（2）若患者突然出现左心衰症状应立即行抢救治疗。

（六）潜在并发症：心源性休克

1. 相关因素

心肌梗死、心功能下降。

2. 主要表现

血压迅速下降、面色苍白、冷汗频出、脉搏细弱、少尿。

3. 护理措施

(1) 密切观察患者的瞳孔、神志变化，记录患者的基础生命体征以及液体出入量。

(2) 观察患者肢端感觉、温度、浅感觉、活动度等。

(3) 避风寒，注意防寒保暖。

(4) 保持静脉通路通畅，并根据患者的基础生命体征数值适时调整液体滴注速度。

(七) 潜在并发症：心律失常

1. 相关因素

与心肌缺血、缺氧、电解质紊乱有关。

2. 主要表现

室性期前收缩、心律失常。

3. 护理措施

(1) 持续心电监护，密切监测患者的基础生命体征以及心电图变化，做好相关数据的记录。

(2) 嘱患者避免较大情绪波动，禁饮酒、饮茶、饮咖啡。

(3) 向患者讲解心律失常的临床表现，告知患者一旦出现胸闷、胸痛等临床不适症状应及时通知医护人员，切勿自行处理。

(4) 嘱医嘱服用抗心律失常药物并观察有无药物不良反应或药物不良反应出现。

(5) 准备好抗心律失常药物、升压药物、复苏药物等抢救药物以及除颤器、起搏器等抢救仪器。

五、健康教育

(一) 心理指导

本病发病较急骤，多数患者可因剧烈疼痛出现濒死感，进而因担心病情发展出现紧张、焦虑等情况，因此护理人员在患者发病时应陪伴在患者身边，允许患者发出怒吼、呻吟，并耐心解答患者的疑虑，告知其基本的治疗方法和先进的仪器设备，增强患者治疗的信心。

(二) 饮食指导

急性心梗发作的前3天宜进食流质食物，每日总热量控制在 500~800 kcal；每日严格控制液体总量以免增加心脏循环负荷，每日口服液体总量应控制在 1 L 左右；每日胆固醇摄入量不应超过 300 mg，日常加强蛋白质、纤维素的摄入，多食易消化的食物，保持二便通常，勿过力排便；病情逐步稳定后改半流质饮食，总热量控制在 1000 kcal/d。禁食辛辣刺激油炸食物，增加纤维素、含钾食物的摄入，并发高血压、心力衰竭患者应限盐。

急性心梗期患者主食宜选择米汤、红枣粥、藕粉等；选择鸡蛋清、水果、蔬菜等低胆固醇食物；选择绿豆、香菇、洋葱、山楂等降脂食物。当患者病情逐步好转后可改为半流质饮食，主食可改为米汤、薄面糊等。病情稳定后可进食面条、面包、粥等软食，后期饮食可根据基础疾病、并发症等进行适当调整。

禁忌食物有豆浆、浓茶、咖啡等易产气食物或刺激性食物；禁烟酒、调味品、限盐、限味精。

(三) 作息指导

保证充足的睡眠及休闲时间。急性发病期需严格卧床，发病4~6天后可在床上进行适量肢体被动锻炼。1周后，急性发病患者若未合并基础性疾病和其他并发症，可行起坐活动，每次20分钟，每日3~5次。合并有并发症的患者宜适当延长卧床时间，宜于发病2周后开始逐步进行床旁活动、室内活动。患者活动量的调整主要依据患者对运动的反应、耐受程度，多数患者发病2周后可在走廊内行走，发病3~4周可尝试上下楼梯。

(四) 用药指导

常见治疗及用药观察如下。

1. 止痛

临床上建议直接应用吗啡注射液、盐酸哌替啶注射液等强效镇痛药以观察镇痛效果，必要时可间隔4~6小时重复使用，但需密切观察患者有无呼吸抑制、脉搏增快等表现。

2. 溶栓治疗

溶栓治疗过程中需密切监测患者基础生命体征，观察患者有无皮下瘀斑、青紫、有无牙龈出血等表现，若发现上述异常情况应及时告知患者家属并积极对症处理。

3. 硝酸酯类药

注意用药剂量和用药时间，期间需密切观察患者胸痛症状有无缓解，血压有无明显下降。

4. 抑制血小板聚集药物

此类药物宜餐后服用，用药期间注意观察患者有无胃脘部不适症状，有无皮下青紫、有无牙龈出血等，并定期复查血常规观察血小板指标变化情况。

(五) 行为指导

(1) 大便干结时应用开塞露、缓下药物治疗，切勿用力排便。

(2) 行吸氧治疗时需保证氧气流量和浓度以发挥应有的治疗作用，同时还需注意用氧安全，谨防火灾。

(3) 病情进展期患者切勿增加活动量，否则容易导致心功能持续恶化，心肌梗死病情加重。

(4) 患者切勿在输液过程中擅自调节输液速度以免发生意外情况。

(5) 若患者出现气喘、大汗频出张口抬肩、呈端坐呼吸状，双腿下垂时应立即给予吸氧治疗并注意用氧安全。

(6) 当患者突发心脏骤停时应积极给予对症处理。

(7) 发病3个月后，若病情稳定在性生活技巧方面仍需注意以下几点。

1) 宜在充分休息后行房事，以清晨起床时最佳。避免在寒热不调的环境中行房事，避免在饭后、酒后行房事。

2) 若患者行房事时轻度喘憋，可给予吸氧治疗。

3) 若患者出现了严重的呼吸困难，应立即停止并进行对症治疗。

(六) 病情观察指导

密切观察患者胸痛的性质、部位、持续时间、肩臂放射情况；密切监测患者基础生命体征以及心电图变化情况，及时复查电解质，若发现异常应积极对症处理。

（七）出院指导

（1）培养良好的作息习惯，保证充足的休息时间。病情较稳定，无相关并发症的急性心梗患者可于发病6周后逐步增加运动量，8~12周可行洗衣、骑车等运动，发病3~6个月后基本可以完全正常工作，但不宜再从事驾驶员、高空作业等高强度体力劳动。

（2）避风寒，慎起居，适当增添衣物。

（3）饮食宜清淡，避免过饥过饱，禁烟酒，调二便。

（4）遵嘱服药，随身携带硝酸甘油，必要时可配备不同剂型的硝酸甘油。

（5）心梗发作3月内不宜单独出行，不宜乘坐飞机，不宜行房事。

（贺秋华）

第三节 扩张型心肌病

扩张型心肌病（DCM）以心室进行性扩大伴心肌收缩功能减退为主要特征，病变常为弥漫性，可累及双侧心室，早期表现为舒张功能不全，继之出现收缩功能障碍，左心室射血分数（LVEF）降低，心室舒张末期压力升高，发生充血性心力衰竭，常伴有心律失常和血栓栓塞。扩张型心肌病是原发性混合性心肌病中常见的类型，发病呈增长趋势，在我国的发病率为13/10万~84/10万，男性多于女性（2.5∶1），是心力衰竭的第3位病因。下文重点阐述近年来扩张型心肌病的诊治进展。

一、病因

扩张型心肌病的病因迄今未明，从流行病学与临床特征推测，可能与多种因素有关。近年来，将组织形态学、病毒学和免疫学检查相结合对扩张型心肌病进行了较为深入的研究，从而提出感染—免疫机制可能起着最为重要的作用。

（一）病毒感染

实验研究表明，柯萨奇B组病毒感染引起的心肌炎可发展为扩张型心肌病，病毒持续感染和分子模拟是诱发感染后自身免疫应答的关键机制，通过氨基酸序列分析已证实病毒蛋白与心肌特异性蛋白具有相同的抗原决定簇；临床前瞻性随访提示急性病毒性心肌炎10%~15%患者可演变为扩张型心肌病。近年来，分子生物学技术应用于心肌活检标本中肠道病毒RNA的检测，为病毒性心肌炎和扩张型心肌病的关系提供了更有力的佐证。目前认为，病毒性心肌炎演变为扩张型心肌病的病理生理进程可分为3个阶段：急性病毒感染、免疫细胞浸润和心肌重塑。在疾病演变的进程中，细胞内蛋白降解系统发挥着重要作用，主要包括泛素—蛋白酶体通路和溶酶体通路，前者降解异常蛋白质和短寿命调节蛋白；后者通过自噬作用降解长寿命蛋白质和受损细胞器。

（二）免疫反应

病毒感染触发的免疫反应在持久性心肌损害的病理生理进程起着关键作用。扩张型心肌病患者血清中能检测到多种抗心肌特异性蛋白抗体，包括抗心肌线粒体ADP/ATP载体抗体、抗肌球蛋白抗体、抗β_1受体抗体、抗M胆碱能受体抗体，可作为扩张型心肌病的辅助诊断方法。研究发现，抗ADP/ATP载体抗体和抗β_1受体抗体均可延长心肌细胞动作电位时程、激活心肌细胞膜 L 型钙通道，增加钙内流和胞质游离钙浓度，导致心肌细胞内钙超载和细胞毒性损害，该效应可以分别被钙离子拮抗剂和 β 受体阻滞剂抑制。T 淋巴细胞在感染后免疫应答中发挥着重要作用，自然杀伤细胞活性减低削弱了机体的防御能力，抑制性 T 淋巴细胞数量及功能也降低，由此发生细胞介导的免疫反应，引起心肌细胞损伤。

（三）遗传因素

遗传因素在扩张型心肌病的发生、发展过程中起着至关重要的作用，特别是分子生物学技术的应用，明确了心肌病研究领域的新方向。美国心脏病学会（AHA）2006 年公布的心肌病定义和分类的专家共识中从基因组和分子定位的高度阐述了心肌病的发病机制，体现了对心肌病的最新认识。传统上认为扩张型心肌病多为散发流行，但近年来发现有群聚现象，通过家系调查及超声心动图对患者亲属筛查证实，有 25%～30% 的患者为家族性扩张型心肌病，可表现为不同基因多种突变产生的遗传异质性、遗传方式多样性以及临床表现型的多样性。目前遗传因素致病性主要表现为心肌细胞结构元件的异常，心肌肌原纤维蛋白的基因突变，突变影响能量的供应和调节，核膜组成元件缺乏可能影响了胞质和胞核之间的信号转导，心脏离子通道突变等。

（四）其他

营养不良、酒精中毒、内分泌异常、化学或毒素作用、心肌代谢紊乱及冠脉微血管痉挛也可能致病。

二、病理生理

扩张型心肌病的主要病理生理特点是心肌收缩力减弱，导致心脏泵血功能障碍。早期神经内分泌激活，通过加快心率维持心排血量；后期左心室排空受限，心室舒张和收缩末期容积增加，左心室射血分数减少，心室进行性增大，进展为充血性心力衰竭；终末期由于相对性三尖瓣关闭不全和肺小动脉病变导致肺动脉高压，使右心功能不全症状更为显著。心肌细胞肥大、间质纤维化以及心室重构影响心肌细胞离子通道功能，可引起各种类型的心律失常。

三、临床诊断

扩张型心肌病的早期临床表现隐匿或不典型，以致临床上早期诊断非常困难。超声心动图对扩张型心肌病具有形态学诊断和血流动力学评判意义，在诊断和鉴别诊断上具有重要的价值，可辅助排除心包疾病、心脏瓣膜病、先天性心病和肺心病。心脏超声检查可见心脏扩大以左心室、左心房最为常见，并伴室壁弥漫性运动减弱，收缩期和舒张末期心室容量增加，室壁厚度可正常或变薄；二尖瓣和三尖瓣可因心室扩大和瓣环扩张而发生相对性关闭不全。缺血性心肌病亦可见心脏扩大，室壁多节段运动减弱，临床上对此鉴别困难者需作选择性冠状动脉造影。近年来研究认为，检测患者血清中抗心肌特异性蛋白抗体可以作为扩张型心肌病的辅助诊断方法。心内膜心肌活检对扩张型心肌病的临床诊断价值有限，但仍具有组织形态学诊断价值，有助于与特异性心肌病和急性心肌炎的鉴别诊断。

自 1995 年世界卫生组织和国际心脏病学会联合会（WHO/ISFC）心肌病分类出台以来，心肌病的相关研究取得了显著进展，特别是心肌病分子遗传学领域取得了突破性进展。

2006年AHA发布了现代心肌病的定义和分类，2008年欧洲心脏病学会（ESC）公布的心肌病分类与AHA的分类有很大不同。我国分别在1987年、1999年举行的全国心肌炎、心肌病专题研讨会上对心肌病的定义、分类和诊断标准进行了修订。

在采纳WHO/ISFC报告的基础上，中国心肌病诊断与治疗建议工作组重新修订的扩张型心肌病诊断标准具有临床指导意义。其诊断参考标准如下：①左心室舒张期末内径（LVEDd）>5.0 cm（女性）和>5.5 cm（男性）。②LVEF<45%和（或）左心室缩短速率（FS）<25%。③更为科学的是LVEDd>2.7 cm/m^2，体表面积（m^2）= 0.0061×身高（cm）+ 0.0128×体重（kg）−0.1529，更为保守的评价LVEDd大于年龄和体表面积预测值的117%，即预测值的2倍SD+5%。临床上主要以超声心动图作为诊断依据，X线胸片、心脏核素、心脏计算机断层扫描和磁共振成像有助于诊断。在进行诊断时需要排除引起心肌损害的其他疾病，如高血压、冠心病、心脏瓣膜病、先天性心病、心动过速性心肌病、心包疾病、系统性疾病、肺心病和神经肌肉性疾病。

四、治疗进展

目前扩张型心肌病尚缺乏有效的治疗手段，临床上往往采取综合治疗措施。尽管长期规范化的药物治疗在一定程度上能够改善远期预后，延长患者的生命，但无法从根本上逆转心功能进行性恶化的病理生理进程。本病的病死率较高，年病死率25%~45%，猝死的发生率高达30%。临床治疗的主要目标在于改善心力衰竭症状、控制心律失常、预防猝死和血栓栓塞、延缓病情进展、提高患者的生活质量和生存率。

（一）病因治疗

对于不明原因的扩张型心肌病要积极寻找病因，排除任何引起心肌疾病的可能病因并给予积极治疗，控制呼吸道感染、禁酒、戒烟、改变不良的生活方式。患者应摄取易消化、富含维生素和蛋白质的食物，严格限制钠盐的摄入。

（二）药物治疗

2005年美国成人慢性心力衰竭诊断与治疗指南将心力衰竭分为4个阶段：有发展为心力衰竭高度危险的患者（阶段A）；有心脏结构异常或重塑但尚无心力衰竭症状的患者（阶段B）；目前或曾经有心力衰竭症状的患者（阶段C）；难治性终末期心力衰竭患者（阶段D）。扩张型心肌病初次诊断时患者的心功能状态各异，因此有必要针对心力衰竭的各个阶段进行规范化药物治疗，临床上通常将扩张型心肌病分为3期。

在早期阶段，仅仅是心脏结构的改变，超声心动图示心脏扩大、收缩功能受损，尚无心力衰竭的临床表现。此阶段针对病因的治疗最为关键，应积极进行早期药物干预治疗，包括β受体阻滞剂、血管紧张素转换酶抑制剂（ACEI），可减少心肌损伤并延缓病变发展。

在中期阶段，超声心动图示心脏扩大、LVEF降低并有心力衰竭的临床表现，应按慢性收缩性心力衰竭治疗指南进行规范化治疗：存在液体潴留的患者应严格限制钠盐摄入，合理使用利尿剂；所有无禁忌证者应使用ACEI，不能耐受者改用血管紧张素受体拮抗剂（ARB）；所有病情稳定且LVEF<40%的患者应使用β受体阻滞剂，应在ACEI和利尿剂应用的基础上加用β受体阻滞剂，需从小剂量开始，若患者能耐受则每2周将剂量加倍，以达到静息心率不小于55次/min为目标剂量；在有中、重度心力衰竭表现又无肾功能严重受损

的患者，可使用醛固酮受体拮抗剂和洋地黄类药物；有心律失常导致心源性猝死发生风险的患者，可针对性选择抗心律失常药物治疗。

在晚期阶段，超声心动图示心脏扩大、LVEF明显降低并有顽固性终末期心力衰竭的临床表现。此阶段在应用利尿剂、ACEI/ARB、洋地黄类药物治疗基础上，可考虑短期应用磷酸二酯酶抑制剂，药物不能改善症状者建议考虑非药物治疗方案。晚期阶段患者扩大心腔内形成附壁血栓很常见，栓塞是本病的常见并发症；尽管有报道阿司匹林片有可能抑制ACEI类药物的作用，但对于有发生栓塞性疾病风险且无禁忌证的患者常规应用阿司匹林，预防附壁血栓形成；对已有附壁血栓和发生血栓栓塞的患者必须长期抗凝治疗，口服华法林，调整剂量使国际化标准比值（INR）保持在2.0~3.0。

（三）猝死的预防

室性心律失常和心源性猝死是扩张型心肌病的常见症状，预防猝死主要是控制诱发室性心律失常的可逆性因素：①纠正心力衰竭，降低室壁张力。②纠正低钾、低镁血症。③抑制神经内分泌激活，合理应用ACEI和β受体阻滞剂。④避免利尿剂、洋地黄类药物的不良反应。

胺碘酮为Ⅲ类广谱抗心律失常药，通过阻滞钾通道延长动作电位时程，致心律失常作用发生率低，可以有效地控制恶性室性心律失常，对预防猝死有一定作用。部分患者伴病态窦房结综合征或房室传导阻滞，安装永久性心脏起搏器有助于提高心率、增加心搏量、改善临床症状；少数患者存在严重的室性心律失常，最优化药物治疗3个月仍不能控制，LEF<35%伴心力衰竭症状NYHA心功能Ⅱ~Ⅲ级、预期维持较好生活质量前提下存活1年以上的患者，建议置入埋藏式心脏复律除颤器，作为一级预防措施，以预防心源性猝死的发生。

（四）心脏再同步化治疗

大约1/3 LVEF降低、NYHA心功能Ⅲ~Ⅳ级的扩张型心肌病患者，QRS波群时限>120 ms，呈完全性左束支传导阻滞或室内传导阻滞图形，存在双侧心室收缩不同步，可考虑心脏再同步化治疗，通过左右心室同步起搏纠正不同步收缩，改善心脏泵功能和血流动力学而不增加氧耗量，并使衰竭心脏产生适应性改变，能改善药物治疗效果不佳的中、重心衰患者的症状，显著提高运动耐量，改善生活质量，降低住院率和病死率。大规模多中心随机临床试验资料提示，LVEF<35%、NYHA心功能Ⅲ~Ⅳ级、QRS间期>120 ms伴有室内传导阻滞的严重心力衰竭患者是CRT的适应证，对伴发恶性室性心律失常患者，应考虑接受CRT-D治疗。

（五）外科治疗

近年来，随着药物和非药物治疗的广泛开展，多数扩张型心肌病患者生活质量和生存率得到一定程度提高，但部分患者尽管采用了最佳治疗方案仍进展到心力衰竭的终末期，需要考虑应用特殊治疗策略。

机械性循环支持是采用机械方法部分替代心脏的泵功能，维持全身血液循环稳定的一种治疗措施。应用左心室辅助装置治疗可以提供血流动力学支持，为等待心脏移植的患者争取时间起到桥梁作用，也可以作为终末期心力衰竭治疗的一种较为有效的方法。临床建议应用人群：①等待心脏移植的终末期心力衰竭患者的短期支持治疗。②不适于心脏移植的患者或估计药物治疗1年病死率大于50%的患者，给予永久性左心室辅助装置治疗。同时，我们必须认识到右心功能状况对 LVAD 植入患者的预后非常重要，存在右心功能不全的患者植入 LVAD 改善了体循环血流，导致静脉回流增加，右心室容量负荷增加，可能是加重右心衰竭的潜在机制。

对于常规方法治疗无效的难治性心力衰竭，同种原位心脏移植是目前唯一确立的外科治疗方法。现阶段，我国心脏移植手术开展较少，这与技术因素、传统观念、供体缺乏和手术费用昂贵等都有关。心脏移植的绝对适应证如下：①心力衰竭引起的严重血流动力学障碍，包括难治性心源性休克、明确依赖静脉应用正性肌力药物维持器官灌注、峰耗氧量低于 10 mL/（kg·min）达到无氧代谢。②所有治疗无效的反复发作的致命性室性心律失常。

（六）免疫学治疗

扩张型心肌病患者免疫介导心肌细胞损伤的机制已初步阐明，临床检测抗心肌特异性蛋白抗体进行病因诊断，有助于对早期诊断的患者进行免疫学治疗。针对抗 ADP/ATP 载体抗体选用钙离子拮抗剂、抗 β$_1$ 受体抗体选用 β 受体阻滞剂，可以阻止免疫介导的心肌损害，部分逆转扩张型心肌病的病理生理进程；研究表明应用免疫吸附方法清除抗 β$_1$ 受体抗体能使扩张型心肌病患者的心功能显著改善；新近诊断患者静脉应用免疫球蛋白，通过调节炎症因子与抗炎因子之间的平衡，产生良好的抗炎效应并改善患者心功能；经组织学证实存在心肌免疫损伤的患者应用环磷酰胺、抗 CD4 单抗可以抑制辅助性 T 细胞介导产生抗心肌自身抗体，早期阻止扩张型心肌病的进展。

（七）干细胞移植

骨髓干细胞是具有自我复制和多向分化潜能的多能干细胞，可作为受损心肌组织修复的供体细胞。骨髓单个核细胞（BMMNCs）作为多潜能干细胞的混合体，扩张型心肌病领域的应用研究尚处于起步阶段，可能为终末期心力衰竭患者提供新的治疗方法。临床上，BMMNCs 获取方便，自体移植不会发生免疫排斥反应，也不存在伦理问题。小样本临床试验表明，自体 BMMNCs 移植是治疗终末期扩张型心肌病的安全而有效的方法。但作为一种探索性的治疗方法，将其广泛应用于临床仍有许多问题亟待解决，移植后的骨髓干细胞在不同状态心肌微环境中的分化和转归尚有待于明确。有理由相信，随着基础和临床研究的深入开展，经冠状动脉自体 BMMNCs 移植可能为终末期心力衰竭患者的细胞重建和功能恢复提供具有里程碑意义的治疗策略。

（八）基因治疗

随着分子生物学技术的发展和对扩张型心肌病认识的深入，发现基因缺陷是部分患者发病机制中的重要环节，通过基因治疗扩张型心肌病也成为目前研究热点。肝细胞生长因子（HGF）是一种有效的促血管生成剂，在抗心肌细胞凋亡和纤维化方面有独特效果。实验研究发现，应用 HGF 基因治疗自发性心肌病仓鼠，可以抑制心肌重塑、改善心脏收缩功能、延长寿命；转染单核细胞趋化蛋白-1 基因治疗可明显减轻自身免疫性心肌炎。基因治疗方法的探索将有助于寻找治疗家族遗传性心肌病的方法。

（九）脑钠素

脑钠素（BNP）是利钠利尿肽系统的肽类激素，具有利钠、利尿、降压和舒张血管平滑肌的作用。短期应用外源性 BNP 可以改善心力衰竭各项指标，包括增加心脏指数、降低肺毛细血管楔压、降低平均肺动脉压、降低心脏容量负荷和压力负荷。基因重组人 BNP 可以降低扩张型心肌病患者的住院率和病死率，该药的远期疗效和安全性尚有待于多中心大规模随机临床试验加以证实。

（秦　影）

第四节　肥厚型心肌病

　　肥厚型心肌病（HCM）是一种常见原发于心肌的遗传性疾病，心室肥厚是其重要的病理标志；心肌结构紊乱，间质纤维化，肥大心肌细胞与无序的核相互卷曲，局限性或弥散性间质纤维化，胶原骨架无序和增厚。HCM病理变化包括心肌细胞和结缔组织成分两个方面，心肌内小血管病变（心血管壁增厚）可能受到心室增厚的团块和自分泌的影响。

　　WHO/IAFC提出，肥厚型心肌病是原发于心肌的疾病，形态显示心肌细胞肥大，排列紊乱，间质中结缔组织增多。左心室或右心室肥厚，室间隔肥厚，收缩期左心室流出道阶差升高。20世纪90年代，我国较大样本的流行病调查显示，南京地区HCM发病率1.8/10万。近年来，我国最大的调查以超声心动图资料为基础，HCM的发病率为0.16%，在中国至少有100万左右的HCM患者，如将没有就诊的HCM患者、FHCM家族成员无症状但心肌肥厚基因变异的患者统计在内，发病率会更高。

一、发病机制

　　至少50%的家族性肥厚型心肌病是伴常染色体显性遗传性疾病，故有人把肥厚型心肌病定义为"先天性心脏病"。目前已发现至少13个基因400多种突变可导致肥厚型心肌病。编码下列蛋白的基因突变可致肥厚型心肌病：β肌球蛋白重链、肌球蛋白结合蛋白、肌钙蛋白T、肌钙蛋白I、α原肌球蛋白、肌球蛋白轻链必需链、肌球蛋白轻链调节链、肌动蛋白、α肌球蛋白重链、肌性LIM蛋白、肌联蛋白。其中大多数均为错义突变。目前对于各种突变导致HCM形态学，以及临床上的特征的确切机制仍然处于推测的阶段，但是所有这些突变都有可能是参与随后的致肥厚反应的驱动力。肥厚型心肌病的表现可能是各种因素相互作用的结果。很罕见的情况下，家族性HCM可由1个以上基因突变引起。多数家族性的HCM是由3种主要基因突变中的一种造成。β肌球蛋白重链基因（MYH7）导致的HCM所占比例最高，为35%~50%，心脏型肌球蛋白结合蛋白C基因（MYBPC3，15%~25%）和肌钙蛋白T（cTnT）基因（15%），其他致病基因所占比例较少。既往研究表明携带MYH7突变的HCM患者发病较早，临床表型较严重，猝死发生率高；MYBPC3突变携带者发病年龄较晚（>40岁），中老年人发病多见，心肌肥厚的程度较轻，预后好于MYH7。即使在成年人其外显率也不完全，并且发病与年龄有关，随年龄增长而外显率增加。对于某个基因的特异性变异来说其表现型差异巨大，相应的临床症状及心肌肥厚出现的时程和严重程度也有很大区别。例如，肌钙蛋白T基因的突变通常只引起中等程度的（甚至没有）肥厚，但是其预后却很差。猝死的风险却相当高（虽然其中一种突变类型的预后较好）。其他几种"恶性"的突变发生于MYH7分子和原肌球蛋白。致病基因型预测患者的预后目前仍存在争议，仍有部分学者不支持基因型与临床表型的关联，理由是携带同一突变的不同家系及家系内不同患者的临床表型差异很大，研究者发现，TNNI3基因Asp190His突变在同一个家系中既可以导致肥厚型心肌病也可以导致限制型心肌病。有研究表明，TNNI3基因Arg145Trp突变能够引起限制型心肌病，而同样的突变在我国患者中却表现为肥厚型心肌病。这说明肥厚型心肌病的最终临床表型是基因突变类型、修饰基因和环境因素共同作用的结果。尽管如此，建立基因型和表型联系、通过基因型解释、判断或预测临床表型变化一直肥厚型心肌病研究的一个主要方向，因为这是进行肥厚型心肌病临床诊断、早期预防致病基因突变携带者进展为肥厚型心肌病，并进行合理危险分层，从而有效预防猝死发生的前提。

二、既往病史

绝大多数 HCM 患者无症状或症状轻微。通常在 HCM 患者一级亲属的筛查中被发现，但这些患者的首发症状可能是猝死。该疾病一般在 40～50 岁的年龄段之间被发现，也可以在流产胎儿的尸检中，以及八旬老人的临床和病理检查中被确诊。该病的临床表型可在任何年龄阶段出现，这点可以作为与其他心血管病的鉴别点。因为年轻患者的病死率更高，而且多数为不可预测的猝死，所以在儿童时期尽早发现该病有重要意义。老年人确诊 HCM 患者，其临床表现与年轻患者有所不同：总体而言左心室肥厚的程度较轻，出现流出道梗阻的概率较高，明显出现症状的时间较迟。在老年患者中，HCM 的非特异症状容易与冠心病和主动脉病相混淆，应警惕。因为 HCM 患者在激烈运动与过度劳累时容易发生晕厥和猝死，所以及早发现该病并且避免类似的活动十分重要。总体而言，心肌的肥厚程度与症状的严重程度相关，但这种相关并不是绝对的。某些患者的症状严重，但是仅有轻度、局限的肥厚，反之亦然。左心室肥厚、左心室压力阶差、舒张功能不全，以及心肌缺血这些因素之间存在复杂的相互作用关系，导致患者之间临床症状的巨大差异。

肥厚型心肌病的临床过程变化不一，许多患者症状缺如或轻微，病情稳定，有时可在长达 5～10 年的时间内始终保持状态良好。在大型诊疗中心就医的成年人，其年病死率约为 3%。但若以全部 HCM 患者计，则年病死率可能接近 1%。儿童猝死的风险性较高，可高达每年 6%。临床恶化（猝死除外）过程一般较缓慢。虽然症状与压力阶差的严重度甚至与压力阶差是否存在均无关系，但存在压力阶差的患者更容易发生临床恶化。症状严重患者所占比例随年龄增长而增加。心房颤动发生可导致症状加重，然而有将近 1/3 的患者对心房颤动常能较好地耐受。尽管要维持这些患者的窦性心律可能会有困难，但医师应努力尝试用药物或电复律方法使之转复为窦性心律。对已发生心房颤动的患者，均需常规给予长期口服抗凝药治疗。5%～10% 的肥厚型心肌病患者可发展为无压力阶差的左心室扩张伴心功能不全，即扩张型心肌病。这种改变至少部分是由于冠状动脉小血管病变，以及异常的冠状动脉扩张储备引起心肌缺血，最终导致心室壁变薄、瘢痕形成的结果。但某些病例的基因突变类型决定了此现象的发生。室间隔显著肥厚的患者更有可能发生上述情况，且通常预后不良。成年人左心室肥厚的程度往往长期保持稳定。多数儿童左心室肥厚的程度可逐步增加，但成年患者（尤其是妇女）可表现为心肌肥厚程度出现非常缓慢的减轻。此现象是否心室重构的结果目前尚无定论。某些儿童原先的超声心动图表现正常，而随后可出现 HCM 表现，这种情况下成年人中罕见，但是在肌球蛋白结合蛋白 C 基因变异的成年患者中可以见到。据此可强调，在儿童或青少年中单次超声心动图正常并不能除外 HCM 的存在；即使没有左心室肥厚的表现，仍可存在细胞排列紊乱和相关的猝死危险。并提示对于 HCM 患者的壮年亲属，即使表面正常但仍然存在风险，应定期进行超声心动图筛查，一般每 5 年 1 次。许多 HCM 患者能够存活到高龄，有近 1/4 被诊断为 HCM 的患者存活超过 75 岁。这些老年 HCM 患者中，流出道压力阶差常见（约有40%），但严重心力衰竭的表现却相对少见。

三、临床表现

1. 呼吸困难

患者最常见的症状是呼吸困难，将近90%的患者有呼吸困难症状。这主要是由于左心室舒张功能不全，左心室充盈受损，随之引起左心室舒张压（以及左心房和肺静脉）升高所致。心绞痛（出现于3/4有症状患者中）、疲倦、晕厥前期、晕厥也十分常见。心悸、夜间阵发性呼吸困难、显著的充血性心力衰竭、眩晕等相对少见。有时也可见到严重的充血性心力衰竭导致患者死亡。劳累可加重症状。

2. 心绞痛症状

部分患者是由于心肌供氧和需氧之间的失衡引起的，心肌的肥厚导致氧耗增加。小冠状动脉的异常也导致了心肌缺血的发生，尤其是在劳累时更为明显。约有20%的HCM老年患者同时合并冠心病。透壁心肌梗死可发生于没有心外膜冠状动脉狭窄的情况。心室舒张功能的受损、心室壁高张力时间的延长、冠状动脉血流的阻力降低较正常时慢，故可导致心内膜下缺血。

3. 晕厥

劳力或心律失常导致心排血量不足可引起晕厥及先兆晕厥发作，一般发生于直立位，平卧位可迅速缓解症状。但是与主动脉瓣狭窄不同，成年HCM患者中发生晕厥或者先兆晕厥并不代表预后不良。许多患者有多年的晕厥病史，但病情并无恶化。但是若在儿童或者青少年当中发生先兆晕厥和晕厥，则提示患者猝死的风险增加。

4. 心律失常

虽然血流动力学障碍和心肌缺血等机制可能是造成HCM患者（尤其是年轻患者）死亡的原因，但是某些死亡的病例，尤其是猝死的病例可能是由于室性心动过速或者心室颤动造成的。HCM患者中室上性心动过速比较常见，可发生于1/4~1/2的患者。由于该病本身存在收缩和舒张功能的异常，患者对于节律的异常更加难以耐受。心房颤动是最常见的持续性心律失常，最终约1/4的患者可发生心房颤动。年龄增长，以及左心房增大均增加心房颤动的发病风险。大约有3/4的患者能够耐受心房颤动，但仍可引起血栓性脑卒中、进展性心力衰竭以及死亡。室性心律失常在HCM患者中也较常见。连续动态心电图监测显示，超过3/4的患者可发生室性心律失常。1/4的患者可出现非持续性的短阵室性心动过速，但持续性单形性室性心动过速少。对某些患者来说，这是猝死的先兆；但是其对于鉴别具较高猝死风险患者的预测价值十分有限。平板运动试验可能发现静息时未发生的心律失常，但持续的心电图动态监测对于发现反复发作的室性心动过速更加有效。目前没有发现平均信号心电图或者QT离散程度检查对于筛查致死性的室性心律失常高危患者有帮助。虽然动态心电图监测显示心率变异性降低可以作为心急梗死后猝死风险增加的预测指标，但用于HCM的危险分层效果不佳，未被广泛使用。

5. 体格检查

可能无异常体征，尤其是在没有症状的没有压力阶差的患者、轻度心肌肥厚的患者，以及心尖肥厚型的患者中。但如果是有左心室流出道压力阶差的患者，其体征常十分明显。胸前区心尖冲动位置往往向外侧移位，并且异常有力，其搏动范围也弥散。听诊可能有以下发现。

(1) S_1 一般正常，一般可闻及其前面与心尖收缩期前搏动相应的 S_4。

(2) S_2 一般正常分裂，但是某些患者分裂变窄，另一些患者尤其是存在严重压力阶差的患者当中可闻及反常分裂。偶尔也能听到收缩期喷射音，可能是血流迅速加快引起的。

(3) 收缩期杂音：典型情况下音质比较粗糙并且音调呈递增递减型。一般开始于 S_1，在心尖到胸骨左缘之间最清晰。该杂音可广泛传递到胸骨缘下端、腋部，以及心底部，但是不传导到颈部血管。在存在较大压力阶差的患者当中，杂音往往反映左心室流出道的湍流，以及伴发的二尖瓣关闭不全。相应的，杂音在心尖部和腋部呈现为全收缩期和吹风样（由于二尖瓣反流）；而在胸骨缘下端，杂音出现在收缩中期且更加粗糙（由于流过狭窄流出道的湍流）。收缩期杂音的强度，以及时程均是容易变化的，动作与体位变化可使之增强与减弱。

(4) 舒张期杂音：显著的二尖瓣反流患者由于流经瓣膜的血流增加，可产生舒张期杂音；少数患者可闻及主动脉反流的杂音，常发生于手术纠正流出道压力阶差，以及感染性心内膜炎之后。

四、辅助检查

1. 心电图

HCM 患者一般均存在心电图异常，尤其在有症状的存在流出道压力阶差的患者更是如此，其异常的形式非常多样。仅有 15%~25% 的患者的心电图完全正常，多数是仅有局限性的左心室肥厚的患者。最常见的心电图异常的是 ST 段和 T 波的变化，其次是左心室肥厚的表现——QRS 的波幅在心前区导联中间区最高。但是这些表现均是非特异性的，在完全正常的人群中也能发现，尤其在接受高强度训练的运动员身上，这些异常可反映运动的情况。心电图上反映的左心室肥厚的程度与超声心动图反映的心肌肥厚程度之间只存在微弱的联系。心前区导联中间区巨大的负性 T 波往往提示心尖肥厚型的 HCM。显著的 Q 波也相对常见，发生于 20%~50% 的患者当中。异常 Q 波常出现在下壁导联或胸导联或者均出现。另外可以发现其他一系列的 ECG 异常，包括心电轴异常和 P 波异常。

2. 电生理检查

利用电生理检查鉴别具有高度猝死风险 HCM 患者仍然存在争议。虽然先前许多医师对此抱有相当大的热情，但是目前认为其预测价值有限。电生理检查能发现 HCM 患者的许多异常，包括发生于许多患者的多形性的室性心动过速。但是目前认为该反应是非特异性的而且无法甄别高危患者。

3. 胸部 X 线片检查

变化各异，心影大小可能正常，也可能明显增大。常见左心房扩大，尤其是在伴有严重二尖瓣反流的情况下。

4. 超声心动图

由于超声心动图具有高诊断价值且无创等优点，故被广泛应用于 HCM 的评估。既可用于 HCM 疑似患者的研究，又可以对 HCM 患者的亲属进行筛查。超声心动图在形态学（如室间隔肥厚的分布）功能学（左心室收缩增强），以及（当联合使用多普勒技术时）血流动力学（流出道压力阶差的程度）等方面的定性定量研究十分有价值。

(1) 左心室肥厚：HCM 主要的超声心动图表现是左心室肥厚。虽然典型累及的部位是室间隔和前侧游离壁,但是超声心动图也可发现左心室其他部位的累及,包括其他游离壁和心尖。肥厚的程度和类型的差异相当大。在某些患者中,左心室中不同部位的肥厚程度也不尽相同。室间隔最大的肥厚部位位于左心室心尖和心底的中部。室间隔厚度是左心室后壁的1.3~1.5倍就达到了HCM的诊断标准。室间隔不但相对于左心室后壁要肥厚,而且至少达到15 mm的标准,超声心动图检出的平均心室壁厚度是20 mm,但差异程度相当大,其范围从非常轻度肥厚(13~15 mm)到巨大肥厚(60 mm)不等。流出道梗阻:HCM第2个特征性的超声心动图表现是左心室流出道狭窄。左心室流出道的前部由室间隔构成,其后部由二尖瓣前瓣构成。二尖瓣可发生异常增大和延长,导致左心室流出道的几何构型异常,以及引起左心室流出道压力阶差。流出道几何构型的异常与压力阶差同时伴发的二尖瓣反流相关。二尖瓣反流的程度与二尖瓣前叶,以及后叶的错位的程度相关。

(2)二尖瓣前瓣收缩期异常前向运动:当HCM存在压力阶差时,二尖瓣前瓣可出现收缩期异常前向运动。偶然二尖瓣后叶也可能参与其中。收缩期二尖瓣前向运动的程度,以及由此引起的二尖瓣反流的程度与流出道压力阶差的程度密切相关。室间隔与二尖瓣装置接触的时间延长的情况仅仅存在静息流出道压力阶差的HCM患者。而且流出道压力阶差的出现与二尖瓣装置和室间隔接触的发生存在密切的时间联系。收缩期二尖瓣前瓣向前移动的机制有如下3种解释:①异常的乳头肌收缩,以及伸长的二尖瓣瓣叶使得收缩期二尖瓣向室间隔方向牵拉。②由于流出道位置异常,二尖瓣(可能是被左心室后壁)被推向室间隔方向。③当血流从狭窄的流出道快速射出,可在周围形成低压区(Venturi效应),将二尖瓣向室间隔牵拉。收缩期二尖瓣前向运动和动力性压力阶差并非HCM的特征性表现,许多其他的情况下也有类似发现,包括心室收缩过强的状态、左心室肥厚、大动脉转位,以及室间隔的浸润性病变。超声心动图其他表现如下:①左心室容积减小。②收缩期室间隔活动减弱,以及增厚幅度减小,尤其是室间隔的上部(可能是由于肌纤维结构的排列紊乱及收缩功能异常造成)。③后壁的运动正常或者增强。④由于左心室顺应性降低,以及异常的舒张期跨瓣血流造成的舒张中期二尖瓣关闭程度减小。⑤二尖瓣脱垂。⑥收缩期主动脉瓣部分关闭,但主动脉瓣的粗大扑动则更为常见。可能与流出道的血液湍流相关。伴随流出道压力阶差出现的超声心动图表现(收缩期二尖瓣前向运动,主动脉瓣部分关闭)是易变而不定的,故有时需要使用如Valsava动作、亚硝酸异戊酯等扩张血管药物、异丙肾上腺素等刺激收缩的药物,以及其他诱发心室期前收缩等方法来促发上述现象。

(3)收缩期流出道压力阶差:80%左右的HCM患者,无论是否存在收缩期流出道压力阶差,均可在超声心动图,以及多普勒检查中发现心室舒张功能异常。由于室间隔活动普遍减弱,故心室充盈的速度主要取决于游离壁的变薄的速度。心室肥厚程度与舒张功能异常的程度并不存在联系。

5. 磁共振成像

当超声心动图操作技术有限,或者需要与其他心肌增厚原因鉴别(如鉴别是肥厚还是浸润病变时)时,使用该技术评估HCM患者十分有效。使用钆作为造影剂时,多数HCM患者的MRI表现为心肌影像增强,可能提示心肌的纤维化或心肌细胞排列紊乱或者两者兼具。具有早年死亡风险高的患者,其心肌影像增强的程度更高。故该技术有望运用于HCM患者的危险分层。

6. 血管造影

可显示心室肥厚。当存在流出道压力阶差时，可见收缩期二尖瓣前叶前向运动，阻塞左心室流出道。左右心室造影时，采用头位加左前斜位的投照可以更好地对室间隔的大小、形态，以及构型进行显像。对年龄>45岁的患者，有阻塞性冠状动脉疾病者，其胸痛的症状无法与冠状动脉造影正常的HCM相鉴别，可行血管造影。

五、诊断依据

（1）劳力性胸痛、呼吸困难和晕厥等症状，心脏杂音，典型超声心动图表现：非对称性心室肥厚，舒张期室间隔厚度与左心室后壁厚度之比≥1.3即可确诊，伴或不伴有左心室流出道梗阻。根据上述症状可以诊断肥厚型心肌病。

（2）家族性肥厚型心肌病的诊断标准：除先证者外，三代直系亲属中有两个或两个以上成员诊断肥厚型心肌病，或存在相同位点DNA突变。

六、鉴别诊断

要鉴别HCM与固定的流出道梗阻，最主要的是与主动脉瓣狭窄进行鉴别，必须十分重视体格检查。其中颈动脉搏动，以及心脏杂音的特征最具有意义。主动脉狭窄因为在固定的瓣膜狭窄当中，左心室的排空从心室收缩的开始阶段就存在，故颈动脉搏动波升段缓慢且波幅降低。而对于HCM，左心室收缩的最初阶段其射血数量实际较正常情况下增加，故其颈动脉搏动波上升迅速。HCM的杂音与主动脉狭窄不同，在患者做Valsalva运动，以及从直立转变为蹲位时增强；从蹲位转变为直立，下肢被动抬高，以及握拳时减弱，并借此能将两者可靠地鉴别开。其他有助于鉴别，但无重大意义的特征，包括杂音的位置（主动脉瓣膜狭窄的杂音可传导到颈动脉而HCM则不可），以及收缩期震颤的出现，以及位置（在主动脉瓣狭窄患者中收缩期震颤并不少见，且在胸骨右缘第2肋间隙最明显；而HCM患者中少见而在胸骨左缘第4肋间最明显）。

七、治疗策略

主要针对缓解症状、防止并发症和减少死亡危险等。多数患者须进行危险评估及分层，包括完整的病史询问及体格检查、二维超声心动图检查、24~48h动态心电图监测（Holter）平板或单车运动试验等项目。

无症状患者是否应给予药物治疗因缺乏足够的对照研究，迄今未得到确认。HCM患者一般应避免使用洋地黄糖苷类，除非伴发心房颤动或收缩功能不全。以往认为利尿药属禁忌，以免促发或加重流出道压力阶差。晚近的经验表明，谨慎使用利尿药常有助于减轻肺淤血症状，尤其是与β肾上腺素能阻断药或钙拮抗药结合使用效果更佳。β肾上腺素能激动药虽可改善舒张期充盈，但因其可引起心肌缺血并常使流出道压力阶差恶化，故不宜使用。绝大多数HCM患者仅需药物治疗即可，至少半数以上症状严重的患者通过药物治疗得到明显改善。仅有5%~10%的患者具有流出道压力阶差，虽经充分的药物治疗后症状仍然严重的患者需要介入治疗。

八、药物治疗

1. β肾上腺素能受体阻断药

一般用药后，心绞痛、呼吸困难及先兆晕厥等症状均见改善。对于具有静息或者可诱发的流出道压力阶差的患者，β肾上腺素能受体阻断药可预防劳力性的流出道梗阻加重，但静息流出道压力阶差大多无改变。这类药物可减少心肌氧耗，从而可减少心绞痛发作，以及可能还具有抗心律失常作用。一般β肾上腺素能受体阻断药治疗心绞痛的反应要较呼吸困难为好。有研究认为，β受体阻断药可能具有预防猝死发生、减少HCM死亡率的作用。故有人给予无症状HCM患者预防性使用β受体阻断药。β肾上腺素能受体阻断药也可减弱心脏的变时性反应，从而限制了心肌对氧传递需求的增加。以往认为，β受体阻断药可改善舒张期心室充盈，但目前认为此类效益纯系心律减慢所致。然而，对β肾上腺素能受体阻断药的总体临床疗效差异巨大，仅有1/3~2/3的患者可呈现明显的症状改善。如欲中断β肾上腺素能受体阻断药治疗，应缓慢撤药，以防出现反跳性肾上腺素能高敏反应。

2. 钙拮抗药

可作为β受体阻断药的一种替代性选择，维拉帕米的使用经验较为丰富，而硝苯地平、地尔硫䓬及氨氯地平的使用经验有限。HCM的起始治疗应该首先使用β肾上腺素能阻断药还是钙拮抗药，目前尚未达成明确的共识，然而在应用β受体阻断药治疗无效的患者中，换用维拉帕米往往仍能有效地改善症状。当β受体阻断药更换为维拉帕米时，患者的运动能力尤见改善。收缩功能过度增强和舒张期充盈异常，两者均与钙动力学异常有关，而阻断跨心肌细胞膜钙离子内流的药物则可矫治上述两种异常。事实上，在家族性HCM的动物模型中，地尔硫䓬可防止HCM的形态学改变进展。维拉帕米已成为治疗肥厚型心肌病时应用最广泛的钙拮抗药。维拉帕米的临床应用的提出至少部分是基于下列试验基础：维拉帕米对于遗传性心肌病产生有益的保护作用；维拉帕米的血管扩张作用对HCM虽无益处，但无论是静脉或口服给予维拉帕米，均可能通过抑制心肌收缩力而降低左心室流出道压力阶差。也许更重要的是从改善症状的角度来说，维拉帕米能够改善HCM的舒张期充盈，这一效益至少一部分是通过减轻区域性舒张性能不协调产生。维拉帕米还可改善某些患者的区域性心肌血流灌注，此效益可归功于舒张期功能的好转。研究表明，2/3以上应用维拉帕米的HCM患者运动能力提高，症状改善。在长期服用维拉帕米的非卧床患者中可以观察到症状的持久改善。但是在小部分接受治疗的患者中可发生包括猝死在内的严重不良反应。维拉帕米的并发症包括窦房结自律性受抑制、房室传导阻滞、血管扩张作用，以及负性肌力作用等，这些不良反应可最终导致低血压、肺水肿和死亡；抗心律失常药物，尤其是奎尼丁可加剧维拉帕米对血流动力学的不良作用。鉴于此类不良反应的存在，故对于左心室充盈压增高者或有夜间阵发性呼吸困难或端坐呼吸等症状的患者，不主张使用维拉帕米，如要使用必须极为谨慎。

对于单药治疗效果不佳的患者，β肾上腺受体阻断药和钙离子拮抗药的合并治疗可能有效。但是合并治疗优于单药治疗的结论仅来自一些无对照的研究。

3. 其他药物

(1) 丙吡胺：可改变钙离子活动，故能改善HCM患者的症状，减轻甚至消除其压力阶差。这些效果可能是左心室收缩性能受抑和射血速度减缓所致。当与β受体阻断药合用时，丙吡胺减轻流出道压力阶差的效果十分明显。丙吡胺长期用药的经验有限，尤其是对无症状患者，以及无流出道压力阶差患者更是如此，而且其最初的效果随时间而减弱。β肾上腺素能受体阻断药、钙拮抗药和常规的抗心律失常药似乎都不能抑制严重的室性心律失常或者减少室上性心律失常的发作频率。然而，胺碘酮治疗 HCM 患者的室上性及室性快速性心律常有效。虽然有人相信胺碘酮可改善 HCM 的预后，但现有资料有限且为非结论性的。

（2）胺碘酮：心房颤动时，血流动力学上心房对心室充盈的促进作用丧失，故通常应该及时药物复律或电复律术。胺碘酮可减少成功转律以后心房颤动再发。慢性心房颤动者若无禁忌证，应给予抗凝药治疗。约 5% 的 HCM 患者可发生感染性心内膜炎，但似乎仅限于存在流出道压力阶差的患者。故该类患者具有恰当地预防性应用抗生素治疗的指征。感染往往好发于主动脉瓣或二尖瓣装置、心内膜或室间隔上接触性损伤部位；由此可见，慢性心内膜损伤可成为随后发生感染的一个病灶源。

九、治疗进展

1. 置入双腔 DDD 起搏器

对某些具有流出道压力阶差且症状严重的 HCM 患者，尤其是老年患者可能有效。但具有起搏器置入适应证的 HCM 患者可能不到 10%。患者经起搏治疗后症状普遍好转，压力阶差平均减低约 25%。甚至在终止起搏后患者仍可得益。提示心肌的特性已经得到修正。然而有关起搏的长期效应问题目前尚不明了，资料提示可能存在安慰药效应。无静息流出道压力阶差患者应用起搏器治疗的获益尚不明确，对这类患者，目前一般不推荐安置 DDD 起搏器治疗。

2. ICD 置入

对于高危患者（尤其是少数有持续单形性室性心动过速的 HCM 患者）或心脏骤停后幸存者，应考虑安置埋藏式心脏复律除颤器（ICD）。其他病因（如冠状动脉疾病）引起心脏骤停的幸存者置入 ICD 可能较 HCM 患者得益更多。根据一项大型研究的数据，1/4 高危 HCM 患者的 ICD 能正确触发放电，而该数值在用于二级预防的患者为 40% 以上，提示 ICD 能有效预防猝死。但是关于具有 ICD 置入适应证的高危患者的精确定义仍然存在较大争议。先前心脏骤停的幸存者或者自发持续性的血流动力学不稳的室性心动过速患者是绝对的适应人群。

3. 室间隔消融

一些存在静息或者可诱发的流出道压力阶差的患者，可以从乙醇室间隔消融治疗中获益。有研究认为，经皮室间隔消融降低流出道压力阶差的效果略逊于手术方法，而有些认为两者效果类似。但是经手术治疗的患者其运动能力参数更佳。这两种治疗方法均能改善舒张期心室充盈。经皮治疗技术的并发症包括：右束支传导阻滞（常常发生），50% 以上为与操作相关的完全传导阻滞，其中约有 1/4 需要置入永久性起搏器。使用心肌声学造影超声心动图显像可以提高操作的成功率，减少术后置入永久性起搏器的风险。在有经验的治疗中心，此操作的病死率相当低（0～4%）。

十、预防措施

重点是防止猝死。肥厚型心肌病的患者死亡大多很突然，可能发生于以往无症状、对自己的病情并不知情或其他方面的病程都很稳定的患者。要想识别那些猝死极高危的患者极为困难。不过一些可靠的特征可以识别出10%~20%的高危患者，其中包括：先前发生过心搏骤停或持续性室性心动过速，反复发作的非持续性室性心动过速；首次确诊时年龄较轻（<30岁），尤其是那些左心室严重肥厚的患者，室壁厚度大于或等于30 mm者；有HCM猝死家族史（所谓的恶性家族史）；运动后血压反应异常（尤其在小于50岁的患者中，可能与心内膜下缺血造成短暂左心室收缩功能障碍有关）；存在与猝死发生增加有关的遗传异常。肥厚程度与预后相关，严重肥厚的患者（>30 mm）其20年猝死发生的风险近40%。流出道压力阶差的存在（及其严重程度）对于死亡的风险有中等的预测价值。多普勒超声提示存在静息压力阶差的患者，其死亡风险增加1.6倍。功能限制的程度及一般症状与死亡的危险性无关。但晕厥病史（尤其在年轻患者当中）提示猝死的风险增加，据推测多数患者的猝死是由室性心律失常引起，但房性心律失常可使心脏变得更敏感，随即可出现室性心律失常。缓慢型心律失常和房室传导系统的病变也可导致猝死。

尽管辨别猝死高危患者比较困难，但是如果患者不存在下列特征（包括无严重症状、恶性家族史、非持续性心动过速、严重肥厚、严重左心室扩张，以及运动后异常血压反应），则认为属于低危人群，约占HCM患者总数的1/2。无须常规治疗。在一项大型研究中轻度肥厚的患者（如窄壁厚度<19 mm）在20年内几乎不出现猝死。虽然在此低危人群中最好避免参与激烈的体育运动，但是娱乐性的体育活动并不认为是禁忌。

儿童的致死机制可能有所不同，因为自发性室性心律失常和经电生理检测所能诱发出的室性心律失常均较成年人少见。血流动力学机制也可能参与其中，因为年轻患者对运动反应常出现外周血管阻力异常改变的现象。

目前，已制订了参与竞技性运动的相关指南，凡是肥厚型心肌病患者，无论病症是否明显，均应禁止剧烈运动，尤其是有高危临床特征者。在猝死的年轻竞技运动员的尸体解剖案例中，最常见的异常是未曾疑及的肥厚型心肌病。在参与竞技性体育以前对运动员进行心血管筛查可以发现处于静止期的无症状的HCM，可以减少不可预测的猝死发生的概率。至于为何某些患HCM的运动员会猝死而有些却能不受限制，继续从事竞技活动，原因至今不明。曾推测心肌排列紊乱涉及的范围及其严重程度在决定预后方面可能起着重要作用，但这些资料一般无法在生前轻易得到。心肌显著肥厚者均属高危。一般患者能够耐受妊娠但母亲死亡的相对风险略有增加，尤其是那些已知高危的妇女。

十一、生活工作建议

1. 运动

1/3年轻运动员的猝死是由于心肌病。诊断为心肌病的青年人，建议不参加竞争性运动，特别是能使心率突然增加的运动，如举重、鞍马、单杠或双杠等爆发力运动和加减速很快的运动；环境气候不好，如冷、热、潮湿等也不建议运动；建议不参加为"上新台阶"的目标而进行的训练；不参加时间长、运动量大的运动。

2. 禁酒

特别是有流出道梗阻（包括运动后梗阻），即使少量饮酒，也会引起周围血管扩张，加重梗阻。啤酒、葡萄酒尚可。

3. 避免服用增强性功能药

如伟哥（通用名柠檬酸西地那非）、瓦地那非、他达那非，这些药物扩张动脉和静脉，加重左心室流出道梗阻。

4. 急性出血、体液丢失

腹泻呕吐、利尿、在热环境站立太久、洗浴水太热、洗桑拿，气候环境太冷太热，使血容量减少，加重左心室流出道梗阻。

5. 怀孕

理论上父母的肥厚型心肌病有50%概率会遗传给子女，但具体到一个家庭，概率难以预测。即使子女遗传到该病，父母与受累子女的病情可以差异很大。父母症状轻或无症状，受累子女可能很重，或相反。若这一家系的基因突变已找到，生殖中心可与分子遗传科配合，通过试管婴儿的方法，确定胚胎是否携带突变基因，决定取舍。这是患者及家庭的选择。

6. 分娩

多数肥厚型心肌病妇女可以耐受怀孕且安全，阴道生产不增加危险。但症状重，有严重心律失常者除外。分娩时最好要有心脏科医师在场，以便出现症状及时处理。必要时剖宫产。分娩时尽量不用硬膜外麻醉，特别有流出道梗阻者，麻醉引起明显血压下降，加重梗阻。β受体阻断药、钙拮抗药维拉帕米可透过胎盘，理论上可影响胎儿，但目前很少直接证据真正影响胎儿。在怀孕第1~3个月，应尽量不用药物，鼓励怀孕的患者早与心脏科及产科医师讨论。剖宫产麻醉：注意防止血压突然下降。硬膜外麻醉，导致血管扩张，流出道梗阻加重。

7. 驾车

有晕厥症状、严重心律失常，应在症状完全控制后才可以驾驶。但可申请残疾停车证（医师签字）。ICD装后头6个月不要开车。若超声确诊肥厚型心肌病，不论有无症状，医师应建议不能从事商业驾驶，以及出租车司机、公共汽车司机、飞行员、轮船船员等职业。

8. 口腔科治疗

肥厚型心肌病伴流出道梗阻患者，任何口腔科操作前（包括洗牙），均应给与抗生素预防感染。

9. 随访

即使病情稳定，无新并发症，也要每年看1次门诊，如问病史、体检、超声心动图、心电图、Holter监测。家庭中如一人诊断为"肥厚型心肌病"，鼓励家庭成员去做心电图，超声（2D加多普勒）检查，包括个人史、家族史、体检。家族成员筛查随访：<12岁，有下列情形应予筛查：①肥厚型心肌病早发猝死家族史，及并发其他恶性并发症。②欲参与竞争性，强体力的运动项目或欲成为运动员。③有症状。④有左心室肥厚的征象。12~21岁，每12~18个月1次，直到超声出现异常。年龄>21岁,需每年随访1次，因为有的患者有晚发肥厚型心肌病家族史，中年以后才发病。

（李枫林）

第四章

消化系统疾病

第一节 急性胃炎

急性胃炎是由不同病因引起的胃黏膜急性炎症。急性胃炎主要有下列3种：①急性糜烂出血性胃炎。②急性幽门螺杆菌胃炎。③除幽门螺杆菌（HP）以外的急性感染性胃炎。本节主要讨论急性糜烂出血性胃炎。

一、病因与发病机制

（一）急性应激

可由严重创伤、大手术、大面积烧伤、脑血管意外和严重脏器功能衰竭、休克、败血症等引起。严重应激状态下机体的代偿功能不足以维持胃黏膜循环的正常运行，造成黏膜缺血、缺氧，上皮细胞黏液和碳酸氢盐分泌减少。由此导致黏膜屏障破坏和氢离子反弥散，后者使黏膜内pH下降，进一步损伤了黏膜血管和黏膜，引起糜烂和出血。

（二）化学性损伤

1. 药物

最常见的是非甾体抗炎药（NSAIDs），包括阿司匹林，其机制主要是抑制环氧合酶（COX）的作用而抑制了前列腺素的产生。其他药物如氯化钾、某些抗生素或抗肿瘤药等也可刺激损伤胃黏膜。

2. 乙醇

高浓度乙醇可直接引起上皮细胞损伤，破坏胃黏膜屏障，导致黏膜水肿、糜烂和出血。

二、临床表现

多数患者症状不明显，或症状被原发疾病所掩盖。有症状者主要表现为轻微上腹不适或隐痛。该病突出的表现是上消化道出血，患者可以突然呕血和（或）黑便为首发症状。占上消化道出血病因的10%~30%，仅次于消化性溃疡。

三、诊断

有上消化道出血者根据病史一般不难做出诊断，确诊依赖于急诊胃镜检查，一般在出血后 24~48 小时内进行，可见到多发糜烂、浅表溃疡和出血灶为特征的急性胃黏膜病损。

四、治疗

（一）治疗原则

改变不良饮食习惯，消除刺激因素，保护胃黏膜，对症治疗。

（二）治疗措施

1. 消除病因

药物所致者应立即停止服药；应激因素所致要积极治疗原发病；感染所致则应采用合适的抗生素治疗。

2. 保护胃黏膜

常用黏膜保护剂有硫糖铝、前列腺素 E 及枸橼酸铋钾。

3. 对症治疗

上腹痛、反酸者应用抗酸药：①H_2 受体拮抗剂，如雷尼替丁；②质子泵抑制剂，如奥美拉唑（洛赛克）；③腹泻可用复方樟脑酊、诺氟沙星（氟哌酸）等抗生素；④严重呕吐，可用异丙嗪或多潘立酮（吗丁啉）。

4. 质子泵抑制剂或 H_2 受体拮抗剂

静脉给药可促进黏膜病变愈合和有助止血。

五、实训处方

1. 保护胃黏膜（选用）

①硫糖铝 1.0 g，每日 3 次（饭后 2 小时服）。②枸橼酸铋钾 240 mg，每日 2 次。③米索前列醇 200 μg，每日 4 次。

2. 制酸（选用）

①氢氧化铝凝胶 15 mL，每日 3 次。②西咪替丁 800 mg，每日 1 次。③奥美拉唑 20 mg，每天一至两次。

3. 止血

①5%GS 500 mL+西咪替丁 1.2 g 静脉滴注，每日 1 次。②5%GS 250 mL+西咪替丁 0.4 g 静脉滴注，每 8 小时一次。

4. 杀灭幽门螺杆菌

（1）三联：①枸橼酸铋钾 240 mg，每天两次。②甲硝唑 500 mg，每日 3 次（服用 1 周）。③阿莫西林 1.0 g，每日 3 次（服用 1 周）。

（2）两联：①枸橼酸铋钾 240 mg，每天两次。②阿莫西林 1.0 g，每日 3 次。

六、预防

（1）注意饮食卫生，避免过量饮酒。

（2）长期服用阿司匹林类药或有应激因素的危重病者，给予保护胃黏膜药（如硫糖铝、枸橼酸铋钾）和 H_2 受体拮抗剂（如西咪替丁）。

（费霞佩）

第二节 慢性胃炎

慢性胃炎是指由多种原因引起的胃黏膜慢性炎症或萎缩性病变。本病常见,占接受胃镜检查患者的80%~90%。

一、分类

慢性胃炎分类方法繁多,至今仍未统一。

21世纪中期曾提出按胃镜形态学改变将慢性胃炎分为浅表性、萎缩性和肥厚性,但肥厚性胃炎因无病理学证实,该名词目前也已废弃不用。1982年全国慢性胃炎学术会议将慢性胃炎分为浅表性和萎缩性,临床上仍在采用。1990年,悉尼国际胃肠病提出了悉尼胃炎分类系统,由组织学和胃镜两部分组成,较为复杂。目前临床按病变部位将慢性胃炎分为慢性胃窦炎(B型)、慢性胃体炎(A型)。我国主要为慢性胃窦炎,慢性胃体胃炎少见。

二、病因与发病机制

(一)幽门螺杆菌感染

大量研究证明,幽门螺杆菌(H. pylori, HP)是慢性胃炎,特别是B型胃炎的主要发病因素。机制:①HP呈螺旋状,有鞭毛结构,可在黏膜中自由活动,并与黏膜上皮紧密接触,直接侵袭黏膜。②HP代谢产物(尿素酶、蛋白酶等)及其毒素可致炎症反应。③HP可造成自体免疫损伤。

(二)理化因素

长期进食冷热、粗糙饮食或长期饮用浓茶、咖啡、烈酒可损伤胃黏膜。

(三)十二指肠液反流

当幽门括约肌功能失调,十二指肠液反流入胃,与胆汁和胰酶一起破坏胃黏膜屏障,引起慢性胃炎。

(四)免疫因素

慢性胃体胃炎(A型)患者的血清中可以检测到壁细胞抗体(90%),在伴有恶性贫血患者的血清中可以检测到内因子抗体(75%)。前者使壁细胞总数减少,导致胃酸分泌减少或缺乏;后者使内因子缺乏,引起维生素B_{12}吸收不良,导致恶性贫血。

三、病理

1. 浅表性胃炎

①黏膜充血水肿可糜烂。②镜下黏膜浅层有中粒、淋巴和浆细胞浸润。③某些有较多糜烂处伴有数目较多的疣状凸起,称慢性糜烂性或疣状胃炎。

2. 萎缩性胃炎

①胃腺体萎缩(故称)。②镜下黏膜变薄,皱襞平坦,腺体部分或完全消失。③可发生肠腺上皮化生和假性幽门腺化生,在肠化上皮基础上发生异型增生称为癌前病变。

四、临床表现

（一）共同表现

病程迁延，大多无明显症状，主要表现持续或进食后上腹饱胀不适或疼痛，常伴有腹胀、嗳气、反酸、食欲下降等消化道症状。

（二）分型

1. 浅表性

同上述症状。

2. 萎缩性

（1）胃体胃炎（A型）：①消化道症状不多。②可有明显厌食、体重下降、可伴贫血，少数发生恶性贫血。

（2）胃窦胃炎（B型）：①消化道症状明显。②有时酷似消化性溃疡。③可反复发生小量上消化道出血。

（三）体征

体征不明显，可有相应部分轻压痛。

五、辅助检查

1. 胃液分析

浅表性胃炎大多正常，萎缩性胃炎胃液减少或缺乏。

2. 血清学检查

（1）胃体胃炎（A型）：①胃泌素可上升（胃酸缺乏不能抑制G细胞所致）。②维生素B_{12}水平下降（内因子下降所致）。③壁细胞抗体阳性率约90%。④内因子抗体阳性率75%。

（2）胃窦胃炎（B型）：①促胃液素一般正常，也可降低。②内因子抗体，30%～40%阳性率。

3. 幽门螺杆菌检查

可做尿素酶试验、涂片、培养或^{12}C—尿素呼吸试验。

4. 胃肠X线钡餐检查

由于胃镜的广泛应用，现已少用本方法检查诊断慢性胃炎。

5. 纤维胃镜

是本病最可靠的诊断方法。浅表性：胃黏膜充血、水肿、糜烂或出血（红白相间或花斑样）。萎缩性：胃黏膜苍白或灰白色，皱襞变细，黏膜下血管透见。

六、诊断与鉴别诊断

（一）诊断

慢性胃炎症状无特异性，体征很少，X线检查一般只有助于排除其他胃部疾病，故确诊要靠胃镜检查及胃黏膜活组织检查。A型胃炎应查血中抗壁细胞抗体。

（二）鉴别诊断

1. 胃癌

慢性胃炎的症状如食欲缺乏、上腹部不适、贫血等，少数胃窦胃炎的X线征与胃癌颇相似，需要特别注意鉴别。绝大多数患者纤维胃镜及活检有助于鉴别。

2. 消化性溃疡

两者均有慢性上腹痛，但消化性溃疡以上腹部节律性、周期性疼痛为主，而慢性胃炎疼痛很少有节律性并以消化不良为主。鉴别依靠X线钡餐透视及胃镜检查。

3. 慢性肠道疾病

如慢性胆囊炎、胆结石常有慢性右上腹痛、腹胀、嗳气等消化不良的症状，易误诊为慢性胃炎。但该病胃肠检查无异常发现，胆囊造影及B超常可最后确诊。

七、治疗

（一）治疗原则

①祛除各种致病因素。②选择药物对症治疗。③慢性萎缩性胃炎伴重度异常增生患者应考虑手术。

（二）治疗措施

1. 清除病因

祛除各种致病因素，如避免进食时对胃黏膜有强刺激的食物及药品，戒烟忌酒；积极治疗口、鼻、咽慢性疾病等。

2. 药物治疗

(1) 疼痛：可用阿托品、溴丙胺太林、颠茄合剂等。

(2) 胃酸增加：可用西咪替丁（A型胃炎不用）。

(3) 胃酸缺乏：可给予1%稀盐酸或胃蛋白酶合剂。

(4) 伴消化不良：可用胰酶片、多酶片。

(5) 消除幽门螺杆菌：用三联疗法（CBS，甲硝唑，阿莫西林）或二联疗法（CBS，阿莫西林）。

(6) 胆汁反流：可用多潘立酮、西沙比利、甲氧氯普胺。

(7) 贫血：①缺铁性，硫酸亚铁0.3 g每日3次+维生素C 0.1 g每日3次，或1%稀盐酸10~20滴口服，每日3次，直到症状消失。②恶性贫血，维生素B_{12} 100 μg/次肌内注射每天一次，同时给予叶酸5~10 mg口服，每日3次。

八、预后

预后一般良好。少数变成萎缩性胃炎（重度肠腺化生或不典型增生），可发生癌变，癌变率为2.5%。

（金云兰）

第三节 消化性溃疡

消化性溃疡指发生在胃和十二指肠的慢性溃疡，即胃溃疡（Gu）和十二指肠溃疡（Du），因溃疡形成与胃酸和胃蛋白酶的消化作用有关，故而得名。无论 Gu 还是 Du 均男性好发，男女发病率之比 Du 为（4.4~6.8）：1，Gu 为（3.1~4.7）：1。在消化性溃疡中，Du 比 Gu 多见，两者之比为（1.5~5.6）：1。消化性溃疡是全球的多发病，不同国家、不同地区的患病率也存在很大差异。据国外资料估计，大约 10% 的人一生中患过消化性溃疡。

一、病因与发病机制

正常情况下胃和十二指肠黏膜具有一系列防御和修复机制，包括黏液/碳酸氢盐屏障、黏膜屏障、黏膜血流量、细胞更新、前列腺素及表皮生长因子等，因此，胃、十二指肠黏膜能够抵御这些侵袭因素的破坏作用，维持黏膜的完整性。当胃、十二指肠的侵袭因素与黏膜自身防御修复因素之间失去平衡便发生溃疡。消化性溃疡是由多种病因所致的异质性疾病群，即患者之间溃疡发生的病因、发病机制可以不同。

（一）幽门螺杆菌感染

大量研究证明，HP 感染是消化性溃疡的主要病因。澳大利亚学者 Marshall 和 Warren 因 1983 年成功培养出 HP，并提出其感染在消化性溃疡发病中起作用而获得 2005 年度诺贝尔医学奖。

1. 临床观察证据

①消化性溃疡患者黏膜中 HP 检出率：Du 感染性溃疡为 90%~100%，Gu 为 80%~90%。②HP 感染者的前瞻性研究显示，10 年中 15%~20% 感染者会发生消化性溃疡。③根除 HP 可促进溃疡愈合。④根除 HP 显著降低溃疡复发率。

2. HP 感染形成溃疡的机制

HP 在胃和有胃化生的上皮定植：①诱发局部炎症和免疫反应，损害局部黏膜的防御和修复功能。②增加胃泌素释放和胃酸、胃蛋白酶原分泌，增强侵袭因素，两者协同作用造成十二指肠黏膜损伤和溃疡形成。

3. HP 感染形成消化性溃疡假说

（1）漏屋顶假说：该假说把胃黏膜比作屋顶，保护其下方黏膜组织免受胃酸损伤。当黏膜受到 HP 损害时会导致 H^+ 反弥散，造成黏膜损伤和溃疡形成。这一假说强调了 HP 感染所致防御因素减弱，可解释 HP 相关的 Gu 的发生。

（2）六因素假说：将胃酸/胃蛋白酶、胃化生、十二指肠炎、HP 感染、高胃泌素血症和碳酸氢盐分泌六个因素综合起来解释 HP 在 Du 发病中的作用，即 HP 感染损伤胃十二指肠黏膜防御能力，同时使十二指肠黏膜发生胃化生；另外 HP 感染引起高胃泌素血症使胃酸分泌增加，两者协同作用导致溃疡发生。

（二）胃酸与胃蛋白酶

消化性溃疡的最终形成是由于胃酸/胃蛋白酶自身消化的结果。这一概念在 "H. pylori 时代"仍未改变。胃蛋白酶的生物活性与胃液 pH 有关，ph>4 时，胃蛋白酶失去活性。在酸性环境下，胃蛋白酶原被激活转变为胃蛋白酶，使蛋白分子降解，黏膜受到侵袭。单独胃蛋白酶增加而胃酸不增加不形成溃疡，反之仅有胃酸分泌增加就可以产生溃疡，如胃泌素瘤患者有大量胃酸分泌，可产生难治性消化性溃疡，因此，胃酸是溃疡发生的因素。

（三）非甾体消炎药

一些药物对胃十二指肠黏膜具有损伤作用，其中 NSAIDs（包括阿司匹林）最为显著。临床观察表明，长期摄入 NSAIDs 可诱发消化性溃疡、延缓溃疡愈合，增加溃疡复发率和出血、穿孔等并发症的发生率。

（四）其他

1. 吸烟

可影响溃疡愈合、促进溃疡复发和增加溃疡并发症的发生率。机制可能与增加胃酸、胃蛋白酶分泌，抑制胰腺分泌碳酸氢盐，降低幽门括约肌张力，诱发十二指肠胃反流，引起血管收缩等有关。

2. 遗传因素

随着 HP 在消化性溃疡发病中的重要作用被认识，遗传因素的重要性受到疑问：①消化性溃疡的"家庭群集"现象，分离到的 HP 多为同一种菌株，提示家庭群集现象可能由于 HP 感染在家庭内传播所致。②O 型血者易患 Du，曾被视为间接遗传标志，目前仍认为其与 HP 感染有关，机制是 O 型血者胃上皮细胞表面有更多的黏附受体，而有利 HP 定植的缘故。

3. 应激

急性应激可引起应激性溃疡已是共识，机制是通过迷走神经机制影响胃十二指肠分泌、运动和黏膜血流的调控。

4. 饮食

饮食与消化性溃疡的关系十分明确。酒、浓茶、咖啡和其他饮料能刺激胃酸分泌，摄入后易产生消化不良症状，但尚无充分证据表明长期饮用会增加溃疡发生的危险性。

二、病理

1. 部位

①Gu 好发于胃小弯或幽门部。②Du 主要见于球部，约 5% 在球部以下，称球后溃疡。③胃和十二指肠同时发生溃疡称为复合型溃疡。④少数 2~3 个溃疡并存称为多发性溃疡。⑤前后壁同时又对称发生溃疡称为对称性溃疡。⑥后壁穿孔和邻近器官如肝、胆、横结肠粘连，称穿透性溃疡。

2. 形态

溃疡呈圆形或椭圆形，一般直径为 0.5~2.5 cm，常达肌层；十二指肠球部变形。

3. 转归

①恢复原来形态（溃疡愈合一般需 4~8 周）。②瘢痕→复发。③产生各种并发症，如穿孔、出血、幽门梗阻、癌变。

三、临床表现

（一）症状

1. 腹痛

（1）原因：炎症、痉挛、胃酸刺激。

（2）性质：常为钝痛或隐痛。

（3）特点：①慢性疼痛病史（长期性）。②周期性。好发寒冷、冬春季节；常由气候、饱食、精神等因素诱发。③节律性。与饮食有关的疼痛。Gu 多在饭后痛（饭后 0.5~1 小时到下餐前止）；Du 为饭前痛或饥饿痛（餐后 2~3 小时到下餐进食止），可发生在夜间疼痛，多出现在午夜或凌晨 1 时左右。疼痛呈节律性可能与胃酸分泌有关。如 Gu，进食后 1 小时左右，胃酸开始分泌增多，胃酸刺激溃疡而引起疼痛。Du 午夜疼痛时胃酸分泌量高且无食物缓冲，因此患者常在半夜疼醒。

2. 其他症状

常伴胃功能失调现象，如嗳气、反酸等。

3. 特殊少见消化性溃疡

（1）无症状性溃疡：15%~35%消化性溃疡可无任何症状。

（2）巨大溃疡：直径>2 cm。

（3）球后溃疡：发生在十二指肠降段，夜间痛或背部疼更常见，易并发大出血，内科治疗效果差。

（4）幽门管溃疡：少见，好发于 50~60 岁，常缺乏典型溃疡的周期性、节律性，餐后上腹痛多见，抗酸治疗效果不好。

（5）复合型溃疡：①指胃与十二指肠同时存在溃疡。②常十二指肠溃疡在先，胃溃疡在后。③本型病情较顽固，并发症发生率高（幽门狭窄发生率高，出血发生率高达 30%~50%）。

（二）体征

一般无明显体征。发作期上腹部可有局限性压痛点，与溃疡相符，Gu 常在上腹正中偏左，Du 常在上腹正中偏右。

四、辅助检查

1. 幽门螺杆菌检测

HP 感染的诊断已成为消化性溃疡的常规检测项目。其方法有侵入性和非侵入性两大类。①侵入性：胃镜活检，快速尿素酶试验（RUT），为首选方法，操作简便，费用低。②非侵入性：主要有 ^{13}C 或 ^{14}C 尿素呼吸试验（UBT）和血清学试验。UBT 检测 HP 敏感性和特异性高，可作为根除治疗后复查的首选方法。定性检测抗 HP 抗体 IgG 的血清学试验不宜作为治疗后 HP 是否根除的证实试验。

2. 胃液分析

（1）一般分析：①胃溃疡时胃酸分泌量正常或稍低于正常。②十二指肠溃疡时胃酸分泌量多增高（以夜间、空腹最明显）。

（2）五肽胃泌素刺激法测定基础酸分泌量（BAO）和最大酸分泌量（MAO）：①正常，BAO胃与十二指肠分别是男性 2.5~5.0 mmol/L，女性 1.3~3.0 mmol/L。②当 BAO>10 mmol/L，MAO>40 mmol/L（注入五肽胃泌素后）提示胃泌素瘤的可能。

3. 隐血试验

①活动期常为阳性。②持续阳性提示癌变可能。

4. X 线

消化性溃疡的主要 X 线征象是龛影。龛影是胃溃疡存在的直接征象。胃溃疡的龛影多见于胃小弯，十二指肠龛影常见于球部，通常比胃溃疡的龛影小；球部变形，浓钡点，激惹现象是十二指肠溃疡的 X 线特点。

5. 纤维胃镜

为当前公认的诊断溃疡病的最优方法或最有价值的确诊方法。

五、诊断与鉴别诊断

（一）诊断

病史是诊断消化性溃疡的主要依据。根据慢性病程、周期性发作和节律性上腹疼痛的特点，可以做出初步诊断，X 线钡餐检查发现有龛影或胃镜检查可以确诊。当良、恶性溃疡鉴别困难时，应做胃镜并取活组织检查。

（二）鉴别诊断

1. 胃神经症

①无节律性、周期性疼痛。②其症状与情绪有关，伴有神经症表现。③辅助检查阴性（如胃镜、X 线钡餐）。

2. 慢性胃炎

①疼痛可类似，但无节律性。②胃镜可确诊。

3. 胃癌

①中年以上溃疡，疼痛失去节律性。②短期内进行性贫血、消瘦。③胃酸缺乏。④大便隐血持续阴性。⑤活检：肠化生或不典型增生，需追踪或进一步检查。

4. 胃泌素瘤

又称卓—艾综合征，特点：①顽固性多发性溃疡。②多伴有腹泻。③高胃酸分泌和血清胃泌素升高。

5. 钩虫病

钩虫引起十二指肠炎，出现黑便，酷似十二指肠溃疡表现。

六、并发症

（一）大出血

1. 大出血

是本病最常见的并发症（发生率为 20%~25%），也是上消化道出血的首要原因（占 50% 左右）。

2. 概念

一般是数小时内失血>1000 mL 或循环血量的 20%。

3. 表现

有黑便伴或不伴呕血，出血后使腹痛缓解。机制：①局部充血减轻。②碱性血对胃酸的中和与稀释作用。

4. 出血量的估计

①5 mL 以上（5~10 mL）：潜血试验阳性。②50~70 mL 以上（>60 mL）：黑便或柏油样。③短期内 200~300 mL 进入胃：呕血。④>400 mL：出现休克症状。

5. 对诊断困难者

应争取在 24~48 小时内胃镜检查确诊，其确诊率可达 90% 以上。

（二）急性穿孔

1. 急性穿孔

是本病最严重的并发症，也是死亡的主要原因。

2. 概念

①急性穿孔：指穿孔透过浆膜层，胃内容物进入腹膜腔，引起急性腹膜炎，溃疡常发生在前壁。②慢性穿孔：溃疡深达浆膜层时已与邻近组织或器官发生粘连，又称"穿透性溃疡"，溃疡常发生在后壁。③亚急性穿孔：指后壁穿孔或穿孔较小，只引起局部性腹腔炎。

3. 临床表现

急性穿孔，常引起急性弥散性腹膜炎。①症状：突然、持续、剧烈腹痛，常伴有呕吐。②板状腹：压痛、反跳痛。③气腹症：肝浊音界缩小或消失；腹部透视可见膈下游离气体。

（三）幽门梗阻

幽门梗阻大多由十二指肠溃疡引起，也可发生于幽门前及幽门管溃疡。发生原因通常是由于溃疡活动期，溃疡周围组织充血水肿或反射性痉挛。临床分为功能性（由充血、水肿引起）和器质性（由瘢痕形成引起）两种类型。呕吐宿食是幽门梗阻的主要症状，上腹部见胃型、逆行蠕动波及胃震水音是幽门梗阻的特征性体征。

（四）癌变

1. 胃溃疡

可癌变（发生率为 1%~5%）。

2. 下列情况警惕癌变

①严格内科治疗 4~6 周无效。②无并发症疼痛无节律性。③大便隐血持续（+）。④X 线、内镜检查不能排除恶变者。

3. 十二指肠溃疡

不引起癌变。

七、治疗

（一）治疗原则

1. 本病治疗原则

①减少胃酸和胃蛋白酶分泌。②积极治疗 HP 感染。③使用保护胃黏膜药物。④积极治

疗并发症。

2. 治疗目的

①消除临床症状。②促进溃疡愈合。③预防溃疡复发。④避免发生并发症。

（二）治疗措施

1. 一般治疗

①饮食：易消化，少量多餐，避免进食粗糙、刺激的食物。②休息：保持乐观情绪，规律生活。③解除紧张，必要时使用镇静剂（如地西泮）。

2. 药物治疗

（1）中和胃酸及抑制胃酸分泌。

1）抗酸药：抗酸药是一类弱碱性药物。口服后能中和胃酸，降低胃内酸度，并使胃蛋白酶活性降低，减轻胃酸对溃疡面的刺激，达到缓解疼痛和促进溃疡愈合的目的。常用的抗酸药有氢氧化铝、氢氧化镁、碳酸钙等。本类药目前很少单一应用治疗消化性溃疡，常与 H_2 受体阻滞剂（H_2RA）联合应用。

2）抑制胃酸分泌药：目前临床常用的有 H_2RA 和 PPI 两大类。①H_2RA：选择性竞争 H_2 受体，使壁细胞分泌胃酸减少；临床常用西咪替丁、雷尼替丁、法莫替丁；副作用为停药后复发。②PPI：通过抑制 H^+-K^+-ATP 酶，使壁细胞内的 H^+ 不能向胃腔转移，从而抑制胃酸的分泌；已用于临床的至少有四种，分别为奥美拉唑、兰索拉唑、泮托拉唑和雷贝拉唑。一般疗程 Du 为 4 周（PPI）或 6 周（H_2RA），Gu 为 8 周，溃疡愈合率 H_2RA 为 65%~85%，PPI 为 80%~100%。

（2）根除 HP：可使大多数 HP 相关性溃疡患者完全达到治疗目的。国际上已对 HP 相关性溃疡的处理达成共识，即不论溃疡初发或复发，活动或静止，有无并发症，均应抗 HP 治疗。方案包括三联疗法和四联疗法。标准三联疗法有 PPIs（奥美拉唑、兰索拉唑、泮托拉唑、雷贝拉唑、埃索美拉唑）选一种，加上克拉霉素和阿莫西林或甲硝唑组成。四联疗法有 PPI、铋剂、加上两种抗生素（阿莫西林和甲硝唑）组成。推荐疗程均为至少 7 天、10 天或 14 天。

（3）保护胃黏膜治疗：目前胃黏膜保护剂已很少用于消化性溃疡治疗，该类药物主要有以下 3 种。

1）硫糖铝：抗溃疡作用的机制是黏附覆盖在溃疡面上阻止胃酸、胃蛋白酶侵袭溃疡面和促进内源性前列腺素合成等有关，其疗效与 H_2 受体阻断剂相似。可用于 Gu 治疗，便秘是其主要不良反应。

2）枸橼酸铋钾：作用除了具有与硫糖铝类似的作用机制外，尚有较强的抗 HP 作用，主要用于根除 HP 的联合治疗。除了舌发黑外，很少有不良反应，为避免铋在体内过量积蓄，不宜连续长期服用。

3）米索前列醇：具有增加胃十二指肠黏膜黏液、碳酸氢盐分泌、增加黏膜血流和一定的抑制胃酸分泌作用，主要用于 NSAIDs 相关性溃疡的预防。腹泻是其主要不良反应。

（4）并发症治疗。

1）大出血：①一般处理，休息、暂禁食。②严密观察病情。③补血、输血。④止血，H_2 受体阻断剂（疗效好）；去甲肾上腺素，8 mg+0.9% NS 100 mL 口服或胃液内注入；

250 mL冰盐水经胃管注入胃内洗胃；内镜直视下止血；可酌情用 EACA（6-氨基己酸）、PAMBA（抗体纤溶芳酸）、卡巴克洛、云南白药等。⑤手术指征内科治疗无效可行手术治疗。

2）幽门梗阻：①休息。②禁食，流质饮食、输液。③洗胃，每晚睡前洗胃一次。若严格2周内科治疗无效行外科手术治疗。

3）急性穿孔：立即手术（6~12 小时内效果好）。

4）癌变：一旦确诊，应早期手术。

（杨宇航）

第四节　贲门失弛缓症

贲门失弛缓症是一种食管运动障碍性疾病，以食管缺乏蠕动和食管下括约肌（LES）松弛不良为特征。临床上贲门失弛缓症表现为患者对液体和固体食物均有吞咽困难、体重减轻、餐后反食、夜间呛咳以及胸骨后不适或疼痛。本病曾称为贲门痉挛。

一、流行病学

贲门失弛缓症是一种少见疾病。欧美国家较多发，发病率每年为（0.5~8）/10 万，男女发病率接近，约为 1∶1.15。本病多见于 30~40 岁的成年人，其他年龄亦可发病。国内尚缺乏流行病学资料。

二、病因与发病机制

病因可能与基因遗传、病毒感染、自身免疫及心理社会因素有关。贲门失弛缓症的发病机制有先天性、肌源性和神经源性学说。先天性学说认为，本病是常染色体隐性遗传；肌源性学说认为贲门失弛缓症 LES 压力升高是由 LES 本身病变引起，但最近的研究表明，贲门失弛缓症患者的病理改变主要在神经而不在肌肉，目前人们广泛接受的是神经源性学说。

三、临床表现

主要症状为吞咽困难、反食、胸痛，也可有呼吸道感染、贫血、体重减轻等表现。

1. 吞咽困难

几乎所有的患者均有不同程度的吞咽困难。起病多较缓慢，病初吞咽困难时有时无，时轻时重，后期则转为持续性。吞咽困难多呈间歇性发作，常因与人共餐、情绪波动、发怒、忧虑、惊骇或进食过冷和辛辣等刺激性食物而诱发。大多数患者吞咽固体和液体食物同样困难，少部分患者吞咽液体食物较固体食物更困难，故以此征象与其他食管器质性狭窄所产生的吞咽困难相鉴别。

2. 反食

多数患者合并反食症状。随着咽下困难的加重，食管的进一步扩张，相当量的内容物可潴留在食管内达数小时或数日之久，而在体位改变时反流出来。尤其是在夜间平卧位更易发生。从食管反流出来的内容物因未进入过胃腔，故无胃内呕吐物酸臭的特点，但可混有大量黏液和唾液。

3. 胸痛

胸痛是发病早期的主要症状之一，发生率为40%~90%，性质不一，可为闷痛、灼痛或针刺痛。疼痛部位多在胸骨后及中上腹，疼痛发作有时酷似心绞痛，甚至舌下含化硝酸甘油片后可获缓解。疼痛发生的原因可能是食管平滑肌强烈收缩，或食物滞留性食管炎所致。随着吞咽困难的逐渐加剧，梗阻部位以上食管的进一步扩张，疼痛反而逐渐减轻。

4. 体重减轻

此症与吞咽困难的程度相关，严重吞咽困难可有明显的体重下降，但很少有恶病质样变。

5. 呼吸道感染

由于食物反流，尤其是夜间反流，误入呼吸道引起吸入性感染。出现刺激性咳嗽、咳痰、气喘等症状。

6. 出血和贫血

患者可有贫血表现。偶有出血，多为食管炎所致。

7. 其他

在后期病例，极度扩张的食管可压迫胸腔内器官而产生干咳、气急、发绀和声音嘶哑等。患者很少发生呃逆，这是本病的重要特征。

8. 并发症

本病可继发食管炎、食管溃疡、巨食管症、自发性食管破裂、食管癌等。贲门失弛缓症患者患食管癌的风险为正常人的14~140倍。有研究报道，贲门失弛缓症治疗30年后，19%的患者死于食管癌。因其合并食管癌时，临床症状可无任何变化，临床诊断比较困难，容易漏诊。

四、辅助检查

（一）X线检查

X线检查是诊断本病的首选方法。

1. 胸部平片

本病初期，胸片可无异常。随着食管扩张，可在后前位胸片见到纵隔右上边缘膨出。在食管高度扩张、伸延与弯曲时，可见纵隔增宽而超过心脏右缘，有时可被误诊为纵隔肿瘤。当食管内潴留大量食物和气体时，食管内可见液平面。大部分病例可见胃泡消失。

2. 食管钡餐检查

动态造影可见食管的收缩具有紊乱和非蠕动性质，吞咽时 LES 不松弛，钡餐常难以通过贲门部而潴留于食管下端，并显示远端食管扩张、黏膜光滑，末端变细呈鸟嘴形或漏斗形。

（二）内镜检查

内镜下可见食管体部扩张呈憩室样膨出，无张力，蠕动差。食管内见大量食物和液体潴留，贲门口紧闭，内镜通过有阻力，但均能通过。若不能通过则要考虑有无其他器质性原因所致狭窄。

（三）食管测压

本病最重要的特点是吞咽后 LES 松弛障碍，食管体部无蠕动收缩，LES 压力升高 [>4 kPa (30 mmHg)]，不能松弛、松弛不完全或短暂松弛（<6秒），食管内压高于胃内压。

（四）放射性核素检查

用^{99m}Tc标记液体后吞服，显示食管通过时间和节段性食管通过时间，同时也显示食管影像。立位时，食管通过时间平均为7秒，最长不超过15秒。卧位时比立位时要慢。

五、诊断

根据病史有典型的吞咽困难、反食、胸痛等临床表现，结合典型的食管钡餐影像及食管测压结果即可确诊本病。

六、鉴别诊断

1. 反流性食管炎伴食管狭窄

本病反流物有酸臭味或混有胆汁，胃灼热症状明显，应用PPI治疗有效。食管钡餐检查无典型的鸟嘴样改变，LES压力降低，且低于胃内压力。

2. 恶性肿瘤

恶性肿瘤细胞侵犯肌间神经丛，或肿瘤环绕食管远端压迫食管，可见与贲门失弛缓症相似的临床表现，包括食管钡餐影像。常见的肿瘤有食管癌、贲门胃底癌等，内镜下活检具有重要的鉴别作用。如果内镜不能达到病变处，则应行扩张后取活检，或行CT检查以明确诊断。

3. 弥漫性食管痉挛

本病亦为食管动力障碍性疾病，与贲门失弛缓症有相同的症状。但食管钡餐显示为强烈的不协调的非推进型收缩，呈现串珠样或螺旋状改变。食管测压显示为吞咽时食管各段同期收缩，重复收缩，LES压力大部分是正常的。

4. 继发性贲门失弛缓症

锥虫病、淀粉样变性、特发性假性肠梗阻、迷走神经切断术后等也可以引起类似贲门失弛缓症的表现，食管测压无法区别病变是原发性或继发性。但这些疾病均累及食管以外的消化道或其他器官，借此与本病鉴别。

七、治疗

目前尚无有效的方法恢复受损的肌间神经丛功能，主要是针对LES，不同程度解除LES的松弛障碍，降低LES压力，预防并发症。主要治疗手段有药物治疗、内镜下治疗和手术治疗。

（一）药物治疗

目前可用的药物有硝酸甘油类和钙离子拮抗剂，如硝酸甘油0.6 mg，每日3次，餐前15分钟舌下含化，或硝酸异山梨酯10 mg，每日3次，或硝苯地平10 mg，每日3次。由于药物治疗的效果并不完全，且作用时间较短，一般仅用于贲门失弛缓症的早期、老年高危患者或拒绝其他治疗的患者。

（二）内镜治疗

1. 内镜下LES内注射肉毒毒素

肉毒毒素是肉毒梭状杆菌产生的外毒素，是一种神经肌肉胆碱能阻断剂。它能与神经肌肉接头处突触前胆碱能末梢快速而强烈地结合，阻断神经冲动的传导而使骨骼肌麻痹，还可抑制平滑肌的活动，抑制胃肠道平滑肌的收缩。内镜下注射肉毒毒素是一种简单、安全且有效的治疗手段，但由于肉毒毒素在几天后降解，其对神经肌肉接头处突触前胆碱能末梢的作用减弱或消失，因此，若要维持疗效，需要反复注射。

2. 食管扩张

球囊扩张术是目前治疗贲门失迟缓症最为有效的非手术疗法，它的近期及远期疗效明显优于其他非手术治疗，但并发症发生率较高，尤以穿孔最为严重，发生率为1%~5%。球囊扩张的原理主要是通过强力作用，使LES发生部分撕裂，解除食管远端梗阻，缓解临床症状。

3. 手术治疗

Heller肌切开术是迄今治疗贲门失弛缓症的标准手术，其目的是降低LES压力，缓解吞咽困难，同时保持一定的LES压力，防止食管反流的发生。手术方式分为开放性手术和微创性手术两种，开放性手术术后症状缓解率可达80%~90%，但10%~46%的患者可能发生食管反流。因此大多数学者主张加做防反流手术。尽管开放性手术的远期效果是肯定的，但是由于其创伤大、术后恢复时间长、费用昂贵，一般不作为贲门失弛缓症的一线治疗手段，仅在其他治疗方法失败，且患者适合手术时才选用的开放性手术。

腔镜技术的迅速发展使贲门失弛缓症的治疗发生了巨大的变化，从开放性手术到经胸腔镜，再到经腹腔镜肌切开术，这种微创性手术的疗效与开放性手术相似，且创伤小，缩短了手术和住院时间，减少了手术并发症，有望成为治疗贲门失弛缓症的首选方法。

(王城诚)

第五节 肠寄生虫

人类胃肠道是多种原虫和蠕虫的寄生部位。原虫为单细胞的真核动物，而蠕虫是多细胞动物，具有不同的分化成熟的细胞。寄生虫大多经口腔侵入人体，最终寄生在器官，以肝脏和肠道最常见，干扰正常的消化吸收功能，出现腹痛、腹泻等症状，出现出血、穿孔或肠外并发症。

一、蓝伯贾第鞭毛虫病

(一) 流行病学

蓝伯贾第鞭毛虫是消化道最常见的寄生虫感染，由摄入包囊污染的水或食物而感染，人与人之间也可传播。为全球性传染病，世界各地感染率为1%~20%。包囊在环境中可以存活数月，并且可以抵抗加氯消毒。患者和包囊携带者为传染源。通过包囊污染水源或食物而传播。通常在夏季及早秋高发流行。危险人群为旅游者在流行地区、免疫缺陷的患者以及同性恋。

(二) 病因学

蓝伯贾第鞭毛虫的生活史包括滋养体和包囊期。滋养体呈纵切半梨形，含两个细胞核，腹面扁平，有向内凹陷的吸盘，吸盘吸附于肠黏膜，引起局部水肿，小肠绒毛破坏。主要寄生于小肠。包囊呈椭圆形，内含 4~8 个核，寄生于回肠及大肠，有厚囊壁对外界抵抗力强，可随粪便排出体外。

（三）病理

小肠黏膜可出现不同程度的灶性病变，固有层有中性粒细胞浸润，肠腺上皮呈局灶急性炎症反应，中性粒细胞和嗜酸粒细胞浸润，绒毛缩短增厚，重度可出现绒毛萎缩。

（四）临床表现

症状通常发生在感染 1~2 周后。患者通常表现为急性发病，包括水样泻、肠绞痛、恶心、食欲缺乏、腹胀等。腹泻有时是间歇性的，大便稀薄，有黏液，次数不多，有臭味。肉眼不见脓血，但镜检可见白细胞和红细胞，并可找见包囊。如原虫寄生在胆管系统，可引起发热、倦乏、厌食油腻，右季肋部隐痛，有时由于胆管痉挛而发生剧烈绞痛。多数患者有轻度肝大，质软，稍压痛，但肝功能大多正常，极少发生黄疸。少数患者由于长期严重感染，生长发育迟缓，甚至发生肝硬化，偶见幼虫侵入脑膜而继发脑膜炎，可能从肠黏膜受损处侵入血循环所致。患者症状可自动缓解或出现慢性症状，症状反复发作或持续腹泻。慢性者并发出现吸收不良表现，如消瘦、贫血、脂肪泻、体重下降等。一些患者可以成为无症状包囊携带者。

（五）辅助检查

大便常规化验：通常只有少量红、白细胞。用改良的抗酸染色可在粪便中发现病原体。患者急性水样泻的时候多次大便检测滋养体及包囊有较高的敏感性。当患者为慢性症状或水样泻不明显时，粪便检测不敏感，可通过十二指肠液吸取或粪便进行蓝伯贾第虫抗原检测可能更好一些。采用针对虫卵的单克隆抗体的免疫荧光法或抗原包被的酶免疫法更敏感，其敏感性为 85%~98%，特异性 90%~100%。

（六）诊断

夏季及早秋出现腹泻尤其水样泻的患者，或慢性腹泻的患者、旅游者、免疫缺陷的患者以及同性恋者出现腹泻症状都应排除该病的可能，确诊依据是找到虫体。

（七）鉴别诊断

1. 阿米巴痢疾

本病的临床特点是起病缓慢，大便稀薄，呈暗红色似果酱，有脓血，味腥臭。腹部压痛部位多位于右下腹。而蓝伯贾第鞭毛虫病为稀便，味臭，但无脓血。腹部压痛可位于腹部任何区域。

2. 细菌性痢疾

多有全身中毒症状，大便为脓血便，化验有大量红白细胞。而蓝伯贾第鞭毛虫病发病轻，为水样泻，大便臭但无脓血，化验可找到包囊或滋养体。

3. 隐孢子虫病

常见免疫功能低下患者或艾滋病（AIDS）患者，水样泻量大，甚至威胁生命，可依靠针对病原体特异性检查区别。

（八）治疗

给予甲硝唑 250 mg，3 次/天，5~7 天通常有效。无症状携带者接受治疗对患者无益，但可以帮助预防疾病的流行。幼儿园工作人员或卫生工作人员无症状携带者应接受治疗。

二、隐孢子虫病

(一) 流行病学

隐孢子虫病是一种全球性的人兽共患寄生虫病,世界卫生组织(WHO)于1986年将人的隐孢子虫病列为AIDS的怀疑指标之一,该病也被确定为引起人腹泻的六大病因之一,是目前各国重点研究的寄生虫病之一。在AIDS患者或免疫功能不全的宿主易患,常经污染的水源感染,也可经人与人传播。可以抵抗加氯消毒剂,污染水源可使该病在城市流行。

(二) 病因学

隐孢子虫是一种球形原虫,以卵囊形式从感染动物的粪便中排出,人吞食卵囊后,在小肠脱囊,其滋养体附着于小肠、结肠黏膜上,破坏绒毛,引起炎症,导致吸收不良。

(三) 病理

小肠上皮细胞刷状缘下面可见多发圆形嗜碱小体,绒毛高度减少,隐窝伸展,固有层有中性粒细胞、浆细胞、淋巴细胞浸润。

(四) 临床表现

在绝大多数健康人表现为轻症并且有自限性,感染后7~10天可出现水样泻、恶心、痉挛性绞痛以及腹胀等,粪便间歇出现黏液,无出现血便及脓便。腹泻症状可以持续6周或更长时间,较多伴随头痛、发热、无力等。免疫功能低下、缺陷或免疫抑制的患者感染后,可引起严重的胃肠炎并伴有水样腹泻,导致大量体液丢失而危及生命,是AIDS患者的重要致死因素之一。

(五) 辅助检查

常用的隐孢子虫实验诊断方法包括病原学诊断、免疫学诊断及分子生物学检查等,随着免疫学、分子生物学技术应用的普及,后两者也有了较大的发展。可通过大便涂片酸染色查找卵囊,用糖悬浮法使虫卵数量浓缩后更易检出。酶联免疫吸附试验和免疫荧光试验具有高度的敏感性、特异性和重复性,目前为国外诊断隐孢子虫病最常用的方法之一。免疫印迹技术(ELIB)用于隐孢子虫病的临床诊断和特异性抗原、抗体分析,主要用于隐孢子虫病的血清学检查,该技术能分离出高分辨率、高度敏感和特异的隐孢子虫卵囊抗原,有利于提高隐孢子虫病的免疫学诊断效果,此法甚至被称为"金标准"。流式细胞术是近来发展起来的一项新技术,将卵囊提纯后,用隐孢子虫的单克隆抗体荧光素标记,通过流式细胞计数仪计数。分子生物学检查法即聚合酶联反应(PCR),已成为开发新一代诊断方法的基础,用于检查临床标本和环境水样本的隐孢子虫,优点是敏感、特异、能分辨基因型、简便易行。

(六) 诊断

AIDS患者或免疫功能不全的患者出现腹泻,应考虑该病的可能,确诊依据是找到虫体或特异性诊断试验阳性。

(七) 鉴别诊断

1. 阿米巴痢疾

本病的临床特点是起病缓慢,大便稀薄,呈暗红色似果酱,有脓血,味腥臭。腹部压痛部位多位于右下腹,而隐孢子虫病多发生于免疫功能低下患者,为大量水样泻,无脓血。

2. 细菌性痢疾

多有全身中毒症状，大便为脓血便，化验有大量红白细胞。而隐孢子虫病为水样泻，大便无脓血，大便化验可找到卵囊或针对隐孢子虫的酶联免疫吸附试验或免疫荧光试验阳性。

3. 蓝伯贾第鞭毛虫病

二者临床症状相似，均为水样泻，但该病通常症状较轻，对甲硝唑治疗有效，而隐孢子虫病在 AIDS 患者发病重，治疗效果差。

（八）治疗

目前尚无治疗隐孢子虫感染的有效药物。硝唑尼特作为一种新的抗原虫药物，可广谱抗寄生虫和细菌感染，是近年来最有前途的治疗隐孢子虫病药物。美国于 2002 年 11 月 22 日批准硝唑尼特作为由隐孢子虫、蓝伯贾第鞭毛虫引起儿童腹泻的治疗药物上市，剂型为混悬剂，商品名 Aliana™。有研究表明，免疫正常的隐孢子虫患者对该药的应答率达 70%，但免疫缺陷患者的应答率比较低。对症治疗：对既往健康的患者，给予对症支持治疗，如补液等，即可在 2 周内痊愈。免疫缺陷者可呈长期致命性腹泻，除支持治疗外，应给予止泻。临床常用的抑制肠动力药有苯乙哌定，吗啡和普鲁卡因，生长抑素及其类似物，含 18 碳 8 个氨基酸环状结构的肽，均为 5-羟色胺（5-HT）拮抗药，具有减少肠道分泌、增加水和电解质吸收的作用。此类药用于治疗分泌性腹泻，包括 AIDS 并发隐孢子虫腹泻显示良好的疗效，腹泻停止，营养状态改善。

三、肠阿米巴病

（一）流行病学

肠阿米巴病是溶组织阿米巴寄居于结肠内引起的疾病。由于进食污染的水源或食物而传染，本病流行于世界各地，流行情况与社会经济状况、卫生条件、居住环境、个人饮食习惯等有关。在全球范围内溶组织阿米巴感染率为 0.37%～30%，拉丁美洲、非洲、印度等地区发病率高，同性恋者由于口交、肛交，其感染率在 20% 以上，AIDS 患者粪检阿米巴原虫阳性率为对照组 20 倍以上。

（二）病因学

溶组织阿米巴有滋养体和包囊两期。滋养体分为大小两型，寄生于结肠肠腔和肠壁内，以二分裂法进行繁殖。大滋养体又称组织型滋养体，常见于急性阿米巴痢疾患者的粪便和病灶组织中，随着滋养体在肠内下降过程中逐渐停止活动，虫体团缩，并分泌出一种较硬的外壁，形成包囊。阿米巴包囊位于小肠及结肠，并随粪便排出体外。包囊为外传播型，对外界抵抗力较强，在一般的温度和湿度中能生存 2～4 周。包囊被吞食后，经胰蛋白酶作用脱囊为小滋养体，若人体免疫力低，小滋养体会变为大滋养体侵入肠壁而致病。

（三）病理

1. 急性期

病变好发部位依次是盲肠、升结肠、直肠、乙状结肠、其余结肠、阑尾和回肠末段。大滋养体侵入肠壁后依靠其伪足运动和分泌的溶组织酶破坏黏膜细胞，形成糜烂及浅溃疡，溃疡间可见正常黏膜。原虫易在疏松的黏膜下层侵袭扩展，形成黏膜下脓肿，脓肿破裂后形成特征性的烧瓶状溃疡。溃疡间可有窦道相连，病变可沿肠轴扩展，使大量组织坏死形成蜂窝样病灶。溃疡腔内的坏死组织碎片、黏液和大滋养体排出肠腔时即产生痢疾样便。严重病例病变侵袭肠壁血管可引起出血，病变也可穿破肠壁，造成穿孔，形成局限的腹腔脓肿或弥漫性腹膜炎。

2. 慢性期

若病变迁延不愈，肠黏膜上皮增生，溃疡底部出现肉芽组织，溃疡周围有纤维组织增生，肠壁增厚，肠腔狭窄，如果出现大块肉芽组织形成"阿米巴瘤"，阿米巴原虫可经门静脉侵入肝脏，在肝脏内形成脓肿，也可以栓子形式流入肺、脑、脾等组织形成迁徙性脓肿。

（四）临床表现

感染后 7~21 天可出现症状，如血样便、腹痛、发热、里急后重等，同时可出现侵袭性结肠炎。阿米巴结肠炎可表现轻度或暴发。10%患者由于阿米巴滋养体侵袭肠壁组织引起腹痛、腹泻、黏液血便、寒战、发热等症状，典型患者粪便呈暗红色糊状，似果酱样，为血、脓、黏液和粪质的混合物，称为阿米巴痢疾。部分患者出现腹痛伴水样泄，也可表现为次数较多的软便、腹胀等。本病易复发，迁延呈慢性，腹泻反复发作，大便呈黄糊状或软便，具有腐臭味，带少量黏液。感染后多数患者无症状，或症状轻微，偶感腹痛或腹部不适，间断轻微腹泻，但大便中排出包囊，具有传染性，也称带包囊者。

（五）并发症

阿米巴肠炎可以发展为重症暴发型结肠炎和中毒性巨结肠。0.5%阿米巴结肠炎患者可出现中毒性巨结肠，幼儿、妊娠者、营养不良患者、皮质激素使用者等更易出现重症暴发型结肠炎和中毒性巨结肠。上述患者起病急骤，有明显的血性腹泻、腹痛、发热、外周血白细胞升高、腹膜刺激征阳性。75%以上重症暴发型结肠炎患者可以出现结肠穿孔。穿孔通常是缓慢渗漏，症状不典型。如果误诊为溃疡性结肠炎而使用激素，患者病情加重更易出现并发症，所以应注意与溃疡性结肠炎鉴别诊断，并发大出血患者少见。如病原体经血液侵入身体其他器官，可引起肠外并发症，如阿米巴肝脓肿、阿米巴肺脓肿、阿米巴脑脓肿等。阿米巴肝脓肿是最常见的肠外并发症，男性更常见，患者不一定有明确的结肠炎病史。局部感染通常由肉芽组织或厚的纤维帽包裹，似结肠癌。

（六）辅助检查

大便化验寻找阿米巴滋养体或包囊，只有 1/3 的患者一次粪便检查即为阳性，3 次以上大便检查有助于诊断。血清学检测，大约 85%患者间接血凝试验阳性，可持续数年。大便抗原或溶组织性肠阿米巴 DNA PCR 检测敏感性更高一些。一些非致病性阿米巴可以在结肠内定植，如结肠内阿米巴、哈特曼内阿米巴、小内蜒等。即使有经验的医师也难以在常规显微镜下鉴别这些非致病性阿米巴与溶组织性阿米巴，可以借助血清学试验或粪便 PCR 反应来鉴别。

结肠镜检查：急性期有弥漫性黏膜脆性增加，颗粒形成，黏液脓性渗出，溃疡和充血等，易与溃疡性结肠炎混淆，将渗出液用生理盐水湿玻片检查或活检可发现滋养体。结肠镜检查也可发现小的孤立的表浅溃疡，直径 3~5 mm，表面覆盖黄白色渗出物。阿米巴结肠炎更多累及盲肠、升结肠，而非直肠。阿米巴溃疡因为滋养体侵犯到黏膜而形成，从轻度到重度、边缘不清的溃疡到典型的烧瓶样溃疡。

（七）诊断

典型阿米巴肠病易诊断，可通过粪便或组织中检出病原体确诊。不典型患者往往需借助血清学、结肠镜、诊断性治疗等手段作出诊断。

（八）鉴别诊断

1. 细菌性痢疾

起病急，全身中毒症状重，畏寒、发热、腹痛、腹泻、大便量少、里急后重等症状明显，腹痛以左下腹为著，大便化验可见大量白细胞。细菌培养可发现相应致病细菌。而阿米巴痢疾相对起病缓慢，腹痛以右下腹为主，大便粪质多，呈暗红色或果酱样，味腥臭，粪便检查可发现阿米巴滋养体或包囊，但白细胞较少。

2. 肠结核

患者大多有原发结核病灶存在，伴发热、盗汗、营养不良等结核中毒症状，粪便呈黄色稀糊状，带黏液少脓血，腹泻与便秘交替出现。

3. 溃疡性结肠炎

直乙状结肠为常受累部位，或扩展至全结肠，病变弥漫性充血、水肿，溃疡多易出血。多次大便寻找病原体均呈阴性或抗阿米巴治疗试验无效方可作出诊断。

（九）治疗

甲硝唑 750 mg，每日 3 次，7~10 天，是侵入性阿米巴病的首选治疗药物，治愈率可高达 90%。严重结肠炎或肝脓肿可静脉给药治疗。包囊相对对甲硝唑耐药，需要配合其他药物治疗，如呋喃二氯散、巴隆霉素、双碘喹啉等。如果脓肿有破裂的危险或药物治疗效果不好，阿米巴肝脓肿可考虑穿刺引流。无症状性肠腔内感染的患者应给予二氯散糠酸酯 500 mg，每日 3 次，连续 10 天；巴隆霉素 25~30 mg/kg，每日 3 次，连续 7 天；双碘喹啉 650 mg，每日 3 次，20 天。重症暴发型阿米巴结肠炎、中毒性巨结肠、肠穿孔或严重出血，内科治疗无效时，必须进行外科手术。

四、钩虫病

（一）流行病学

钩虫病遍及全球，尤以热带和亚热带地区多见，多见卫生条件差、居民习惯赤脚行走的地区。

（二）病因学

人钩虫病是由十二指肠钩虫或美洲钩虫寄生于小肠上段所引起。虫卵随大便排出后，发育成感染期蚴虫，土壤中次蚴虫接触皮肤后钻进皮肤，通过小静脉或淋巴管入血，依次到心、肺、支气管、咽喉、小肠上段，3~4 周发育为成虫。成虫叮咬在小肠壁上吸血，导致钩虫性贫血。

（三）病理

小肠黏膜活检的组织学改变差异较大，可从正常黏膜到严重的扁平黏膜。

（四）临床表现

大多数慢性感染是无症状的。当感染钩虫数量增多，尤其是患者并发营养不良时，可出现失血性贫血和低蛋白血症。急性感染时有时并发瘙痒性红斑，或咳嗽、哮喘。成虫感染可表现为上腹部不适、食欲下降、腹泻、消瘦乏力等。多数患者有微量消化道出血，少数出血量多表现为黑便。

（五）辅助检查

血液学检查呈缺铁性贫血，血细胞分类计数嗜酸性细胞比例明显升高。粪便可找到虫卵，呈圆形带有透明菲薄的外壳。也可直接涂片法、饱和盐水漂浮法或虫卵计数法进行粪便检查。

（六）诊断

在流行区有赤足下地史和贫血等临床症状应考虑钩虫病。以粪便检测到虫卵为确诊依据。

（七）鉴别诊断

十二指肠溃疡：可有周期痛和节律性中上腹部饥饿性痛，伴反酸胃灼热等症状。而钩虫病由于血浆蛋白丧失可有不同程度的水肿甚至出现腹腔积液，可伴皮肤瘙痒性红斑或咳嗽、哮喘等肠外表现。

（八）治疗

钩蚴虫侵入皮肤，24小时内仍稽留在皮下组织内，可予透热疗法杀死钩蚴虫。驱虫药有甲苯咪唑，100~200 mg，2次/天，3天。噻嘧啶10 mg/（kg·d），3天。

五、蛔虫病

（一）流行病学

蛔虫病患者与感染者是传染源，蛔虫卵污染的食物、水进入人体后传染。患者及肠道蛔虫感染者为传染源，虫卵经口吞入为主要传播途径，人群普遍易感，但以儿童感染最多。

（二）病因学

蛔虫是寄生人体内最大的线虫之一。雌雄异体，形似蚯蚓，主要寄生在小肠。虫卵进入小肠后孵化为蚴虫，进入门静脉，经肝、下腔静脉、右心、肺、气管到咽部咽下，经胃到小肠，发育成成虫，历时1~2个月，也可进入其他器官。

（三）临床表现

蚴虫迁移期表现为咳嗽、哮喘、气急、发热、痰中带血或咯血，重者可出现发绀、呼吸困难。肠蛔虫症状：寄生在小肠的蛔虫常为数条或数十条或更多，可无症状或仅轻微消化功能紊乱，如厌食、偏食、异食癖，可反复发作的脐周疼痛，伴恶心、呕吐、腹泻或便秘，食欲缺乏，营养不良、生长发育迟缓等。亦可有顽固性荨麻疹等表现。

（四）并发症

蛔虫性肠梗阻：为最常见并发症，脐周阵发性绞痛，伴恶心、呕吐，有时吐出蛔虫，一般无大便。胆管蛔虫病：蛔虫钻入胆管，引起胆总管括约肌痉挛，患者突然出现右上腹剧烈绞痛，可放射至右肩和腰背部，屈体弯腰，面色苍白，常伴呕吐、吐出胆汁和蛔虫。可持续数分钟到数小时。发作时腹部体征不明显。

（五）辅助检查

大便镜检发现蛔虫卵。外周血嗜酸性粒细胞增高。

（六）诊断

有吐虫或大便排虫史，反复发作的脐周疼痛，或突然发热、咳嗽、痰中带血、哮喘，伴有夜间磨牙、流涎皮肤风疹团块、巩膜蓝斑、面部白色虫斑、唇内侧白色粟粒状小点、指甲花斑等。应考虑蛔虫病的可能。

（七）鉴别诊断

胆管蛔虫病应注意与胆石症鉴别：急性胆囊炎多在饱餐或油腻食物 3~4 小时逐渐发作加重，疼痛位于右上腹，吸气咳嗽时加重，Murphy 征阳性；多数胆总管结石并发胆石症症状也是逐渐加重，表现为剑下闷痛伴恶心，典型症状呈绞痛伴发热黄疸，有时并发胆囊炎、胰腺炎，有明确体征。而胆管蛔虫病患者突然出现右上腹剧烈绞痛，常伴呕吐、吐出胆汁和蛔虫，可持续数分钟到数小时，发作时腹部体征不明显。

（八）治疗

驱虫治疗：阿苯达唑，400 mg，1 次顿服；枸橼酸哌嗪，成人每次 3~3.5 g，儿童 100~150 mg/kg，睡前顿服或分 1~2 次服，连服 2 天；甲苯咪唑，2 岁以上儿童和成人顿服 200 mg。并发症治疗：①胆管蛔虫病。镇前解痉用阿托品，东莨菪碱或哌替啶；缓解后驱虫治疗。②蛔虫性肠梗阻。补液支持治疗；胃肠减压；驱虫治疗；内科治疗不缓解则手术治疗。

（张　贺）

第五章

泌尿系统疾病

第一节 急性肾小球肾炎

一、概述

急性肾小球肾炎常简称急性肾炎。广义上是指一组病因及发病机制不一，临床上表现为急性起病，以血尿、蛋白尿、水肿、高血压伴有一过性氮质血症和肾功能下降为特点的肾小球疾病，也常称为急性肾炎综合征。急性肾炎综合征常出现于感染之后。以链球菌感染最为常见。此外，偶可见于其他细菌或病原微生物感染之后，如细菌感染（肺炎球菌、脑膜炎球菌、淋球菌、克雷白杆菌、布鲁氏杆菌、伤寒杆菌等）、病毒感染（水痘病毒、麻疹病毒、腮腺炎病毒、乙型肝炎病毒、EB病毒、柯萨奇病毒、巨细胞病毒等），立克次体感染（斑疹伤寒），螺旋体感染（梅毒），支原体感染，霉菌病（组织胞浆菌），原虫（疟疾）及寄生虫（旋毛虫、弓形虫）感染等。本节主要介绍链球菌感染后急性肾小球肾炎，临床上绝大多数病例属急性链球菌感染后肾小球肾炎。此外，本症是小儿时期最常见的一种肾小球疾病，发病年龄3~8岁多见，2岁以下罕见；男女比例约为2:1。链球菌感染后肾炎多为散发性，但也可呈流行性发病，于学校、团体或家庭中集体发病。近年国内外流行病学资料显示其发病有日益减少的趋势，在发达国家此种下降趋势尤为显著。

二、诊断

（一）病史采集

本病临床表现差异大，轻者可表现为"亚临床型"，即除实验室检查异常外，并无明显具体临床表现；重者并发高血压脑病、严重急性充血性心力衰竭和（或）急性肾功能衰竭。

1. 起病情况

患者一般起病前存在前驱感染，常为链球菌所致的上呼吸道感染，如急性化脓性扁桃体炎、咽炎、淋巴结炎、猩红热等，或是皮肤感染，如脓疱病、疖肿等。由前驱感染至临床发病有一无症状间歇期，呼吸道感染起病者约10天（6~14天），皮肤感染起病者约为20天（14~28天）。

2. 主要临床表现

典型临床表现为前驱链球菌感染后，经1~3周无症状间歇期而急性起病，表现为水肿、血尿、高血压及程度不等的肾功能下降。

水肿是最常见的症状,主要由肾小球滤过率降低、水钠潴留引起。水肿并不十分严重,起病初期仅累及眼睑及颜面,晨起较重,部分患者仅表现为体重增加,肢体胀满感;严重水肿者可波及全身,少数伴胸、腹腔积液。急性肾炎的水肿呈非凹陷性,与肾病综合征的明显凹陷性水肿不同。

半数患者有肉眼血尿,镜下血尿几乎见于所有病例。肉眼血尿时,尿色可呈洗肉水样或烟灰色、棕红色、鲜红色等。血尿颜色差异与尿酸碱度有关;酸性尿呈烟灰或棕红色,中性或碱性尿呈鲜红或洗肉水样。严重肉眼血尿时可伴排尿不适甚至排尿困难。通常肉眼血尿1~2周后即转为镜下血尿,少数持续3~4周,也可因感染、劳累而反复出现。镜下血尿持续1~3个月,少数延续半年或更久,但绝大多数可恢复。血尿常伴程度不等蛋白尿,一般为轻至中度,少数可达肾病水平。

尿量减少并不少见,但发展至少尿或无尿者少见,只有少数患者由少尿发展成为无尿,表明肾实质病变严重,预后不良。恢复期尿量逐渐增加,肾功能恢复。

高血压见于30%~80%的病例,一般为轻或中度增高,为水钠潴留血容量增加所致。大多于1~2周后随水肿消退而血压恢复正常,若持续不降应考虑慢性肾炎急性发作的可能。血压急剧增高时,可出现高血压脑病,表现为剧烈头痛、恶心、呕吐、复视或一过性失明,严重者突然出现惊厥、昏迷。

部分患者由于水、钠潴留,血浆容量增加而出现循环充血及急性心力衰竭。轻者仅有呼吸、心率增快、肝脏增大;严重者可出现呼吸困难、端坐呼吸、颈静脉怒张、咳嗽、粉红色泡沫痰、双肺湿性啰音、心脏扩大、奔马律等急性心力衰竭表现。

除上述临床症状外,患者常有乏力、恶心、呕吐、头晕、腰痛及腹痛等。小部分患者可呈无症状的亚临床型表现。

3. 既往病史

一般无特殊。可有反复上呼吸道和皮肤黏膜感染病史,部分患者可有风湿热病史。

(二) 体格检查

1. 一般情况

急性病表现,可有精神萎靡、乏力,如存在感染则可有中低度发热、血压升高或心率增快,此外需注意神志改变。

2. 皮肤黏膜

部分患者可见皮肤感染灶。水肿常见,常累及眼睑及颜面,肢体水肿常呈非凹陷性。

3. 浅表淋巴结

部分患者可有头颈部浅表淋巴结肿大,为感染和炎症性淋巴结肿大。

4. 头颈部

咽部及扁桃体可有病毒或细菌感染表现,如滤泡增生、黏膜充血、扁桃体肿大及分泌物附着等。注意颅内高压及脑水肿眼底改变。

5. 胸腔、心脏及肺部

少数严重病例可有胸腔积液,并发心力衰竭者可出现相应心脏及肺部表现。

6. 腹部

少数严重病例可有腹腔积液,若并发全心衰竭者可有肝、脾肿大。

(三) 门诊资料分析

1. 尿液检查

血尿可见于所有患者。急性期多为肉眼血尿,后转为镜下血尿。尿沉渣中红细胞形态多为严重变形红细胞,但应用袢利尿剂者对变形红细胞形态有一定影响。60%~80%新鲜尿可检测到红细胞管型,是急性肾炎的重要特点。病程早期尿液中还可检测到较多白细胞。尿沉渣尚见肾小管上皮细胞、大量透明和(或)颗粒管型。尿中纤维蛋白原降解产物增多。尿蛋白定量常为轻至中度,少数可达肾病水平。尿常规一般在4~8周内恢复正常。部分患者镜下血尿或少量蛋白尿可持续半年或更长。

2. 血常规

红细胞计数及血红蛋白可稍低,与血容量增大、血液稀释有关。白细胞计数可正常或增高,与原发感染灶是否继续存在有关。血沉增快,一般2~3个月内恢复正常。

3. 血液生化及肾功能检查

肾小球滤过率呈不同程度下降,肾血浆流量正常而滤过分数常减少,肾小管重吸收及浓缩功能通常完好。部分患者有短暂的血清尿素氮、肌酐增高,当有肾前性氮质血症时,血尿素氮与血肌酐比值显著增高。部分患者可有高血钾、代谢性酸中毒及轻度稀释性低钠血症。血浆白蛋白一般在正常范围,可因血液稀释而轻度下降,但大量蛋白尿者可有低白蛋白血症,并可伴一定程度的高脂血症。

(四) 辅助检查

1. 其他血清学检查

疾病早期可有冷球蛋白血症,部分血液循环免疫复合物阳性。血浆纤维蛋白原、纤溶酶增高,尿中纤维蛋白原降解产物增加,提示急性肾炎时肾脏中存在着小血管内凝血及纤溶作用,这些检查结果与病情的严重性一致。

2. 血补体测定

90%患者病程早期血中总补体CH50及C3、C4显著下降,其后首先C4开始恢复,继之总补体及C3也于4周后上升,6~8周时血清补体水平基本恢复正常。此规律性变化为本病的典型特征性表现。血补体下降程度与急性肾炎病情轻重无明显相关,但低补体血症持续8周以上,则应怀疑系膜毛细血管性肾炎或其他系统性疾病(如红斑狼疮、特发性冷球蛋白血症等)。

3. 病原学及血清学检查

前驱链球菌感染于肾炎起病时大多已经接受抗菌药物治疗,因此发病后从咽部或皮肤感染灶培养出β溶血性链球菌的阳性率较低,仅约30%。链球菌感染后可产生相应抗体,临床上常根据检测血清抗体证实前驱的链球菌感染。如抗链球菌溶血素"O"抗体(ASO),其阳性率达50%~80%,通常于链球菌感染后2~3周出现,3~5周抗体水平达高峰,50%患者半年内恢复正常。判断其临床意义时应注意,抗体水平升高仅表示近期有链球菌感染,与急性肾炎病情严重性无直接相关性;早期经有效抗生素如青霉素治疗者其阳性率减低,皮肤感染患者的抗体阳性率也较低;部分链球菌致肾炎菌株不产生溶血素,故机体亦不产生链球菌溶血素"O"抗体;在患者有明显高胆固醇血症时,胆固醇可干扰检验结果而出现假阳性反应。90%皮肤感染患者血清抗DNA酶B及抗透明质酸酶抗体滴度上升,有较高的诊断意义；此外，在本病患者早期及恢复期，部分患者血清中可测得抗胶原Ⅳ及层粘连蛋白抗体以及较高而持久的抗链球菌内物质（ESS）抗体，被认为有一定的诊断意义。近年来，国外和国内主张采用多种抗链球菌抗体的同时检测，可更好地确定近期内是否有过链球菌感染。

4. 肾活检病理

通常典型病例不需行肾穿刺活检术，当出现下列情况时则应进行活检。①不典型表现如重度蛋白尿、显著氮质血症、少尿持续存在，且缺乏链球菌感染的血清学证据。②显著高血压和肉眼血尿并持续超过2~3周，或蛋白尿持续6个月以上。③持续低补体血症。光镜下典型肾脏病理改变为弥漫性毛细血管内增生性肾炎；肾小球内皮细胞及系膜细胞增生，还可见中性粒细胞浸润；增生显著时毛细血管腔显著狭窄；少数严重病例可见程度不等的新月体形成。电镜下除上述增生浸润性病变外，在肾小球基底膜上皮侧有散在圆顶状电子致密沉积物呈特征性"驼峰"样沉积，4~8周后大多消散。免疫荧光检查可见 IgG、C3 于肾小球基底膜及系膜区颗粒状沉积，偶还可见 IgM 和 IgA。多数患者病理改变逐步消散，少数未顺利恢复者，其增生的内皮细胞和浸润的炎症细胞虽被吸收，但系膜细胞及其基质继续增生，呈系膜增生性肾炎改变并可逐步进展至局灶节段性硬化，临床上相应地呈慢性肾炎表现。

（五）诊断要点

起病前1~3周有咽部感染或皮肤感染史，短期内发生血尿、蛋白尿、水肿、少尿或高血压，严重时呈肺淤血或肺水肿，即可诊断为急性肾炎综合征；有关链球菌培养及血清学检查阳性、血清补体水平动态改变等，可协助本病确诊。临床表现不典型者，须多次进行尿液常规检查，根据尿液改变及血清补体典型动态改变作出诊断，必要时行肾穿刺活检病理检查。

（六）分型

1. 亚临床型急性肾炎

大量急性肾炎患者属此型，多发生于与链球菌致肾炎菌株密切接触者，临床上并无水肿、高血压、肉眼血尿等肾炎表现，甚至尿液检查也可正常。但血清补体C3降低，6~8周后恢复正常；链球菌有关血清抗体效价上升。肾活检组织病理学检查有局灶增生性病变或典型弥漫性病变。

2. 肾外症状型急性肾炎

多见于小儿患者。临床上有水肿、高血压，甚至发生高血压脑病、严重心力衰竭等，但尿液检查仅有轻微改变或无改变，血清补体水平存在动态变化，早期补体C3降低，6~8周后恢复正常。

3. 肾病综合征型急性肾炎

约占小儿急性肾炎中的5%，成人中更为常见。临床上患者呈大量蛋白尿、水肿、低白蛋白血症及高脂血症，其恢复过程较典型病例延缓，少数患者临床上呈慢性化倾向。

4. 重症型急性肾炎

少数患者起病后病情迅速恶化，进行性尿量减少及肾功能急骤下降，短期内（数日或数周）可发展至尿毒症。肾脏病理改变呈显著内皮及系膜细胞增生，毛细血管腔严重受压闭塞，常伴有程度不一的新月体形成。此型病例临床表现与原发性急进性肾小球肾炎（RPGN）相似，需予以鉴别。典型血清补体改变、血清免疫学指标提示有链球菌感染以及典型肾脏病理改变均有别于 RPGN。此类患者虽临床病情严重，但其预后均较原发性 RPGN 为佳，经积极治疗（包括透析治疗）渡过急性期后，肾功能及尿量可逐步恢复。

5. 老年性急性肾炎

患者临床表现常不典型。前驱感染症状不明显，皮肤感染较咽部感染多见。起病后血尿、水肿、高血压虽与中青年患者相似，但发生大量蛋白尿、心血管并发症及急性肾衰竭患者较多，疾病早期死亡率较年轻患者高。自开展透析治疗以来，本病老年患者急性肾衰竭经透析治疗后，绝大部分患者仍能完全恢复。

（七）鉴别诊断

（1）注意勿漏诊或误诊，对以循环充血、急性心力衰竭、高血压脑病为首发症状或突出表现的患者，应及时进行尿液检查并及时诊断。

（2）急性全身性感染发热疾病。见于高热时出现的一过性蛋白尿及镜下血尿，与肾血流量增加、肾小球通透性增加及肾小管上皮细胞混浊肿胀有关。尿液改变常发生于感染、高热的极期，随着发热消退，尿液检查恢复正常。通常不伴水肿、高血压等肾脏疾病的临床表现。

（3）其他病原体感染后肾小球肾炎。多种病原体感染可引发急性肾炎，临床表现为急性肾炎综合征，如细菌（葡萄球菌、肺炎球菌等）、病毒（流感病毒、EB 病毒、水痘病毒、柯萨奇病毒、腮腺炎病毒、ECHO 病毒、巨细胞病毒及乙型肝炎病毒等）、肺炎支原体及原虫等。细菌感染如细菌性心内膜炎时，由感染细菌与抗体引起免疫复合物介导肾小球肾炎，临床上可呈急性肾炎综合征表现，亦可有血清循环免疫复合物阳性、冷球蛋白血症及低补体血症，有原发性心脏病及感染性细菌性心内膜炎全身表现可资鉴别，应及时给予治疗；此外，革兰阴性菌败血症、葡萄球菌败血症、梅毒、伤寒等也可引起急性肾炎综合征。病毒感染所引起的急性肾炎，临床过程常较轻，无血清补体水平的动态变化，常有自限倾向，根据病史、病原学、血清学及免疫学特点可加以鉴别。

（4）其他原发性肾小球疾病。①系膜毛细血管性肾炎：约 40% 患者呈典型急性肾炎综合征起病，但常有显著蛋白尿、血清补体 C3 持续降低，病程呈慢性过程，如急性肾炎病程超 2 个月仍无减轻或好转，应考虑系膜毛细血管性肾炎，并及时行肾活检以明确诊断。②急进性肾炎：起病与急性肾炎相同，但病情持续进行性恶化，肾功能急剧下降伴少尿或无尿，病死率高。急性肾炎综合征若存在上述临床表现，应及时行肾活检以进行鉴别。③IgA 肾病：多于上呼吸道感染后 1~2 天内即发生血尿，有时伴蛋白尿，通常不伴水肿和高血压。前驱感染多为非链球菌感染（链球菌培养阴性，ASO 抗体水平不升高），潜伏期短（数小时至数天），血清补体水平正常，约 30% 患者血清 IgA 水平可升高，病程易反复发作，鉴别困难时需行肾活检。④原发性肾病综合征：肾炎急性期偶有蛋白尿严重可达肾病水平者，与肾病综合征易于混淆。病史、血清补体检测可加以区别，诊断困难时须依赖肾活检病理检查。

（5）系统性疾病引起的继发性肾脏损害。过敏性紫癜、系统性红斑狼疮、溶血尿毒综合征、血栓性血小板减少性紫癜等可导致继发性肾脏损害，临床表现与本病类似，但原发病症状明显，且伴有其他系统受累的典型临床表现和实验室检查，不难鉴别诊断。若临床诊断存在困难，应考虑及时进行肾活检以协助诊断。

（6）慢性肾炎急性发作。患者既往肾脏病史，于感染后 1~2 天发病，临床症状迅速出现（多在 1 周内），缺乏间歇期，且常有较重贫血、持续高血压、肾功能损害，有时伴心脏、眼底变化，实验室检查除肾小球功能受损外，可有小管间质功能受损表现，如浓缩稀释功能异常等，超声影像学检查提示双肾体积缩小；临床上控制急性症状，贫血、肾功能不能恢复正常。

三、治疗

（一）治疗原则

本病是自限性疾病。临床上主要为对症治疗，去除感染诱因、防治并发症、保护肾功能并促进肾脏功能恢复为主要环节。具体为预防和治疗水、钠潴留，控制循环血容量，减轻临床症状（水肿、高血压），必要时应用透析治疗，以预防和治疗严重并发症（心力衰竭、脑病、急性肾衰竭），防止各种加重肾脏病变的因素，促进肾脏组织学及功能上的恢复。

（二）治疗计划

1. 休息

急性起病后建议卧床休息2~3周。当急性肾炎患者各种临床表现好转，如水肿消退、血压恢复正常、肉眼血尿消失，患者可恢复适当活动如散步等，但应注意密切随诊。

2. 饮食

应给予富含维生素的饮食。有水肿及高血压的患者应注意适当限制钠盐的摄入，食盐每日2~3 g；有氮质血症者应给予优质蛋白饮食并限制蛋白质摄入量，在尿量增加、氮质血症消除后应尽早恢复正常蛋白质摄入；有少尿、严重水肿、循环充血的患者应严格维持出入液量平衡，必要时要适当限制水的摄入；少尿患者需同时限制钾的摄入量；饮食需保证每日的热量需要。

3. 消除感染灶

常选用青霉素，过敏者可改用红霉素、克林霉素或头孢菌素，疗程7~10天。抗生素的应用可清除感染灶，减轻机体抗原抗体反应，有助于防止致肾炎菌株的扩散。

4. 对症治疗

（1）利尿治疗：经控制水、盐摄入后仍有明显水肿、少尿、高血压及循环充血患者可给予利尿剂。一般可给予氢氯噻嗪，每日2~3 mg/kg，分2~3次口服；必要时可予速效袢利尿剂，常用呋塞米或依他尼酸静脉注射，每次1 mg/kg，4~8小时可重复应用。禁用保钾利尿剂及渗透性利尿剂。

（2）降压治疗：凡经休息、限盐、利尿剂治疗而血压仍高者应给予降压药物治疗。可选用钙通道阻滞剂，如氨氯地平5 mg，每日1~2次；β受体阻滞剂，如阿替洛尔12.5~25 mg，每日2次；α受体阻滞剂，如哌唑嗪0.5~2.0 mg，每日3次；血管扩张剂如肼苯哒嗪10~25 mg，每日3次。顽固性高血压者可选用不同类型降压药物联合应用。血管紧张素转换酶抑制剂（ACEI）、血管紧张素Ⅱ受体拮抗剂（ARB）需要谨慎使用，特别在肾功能不全，血肌酐>350 μmol/L的非透析治疗患者中。

（3）高钾血症的治疗：注意限制饮食中钾的摄入量，应用排钾性利尿剂均可防止高钾血症的发生。如尿量少导致严重高钾血症时，在应用葡萄糖胰岛素、钙剂及碳酸氢钠静脉滴注的基础上，及时进行腹膜透析或血液透析治疗，以避免致命性心律失常的发生。

（4）高血压脑病的治疗：应尽快将血压降至安全水平。可选用硝普钠静脉滴注，推荐以每分钟 15 μg 开始，在严密监测血压基础上调整滴速，并需同时监测血硫氰酸浓度以防止药物中毒；其他可选用的静脉应用药物有硝酸甘油、柳胺苄心定、乌拉地尔等。高血压脑病除降压药物治疗外，通常需联合应用利尿剂以协同降压治疗并减轻水钠潴留和脑水肿；此外，还需注意止痉、止惊厥、吸氧等对症治疗。

（5）充血性心力衰竭的治疗：主要由水钠潴留、高血容量及高血压所致，故主要应给予利尿、降压、扩张血管以减轻心脏前后负荷。洋地黄类药物对于急性肾炎并发心力衰竭的治疗效果不肯定，不作为常规应用，必要时可试用，药物使用剂量应参考肾功能情况进行调整。如心力衰竭经药物保守治疗无效者应及时进行透析治疗。

（6）急性肾功能衰竭及透析治疗：发生急性肾衰竭而有透析指征时，应及时给予透析治疗以帮助患者度过危险期。由于本病具有自愈倾向，肾功能多可逐渐恢复，一般不需要长期维持性透析治疗。

四、病程观察

（一）病情观察要点

（1）临床症状的观察和记录应特别注意神志、血压、水肿、尿量、心脏和肺部体征以及感染灶的变化。

（2）治疗期间特别注意血清补体变化、尿液常规及细胞学检查、血液电解质、酸碱平衡及肾功能的变化。

（3）注意药物剂量根据肾功能进行相应调整，同时注意药物的不良反应，如降压药物、抗生素等。

（二）疗效判断

1. 痊愈

水肿消退，尿常规阴性，肾功能正常，血压正常。

2. 好转

水肿消退，血压正常，肾功能正常，尿常规仍有镜下轻度至中度血尿和（或）微量蛋白尿。

3. 无效

与入院时各项表现无明显改善。

4. 未治

患者未接受治疗。

五、预后

急性链球菌感染后肾炎大多预后良好。绝大部分患者于 1~4 周内出现尿量增加、水肿消退、血压下降或正常，尿液检查也常随之好转；血清免疫学异常一般 28 周内恢复正常，病理检查亦大部分恢复正常或仅遗留轻度细胞增生性病变；部分患者尿检异常可迁延半年至一年以上才恢复正常。小儿预后优于成人及老年人，老年患者可因急性肾衰竭或心力衰竭死亡。远期随访结果报道不一，多数学者认为本病预后虽好，但有 6%~18% 患者遗留有程度不一的尿液检查异常及高血压，少数患者转为慢性，所以应加强随访。老年、持续性高血压、大量蛋白尿或肾脏病理组织增生病变严重或伴新月体形成者预后较差。

六、随访

1. 出院带药及医嘱

痊愈患者无须带药。未愈患者仍须间歇性口服利尿剂治疗和（或）使用抗高血压药物治疗，此部分患者需要注意休息和避免剧烈运动，适当低盐饮食，并防止感染；肾功能未完全恢复患者应注意优质低蛋白饮食和（或）联合α酮酸或必需氨基酸口服治疗。

2. 检查项目与周期

对于未痊愈患者，应定期每1~2周复查血压、水肿消退及尿量情况，根据实际每2~4周进行尿液常规及细胞学、血液电解质、酸碱平衡及肾功能检查，必要时可复查血清免疫学指标及24小时尿蛋白定量。

（薛　畅）

第二节　急进性肾小球肾炎

一、概述

急进性肾小球肾炎（新月体性肾炎）是以急性肾炎综合征、肾功能恶化、早期出现少尿性急性肾衰竭为特征，病理呈新月体肾小球肾炎表现的一组疾病。因此，急进性肾小球肾炎也被称为新月体肾炎。肾活检显示新月体形成的肾小球数目占全部肾小球数目的50%以上，临床表现为血尿、蛋白尿、少尿和肾功能急剧恶化。急进性肾炎是一组由多种原因所致的疾病，主要包括三种情况：①原发性急进性肾小球肾炎。②继发于全身性疾病的急进性肾炎（如狼疮性肾炎）。③继发于原发性肾小球肾炎，即在其他类型肾小球肾炎基础上发生病理类型转变，如膜性肾病、IgA肾病等。急进性肾炎根据免疫病理可分为三型，其病因和发病机制各不相同。①Ⅰ型又称抗肾小球基底膜（GBM）型肾小球肾炎，抗GBM肾炎比较少见，占急进性肾炎的10%~20%，患者血中有抗GBM抗体。抗GBM病包括两种情况，即损害单纯局限于肾脏的抗GBM肾炎和同时累及肺脏的Goodpasture综合征，后者同时伴有肺出血。抗GBM病通常见于两个年龄段，即20~30岁和60~70岁。20~30岁年龄段以男性常见，肺出血发生率较高；60~70岁年龄段以女性常见，肺出血发生率低。②Ⅱ型又称为免疫复合物型，大多数免疫复合物型急进性肾炎继发于免疫复合物型肾炎，少数为原发性免疫复合物型急进性肾炎。本型是我国最常见的急进性新月体肾炎，主要见于青少年。血中可检测到免疫复合物，血清补体C3可降低。总体来说，本型的临床和病理改变比抗GBM型及非免疫复合物型要稍轻。③Ⅲ型为非免疫复合物型，又称寡免疫型急进性肾炎，非免疫复合物型主要见于中老年人，以西方国家多见。近年来，由于对血管炎认识的提高或其他原因，在国内本病逐渐多见。大约有1/3的患者仅有肾脏病变，另外2/3继发于全身血管炎改变，前者为狭义的非免疫复合物型肾炎。急进性肾小球肾炎进展很快，如不及时诊断和治疗，患者很快进入不可逆转的终末期肾衰竭。临床医生应该提高对本病的认识，做到早期诊断和治疗，以挽救肾功能。

二、诊断

(一) 病史采集

1. 起病情况

急进性肾炎可有呼吸道前驱感染，起病多较急，病情急骤进展。继发于全身性疾病或在其他原发性肾小球疾病基础上发生的急进性肾炎起病时，可有原发病的表现，如继发于系统性红斑狼疮者可有发热、皮疹、关节痛等。

2. 主要临床表现

急进性肾炎主要表现为血尿、蛋白尿等肾炎综合征的表现，但突出的表现是肾功能急剧恶化和进行性少尿或无尿，并很快发展为肾衰竭。血尿是必有的，一般肉眼血尿比较常见。但蛋白尿呈轻至中度，一般不表现为肾病综合征，这是由于肾功能急骤恶化，肾小球滤过率下降，尿蛋白排泄也相应减少。继发于原发性肾小球肾炎者可在肾病综合征的基础上出现上述表现，可伴有高血压、贫血等。贫血的发生与肾衰竭时肾脏促红细胞生成素合成减少有关，也可能与基础疾病有关，如系统性红斑狼疮。Goodpasture综合征和继发于全身血管炎的患者可有咯血、气促和肺出血等肾外表现，肺出血严重者加重贫血，继发于全身性疾病如系统性红斑狼疮等还有原发病的表现。

肺出血可以比较轻微，但多数严重，死亡率高。肺出血多见于吸烟者，还可能与吸入碳氢化合物或上呼吸道感染有关。推测这些因素使肺毛细血管基底膜的抗原暴露，被抗GBM抗体识别而诱发免疫反应。

继发于全身血管炎的患者有血管炎的肾外表现，受累的器官包括肺、上呼吸道、鼻窦、耳、眼、消化道、皮肤、周围神经、关节和中枢神经系统等。即使没有特定器官受累的表现，也常有发热、乏力、食欲缺乏、肌痛和关节痛等。有时在疾病早期并没有肾外表现，疾病发展过程中才出现肾外表现，应引起注意。肺部受累时可有肺出血，肺出血可以是致命的，是决定患者生存的重要指标。

3. 既往病史

抗GBM肾炎可有上呼吸道前驱感染史以及吸烟、吸入碳氢化合物等病史。继发于免疫复合物型肾炎的免疫复合物型急进性肾炎，可有基础肾小球肾炎病史，如膜性肾病、IgA肾病等。继发于全身性疾病的急进性肾炎可有原发病病史，如系统性红斑狼疮、血管炎等。

(二) 体格检查

1. 一般情况

精神萎靡，急性起病面容。

2. 皮肤、黏膜

伴有贫血者呈不同程度贫血貌（面色、口唇、睑结膜、甲床等苍白）；全身皮肤黏膜可有皮损表现，如系统性红斑狼疮可见蝶形红斑、盘状红斑、网状青斑等，继发于过敏性紫癜者可见对称性的紫癜。

3. 血压

血压可有不同程度的升高。

4. 其他

严重少尿、高血压、肾功能减退者可伴发充血性心力衰竭、水肿、水钠潴留及酸碱平衡失调等症状和体征。对于继发于血管炎者，体检时应注意有无系统性血管炎的表现。由于血管炎变化多端，可有多器官系统的损害，因而体检时应注意有无相应器官受损的表现，如眼结膜充血、听力下降、肢端感觉异常等，甚至可有颅内压升高的表现。

（三）门诊资料分析

1. 血常规

伴有贫血者可有红细胞计数下降、血红蛋白下降，呈正细胞正色素性贫血。继发于血管炎的患者，常伴有白细胞数增多和中性粒细胞比例增加，血小板可有增多。

2. 尿常规

几乎都有血尿和蛋白尿。血尿多为肾小球源性，尿沉渣镜检可见大量畸形红细胞和红细胞管型、上皮细胞管型和颗粒管型等；尿蛋白呈轻至中度；尿比重一般不降低。

3. 血生化

血尿素氮及血肌酐进行性升高。有时血清钾亦升高，可能伴有酸中毒，可以表现为阴离子间隙（AG）增大，血 HCO_3^- 浓度下降，CO_2 结合力下降，肾功能衰竭者常有低钙血症和高磷血症。

4. 胸部 X 线

继发于血管炎者肺部照片可见片状阴影，容易误诊为肺炎，严重者可以有肺部团块状阴影，甚至可有空洞，容易误诊为肺癌或肺结核，抗 GBM 肾炎或微血管炎出现肺出血者可表现为大片的肺实变阴影，慢性血管炎可见肺间质纤维化。

5. 双肾脏 B 超

B 超常显示双肾增大，肾脏偏小常不支持急进性肾炎的诊断，提示慢性肾炎加重的可能性较大。

（四）辅助检查

（1）血清抗中性粒细胞胞浆抗体（ANCA）包括 PR3 和 MPO 抗原。

（2）血清抗肾小球基底膜抗体（抗 GBM 抗体），血清抗 GBM 抗体的滴度和疾病严重程度呈正比。

（3）怀疑为系统性红斑狼疮者，需检测抗核抗体（ANA）、抗双链 DNA（dsDNA）和血补体 C3。C3 的降低提示继发于感染后肾小球肾炎、狼疮性肾炎、系膜毛细血管性肾炎或冷球蛋白血症的肾损害。

（4）动脉血气分析（ABG）有急性呼吸窘迫综合征者应进行 ABG，表现为 PaO_2 和 $PaCO_2$ 降低。

（5）需尽快进行肾活检。

1）光镜：正常肾小球囊壁层上皮细胞是单层细胞，在病理情况下，壁层上皮细胞增生使细胞增多（多于三层）形成新月体。急进性肾小球肾炎的病理特征是广泛新月体形成。急进性肾炎的新月体体积较大，常累及肾小球囊腔的 50% 以上，而且比较广泛，通常 50%

以上的肾小球有新月体。新月体形成是肾小球毛细血管袢严重损害的结果，故在与新月体相邻的肾小球毛细血管袢常可见有袢坏死。不同亚型急进性肾炎的新月体略有不同。

抗基底膜肾小球肾炎的新月体比较一致，在疾病的比较早期阶段，所有新月体均为细胞性新月体；在稍晚的阶段，细胞性新月体转化为细胞纤维性新月体。本病进展相当快，起病4周后肾活检即可见到纤维性新月体和肾小球硬化。与新月体相邻的肾小球毛细血管袢常有纤维素样坏死，但也可见到正常或基本正常的肾小球。呈"全或无"现象，即有新月体形成的肾小球病变相当严重而没有受累的肾小球可基本正常。肾小球基底膜染色（PAS或六胺银染色）可见肾小球基底膜完整性破坏和肾小球囊基底膜断裂。严重者可有全球性肾小球毛细血管袢坏死、环形新月体形成和肾小球囊基底膜的广泛断裂及消失。肾小管损害和肾小球疾病相一致，在肾小球损害明显处有严重的肾小管间质损害，可有小管炎；肾间质有大量炎症细胞浸润，甚至可见多核巨细胞形成。如果有动脉或小动脉坏死性炎症，则提示可能同时并发有血管炎（也称为Ⅳ型急进性肾炎）。

免疫复合物型急进性肾炎的新月体数目没有抗GBM肾炎多，新月体体积也比较小。与新月体相邻的肾小球毛细血管袢可见有核碎裂等坏死现象，但纤维素样坏死少见，肾小球囊基底膜破坏、断裂比较少见，肾小球周围和肾小管间质损害也比较轻。与抗GBM肾炎不同，前者呈"全或无"现象，而免疫复合物型没有新月体的肾小球一般也有系膜增生、基底膜增厚或内皮细胞增生等病变，病变特征主要取决于基础疾病，如膜性肾病有基底膜的弥漫增厚。

非免疫复合物型急进性肾炎的光镜表现和抗GBM肾炎相似，肾小球毛细血管袢纤维素样坏死比较常见，伴有广泛大新月体形成，肾小球囊基底膜断裂和肾小球周围严重的肾小管间质炎症与抗GBM肾炎相似。未受累及的肾小球可以比较正常。肾小球和肾小管间质浸润的炎症细胞包括了各种细胞成分，有中性粒细胞、嗜酸性粒细胞、淋巴细胞、单核巨噬细胞，甚至可见到多核巨细胞，呈肉芽肿样改变。本型可仅限于肾脏（称为原发性非免疫复合物型急进性肾炎），也可继发于全身性血管炎如显微型多血管炎（MPA）、Wegener肉芽肿（WG）或Churg-Strauss综合征（CSS）。两者肾脏病变基本相同，但继发于全身性血管炎尚有肾外病变。如果在肾脏发现有小血管炎表现，常提示继发于全身性血管炎肾损害。由于血管炎的病程可呈发作—缓解交替的慢性过程，所以肾活检时可见到有新鲜的活动病变，如纤维素样坏死和细胞性新月体，也可见到慢性病变，如纤维性新月体、肾小球硬化性和肾间质纤维化。这一点和抗GBM肾炎不同，后者病变进展比较一致。

总体来说，免疫复合物型急进性肾炎（特别是继发于其他肾小球疾病者）的病理改变比较轻，新月体数目比较少，体积也较小，新月体中巨噬细胞和上皮细胞的比例较低；而抗肾小球基底膜型和非免疫复合物型则病理改变较重，新月体多而大，新月体中巨噬细胞和上皮细胞的比例比较高。

2）免疫荧光：免疫病理是区别三种急进性肾炎的主要依据。IgG沿肾小球毛细血管基底膜呈细线状沉积是抗GBM肾炎的最特征型表现。几乎所有肾小球IgG染色呈中度阳性到强阳性，其他免疫球蛋白一般阴性。有报道IgA型抗GBM肾炎，主要表现为IgA沿基底膜线状沉积。如果λ链也呈线状沉积，则提示重链沉积病。本型可见C3沿基底膜呈连续或不连续的线状或细颗粒状沉积，但C3只有2/3的患者阳性。有时可见IgG沿肾小管基底膜沉积。在糖尿病肾病中，有时可见IgG沿基底膜呈线状沉积，但两者的临床表现和光镜特点容易鉴别，糖尿病肾病的 IgG 沉积是由于小血管通透性增加导致血浆蛋白（包括 IgG 和白蛋白）渗出的非特异性沉积，因而前者白蛋白染色阳性。

免疫复合物型急进性肾炎的免疫荧光主要表现为 IgG 和 C3 呈粗颗粒状沉积。由于该型可继发于各种免疫复合物肾炎，因此，继发于免疫复合物肾炎的急进性肾炎同时还有原发病的免疫荧光表现，如继发于 IgA 肾病者，主要表现为系膜区 IgA 沉积；继发于感染后肾小球肾炎的急进性肾炎表现为粗大颗粒或团块状的沉积；继发于膜性肾病者可见 IgG 沿毛细血管细颗粒状沉积。膜性肾病可并发抗 GBM 肾炎，这时 IgG 沿毛细血管基底膜呈细线状沉积在细颗粒状沉积的下面。

顾名思义，非免疫复合物型急进性肾炎肾脏免疫荧光染色一般呈阴性或微弱阳性。偶尔可见散在 IgM 和 C3 沉积。在新月体或血栓处可见有纤维蛋白原染色阳性。有学者报道新月体肾炎肾小球免疫球蛋白沉积越少，其血清 ANCA 阳性机会越大。

3）电镜：急进性肾炎的电镜表现与其光镜和免疫病理相对应。抗 GBM 肾炎和非免疫复合物型急进性肾炎电镜下没有电子致密物（免疫复合物）沉积。可见到毛细血管基底膜和肾小球囊基底膜断裂，伴中性粒细胞和单核细胞浸润。而免疫复合物型急进性肾炎的电镜特征是可见有大量电子致密物沉积，沉积部位取决于原发性肾小球肾炎的类型，可见于系膜区、上皮下或内皮下。有时也可见毛细血管和肾小球囊基底膜断裂缺口，但比其他亚型少见。

（6）可能还有其他器官受累及的表现：如眼、耳、鼻、口腔、喉、肺或神经系统，请相应专科会诊，必要时考虑做相应部位的组织活检。

（五）诊断要点

对于临床上呈急性肾炎综合征表现的患者，如果出现明显的血尿，并有少尿或无尿、快速进展的肾功能不全，应警惕急进性肾炎的可能。在排除了肾后性梗阻等因素后，应及时行肾活检确诊。同时检查血抗 GBM 抗体、pANCA（MPO-ANCA）和 c-PCNA（PR3-ANCA）。免疫荧光对进一步分型有重要作用，如果不能及时获得抗 GBM 抗体的检测结果，可根据免疫荧光 IgG 沿基底膜呈线状沉积初步诊断为抗基底膜肾炎，及时给予血浆置换，以免延误治疗时机。

（六）鉴别诊断

原发性急进性肾小球肾炎应与下列疾病鉴别。

1. 引起少尿性急性肾衰竭的非肾小球疾病

（1）急性肾小管坏死：常有明确的肾缺血（如休克、脱水）、肾毒性药物（如肾毒性抗生素）或肾小管堵塞（如异型输血）等诱因，临床上以肾小管损伤为主（尿钠增加、低比重尿<1.010 及低渗透压尿），尿沉渣镜检可见大量肾小管上皮细胞，一般无急性肾炎综合征表现，血尿不明显，蛋白尿也很轻微，除非是肾结石、肿瘤等尿路梗阻所导致的肾后性梗阻性急性肾衰竭，否则几乎不出现肉眼血尿。

（2）急性过敏性间质性肾炎：常有明确的用药史及药物过敏反应（低热、皮疹）、血及尿嗜酸性粒细胞增加等，可资鉴别。药物过敏所致的急性间质性肾炎血尿不明显，但个别严重的急性间质肾炎可有血管炎的表现，表现为血尿，但蛋白尿的量很少。必要时依靠肾活检确诊。

(3) 梗阻性肾病：患者常突发或急骤出现无尿，但无急性肾炎综合征表现，B超、CT、磁共振、膀胱镜检查或逆行尿路造影可证实尿路梗阻的存在。顺便指出，正常人即使单侧输尿管梗阻也不会导致血肌酐升高，只有双侧输尿管梗阻才导致肾衰竭。

2. 引起急性肾炎综合征表现的其他肾小球病

(1) 继发性急进性肾炎：肺出血—肾炎综合征、系统性红斑狼疮、过敏性紫癜肾炎均可引起新月体肾小球肾炎，依据系统受累的临床表现和实验室特异检查，鉴别诊断一般不难。

(2) 原发性肾小球疾病：有的病理改变中肾小球并无新月体形成，但病变较重和（或）持续，临床上呈急性肾炎综合征，如重症毛细血管内增生性肾小球肾炎或重症系膜毛细血管性肾小球肾炎等。临床上鉴别常较为困难，常需作肾活检协助诊断。

（七）分型

急进性肾炎根据免疫病理可分为三型，其病因和发病机制各不相同：①Ⅰ型又称抗肾小球基底膜型肾小球肾炎，由于抗肾小球基底膜抗体（抗GBM抗体）与肾小球基底膜（GBM）抗原相结合激活补体而致病。②Ⅱ型又称为免疫复合物型，因肾小球内循环免疫复合物沉积或原位免疫复合物形成，激活补体而致病，此型患者常有前驱上呼吸道感染史，提示其致病抗原可能为某些病原体（病毒或细菌）。③Ⅲ型为非免疫复合物型，又称寡免疫型急进性肾炎，以往认为发病机制与细胞免疫相关。现已证实50%~80%该型患者为肾微血管炎（原发性小血管炎肾损害），肾脏可为首发，甚至唯一受累器官或与其他系统损害并存。原发性小血管炎患者血清中抗中性粒细胞胞浆抗体（ANCA）常呈阳性。近年来有学者将上述类型进一步细分为5个类型：在原Ⅰ型中约有30%患者发现ANCA呈阳性，被归为Ⅳ型；在原Ⅲ型中有20%~50%患者的ANCA呈阴性，被归为Ⅴ型。

三、治疗

（一）治疗原则

(1) 尽早明确诊断，一旦确诊或高度疑似，应给予积极治疗。由于急进性肾炎进展十分迅速，延迟治疗将导致肾小球功能永久性的损害，因此，对本病急性期应强调早期积极治疗。

(2) 根据免疫病理分型，制订合理的治疗方案，由于各亚型急进性肾炎的发病机制不同，因此应针对各种亚型选用不同的治疗方案。

(3) 在治疗过程中，应密切观察疗效，及时改进治疗方案。

(4) 注意药物副反应：由于治疗急性肾小球肾炎的治疗方案常十分强烈，所选用的药物毒性较大，而且短期内使用的剂量也较大，肾功能不全时又使肾脏对药物的排泄减少，易致严重的不良反应，应特别注意防治。

(5) 合理支持治疗：由于本病常并发肾衰竭，导致高钾血症、严重酸中毒、急性左心力衰竭等并发症，常需给予透析治疗，帮助患者度过危险期。

（二）治疗计划

1. 一般治疗

急性期应卧床休息，待肉眼血尿消失、水肿消退及血压恢复正常后逐步增加活动量。水肿、高血压者，给予无盐或低盐饮食。不建议患者进食代盐，后者常为钾盐，可加重肾衰竭的高钾血症。氮质血症时应限制蛋白质摄入，并以优质动物蛋白为主，尽量减少植物蛋白，既保证营养，又减轻肾脏的负担，改善氮质血症。对于严格控制蛋白摄入者，可补充 α 酮酸预防营养不良，并保证有足够的热量。饮食中应含丰富的维生素。明显少尿的急性肾衰竭者需限制液体摄入量，若有透析支持者，则对液体摄入的限制可适当放宽。尿少时还应注意避免摄入过多含钾的食物，如柑、橙、香蕉、冬菇、木耳等。

2. 对症治疗

（1）利尿消肿：因钠水潴留不仅可以引起水肿、高血压，还可以引起循环负荷过重、心力衰竭等，使用利尿剂可以防治并发症的发生。经限制钠、水摄入量后，仍有水肿、高血压，应加用利尿剂。常用的利尿剂有噻嗪类，但当肾小球滤过率 <25 mL/（min·1.73 m^2）时，需要使用强有力的袢利尿剂如呋塞米（速尿）等。呋塞米可以口服或静脉注射，30 分钟起效，作用仅 4~6 小时，必要时每日可用 2~3 次，有时需 400~1000 mg/d，应注意大剂量呋塞米对听力的不良反应。还可以加用血管解痉药，如小剂量多巴胺，以加强利尿效果。一般不使用渗透性利尿剂、汞利尿剂和保钾利尿剂。

（2）降压：若经休息、限盐、利尿，血压仍不能恢复者，应进行降压治疗。必要时采用钙通道阻滞剂、α 受体阻断剂控制血压。存在高肾素时，可以使用 ACEI 和 ARB 类药物。但此类药物可减少肾小球滤过率，加重肾功能不全和高钾血症，对于没有透析支持患者需密切观察。由于本病患者常有尿少，不推荐使用硫酸镁降压。有高血压脑病时，应紧急静脉用药降压：如硝普钠，成人剂量 50 mg 加入 5% 葡萄糖液中，缓慢滴注或用输液泵持续注射，按血压调整滴速。硝普钠降压迅速，用药后数十秒即起作用，维持时间短，停药 3~5 分钟作用即消失。不良反应有低血压、恶心、呕吐、面红、抽搐、出汗等。由于硫氰酸盐通过肾脏排泄，急进性肾炎时肾功能下降，容易导致硫氰酸盐浓度过高，不宜久用。在没有透析支持的情况下，一般使用不超过 1~2 天；如有透析支持则可安全使用。改用硝酸甘油滴注可以避免硫氰酸盐蓄积。

（3）充血性心力衰竭的治疗：本病水钠潴留是由于循环血容量增多造成，并非真正的心肌收缩力下降，因此治疗上应限钠、利尿、降压以减轻心脏负荷，纠正水钠潴留，一般不采用增强心肌收缩力的洋地黄类药物。必要时可采用酚妥拉明、硝酸甘油或硝普钠以减轻心脏负荷，经保守治疗仍不能控制病情，尽早采用血液滤过脱水治疗。

3. 诱导缓解

（1）血浆置换：血浆置换能迅速清除血中抗 GBM 抗体，减少肾小球抗原抗体反应，适合于抗 GBM 型（Ⅰ型）急进性肾炎。需配合糖皮质激素和细胞毒药物，早期应用效果良好。有报道 71 例抗基底膜病，其平均年龄为 40 岁（17~76 岁），其中 55% 需透析治疗，18% 血肌酐 >500 μmol/L，62% 有肺出血。经过血浆置换加上糖皮质激素和细胞毒药物治疗后，1 年肾存活率 $>53\%$。血肌酐 <500 μmol/L 者肾存活率为 93%，血肌酐 >500 μmol/L，但无须透析支持者为 82%，需要透析支持者只有 8%。长期随访资料表明，治疗时血肌酐 <500 μmol/L 者，10 年肾存活率达 80%；血肌酐 ≥500 μmol/L 而无须透析支持者为 60%。这说明抗 GBM 病早期给予血浆置换加上糖皮质激素和细胞毒药物具有良好效果。大约有 1/3 的抗 GBM 病同时伴有 ANCA 阳性，但这些患者的临床表现和对血浆置换加免疫抑制剂的治疗反应相似。因此，无论抗 GBM 病患者 ANCA 是否阳性，早期治疗是一样的。但在疾病缓解后的维持治疗

阶段，则可能有所不同。因为抗GBM病一经治疗，抗GBM抗体转阴后，一般不再复发，故无须维持治疗。而血管炎则容易复发，故对于伴有抗GBM抗体阳性的患者，仍需监测ANCA滴度，来决定维持治疗方案。

血浆置换的剂量是每天2~4 L或60 mL/kg（最多每天4 L），每天置换1次，直至抗GBM抗体转阴。如没有抗GBM抗体检测，一般需置换14天。置换时用5%人血清白蛋白作为置换液。对有出血倾向和肺出血者，置换后补充新鲜冰冻血浆，以补充凝血因子。因患者同时使用较强的免疫抑制剂，必要时可适当补充丙种球蛋白预防感染。对于免疫复合物型（Ⅱ型）急进性肾炎一般不用血浆置换，但继发于系统性红斑狼疮和冷球蛋白血症的新月体肾炎例外，血浆置换可以去除血中的自身抗体或抗原抗体复合物，有助于狼疮肾炎和冷球蛋白血症的治疗。对于非免疫复合物型（Ⅲ型）急进性肾炎，无论是局限于肾脏还是继发于全身性血管炎的新月体肾炎，新近研究表明，使用血浆置换具有较好的疗效，特别是对于已经需要透析支持者。有肺出血的危险者，血浆置换可能有帮助。

（2）糖皮质激素：无论是哪一型的急进性肾炎，都需用糖皮质激素的治疗，而且需要大剂量冲击治疗。一般采用甲泼尼龙7.0 mg/（kg·d），即约0.5 g/d，静脉滴注，每天1次，连续3天，然后给予泼尼松龙1.0 mg/（kg·d）口服，8周后逐渐减量，每周减5 mg至逐渐停用，总疗程大约半年。免疫复合物型急进性肾炎对强化免疫抑制治疗的反应不如抗GBM肾炎或非免疫复合物型急进性肾炎有效，故糖皮质激素的用量可能需要较大，如甲泼尼龙1.0 g/d静脉滴注，连续3天。如病情需要，3周后可重复一个疗程的冲击治疗。本型糖皮质激素的疗程也可能需要较长，如1~1.5年。抗GBM肾炎经治疗后，抗GBM抗体较快转阴，而且很少复发，故一般免疫抑制剂治疗无须太长（半年以内），也无须维持治疗。而免疫复合物型急进性肾炎多继发于其他免疫复合物肾炎，故疗程取决于基础疾病，如系统性红斑狼疮则可能须终身免疫抑制剂维持治疗。非免疫复合物型急进性肾炎的治疗基本上同ANCA相关血管炎，具体疗程需根据血管炎控制情况而定，检测ANCA抗体的滴度有助于决定治疗方案。由于血管炎不同于抗GBM病，前者容易复发，故通常免疫抑制剂的疗程需要较长。由于糖皮质激素使用的剂量较大，患者病情较重（如肾衰竭），故容易出现感染、高血压和高血糖等不良反应，应注意及时发现和防治。

（3）细胞毒药物：无论是哪一型的急进性肾炎，一般都需要合用细胞毒药物。常用环磷酰胺，可以口服或静脉注射，口服剂量1.5~2.0 mg/（kg·d）。静脉注射有多种方法，例如可采用0.5 g/m²的剂量，加入100 mL生理盐水静脉注射，每月1次，根据病情可将剂量增加至1.0 g/m²；也可以采用15 mg/kg的剂量，加入100 mL生理盐水静脉注射，每2周1次；还可以用0.2 g，加入40 mL生理盐水静脉注射，隔日1次。采用隔日口服或静脉注射的方式，环磷酰胺的累计剂量增加较快，不良反应也可能比较大。应每2周检查1次血常规，如血白细胞计数<3.0×10⁹/L或中性粒细胞绝对计数<1.5×10⁹/L，则应暂时停药观察。有时使用每月1次的治疗方案不容易控制疾病的活动，则可改用每2周1次或隔日1次的方法。环磷酰胺的总疗程一般需3~6个月，需根据病情如ANCA的滴度来决定疗程长短。一般认为1年内环磷酰胺治疗总量以控制在150 mg/kg为宜。如环磷酰胺已经用足量而病情尚未完全控制，可考虑用硫唑嘌呤口服维持，剂量为每天2.0 mg/kg。硫唑嘌呤用于诱导ANCA相关血管炎缓解疗效不如环磷酰胺，但用于维持治疗疗效与环磷酰胺相似，而不良反应可能比环磷酰胺轻，适合用于维持治疗。如白细胞计数偏低不能使用环磷酰胺或硫唑嘌

吟，可采用霉酚酸酯（MMF），剂量为 0.25~0.75 g，每日 2 次。MMF 起效较慢，用于诱导缓解的疗效一般认为不如环磷酰胺快，故多用于维持治疗。MMF 的优点是骨髓抑制和性腺抑制的不良反应较小，缺点是价格昂贵。近年来，有学者发现 MMF 有时也可出现严重的粒细胞减少，其机制不明。MMF 在肾功能不全患者的毒性较大，主要为贫血和白细胞减少，需要减少剂量甚至停用。有学者注意到，先前使用了有骨髓抑制不良反应的药物后使用 MMF，可能易出现白细胞减少，故应注意监测血常规。环磷酰胺除有骨髓抑制和性腺抑制的不良反应外，还可见脱发、出血性膀胱炎、肝损害和感染等，还可能有致畸和致肿瘤作用。抗基底膜病一旦经过治疗，复发罕见，故细胞毒药物疗程一般无须太长，而且也无须维持性治疗。而免疫复合物型急进性肾炎的治疗则取决于基础疾病。对于原发性免疫复合物型急进性肾炎，细胞毒药物剂量常需偏大，而且疗效不如抗基底膜病或 ANCA 相关性血管炎；对于非免疫复合物型急进性肾炎，细胞毒药物的剂量取决于血管炎控制的效果，可以借助 ANCA 等指标来指导用药。血肌酐的高低不是决定是否使用免疫抑制剂治疗的唯一因素，肾脏病理改变具有重要参考价值。如果血肌酐高而肾脏病理改变主要为活动性病变（毛细血管袢坏死、细胞性新月体、肾小管炎和肾小血管炎），则免疫抑制剂仍可能逆转肾功能；如果血肌酐升高而肾脏病理改变以慢性病变（肾小球硬化、纤维性新月体、肾小管萎缩和肾间质纤维化）为主，免疫抑制剂可能弊大于利。如果 B 超检查双肾增大而是缩小，则提示进入终末期肾衰竭，过度治疗已无意义。ANCA 阳性的抗基底膜肾炎对免疫抑制剂反应可能优于 ANCA 阴性者，即使血肌酐已经明显升高，使用环磷酰胺等免疫抑制剂可能仍有效。

4. 支持治疗

对于已有肾衰竭的患者应及时给予透析支持。急性肾衰竭达到透析指征者应尽早透析治疗，经血浆置换和（或）免疫抑制剂治疗后患者可能脱离透析。慢性肾衰竭患者只能维持性透析治疗。经过治疗缓解或好转的患者，常遗留有不同程度的肾损害或肾功能不全。这时应注意保护残存的肾功能，如使用 ACEI 或 ARB，防止肾小球过度滤过和减少尿蛋白，保护肾功能；同时应注意控制血压和避免使用肾毒性的药物。终末期肾衰竭者可考虑肾移植，但移植一般应在病情控制半年到 1 年后进行。抗 GBM 肾炎需在抗 GBM 抗体阴转后方能移植，否则非常容易复发。如果在抗 GBM 抗体阴转后移植一般罕见复发。非免疫复合物型急进性肾炎肾移植后较容易复发。继发于全身性血管炎的新月体肾炎肾移植后复发率约为 20%，而局限于肾脏的原发性非免疫复合物型新月体肾炎复发率稍低一些。与抗 GBM 病不同，肾移植时血清 ANCA 阳性似乎不增加复发危险，但一般肾移植仍需在发病或最近一次复发 6 个月后再进行，而且在疾病的缓解期进行。免疫复合物型新月体肾炎肾移植后复发的情况取决于基础疾病，原发性免疫复合物型肾炎肾移植复发率的资料不详。

5. 维持治疗、防止复发

（1）药物治疗。①硫唑嘌呤：1.0~1.5 mg/（kg·d）口服，合用小剂量糖皮质激素（泼尼松，7.5~10 mg/d）。②吗替麦考酚酯（MMF）：1.0~2.0 g/d，分两次服用作为维持治疗，并合用小剂量糖皮质激素（泼尼松，7.5~10 mg/d）。

（2）监测随访。①每月查血常规和肝功能一次，如外周血白细胞计数<$3.0×10^9$/L，中性粒细胞绝对计数<$1.5×10^9$/L或出现肝损害时需停药观察并给予对症处理。②停用免疫抑制剂后需定期随访（每 3~6 个月 1 次），检测抗 GBM 抗体或 ANCA 并结合其他临床或病理指标判断是否有复发，并及时防止复发。

6. 防治并发症

（1）肺部感染：由于急进性肾小球肾炎病情进展迅速，常需使用大剂量免疫抑制剂冲击治疗，患者常因免疫力低下发生肺部感染，加速病情进展。一旦发现应积极治疗。主要为细菌感染，但也可表现为肺念珠菌病，包括念珠菌支气管肺炎和念珠菌肺炎。此外，还需要注意肺部病毒感染，最为严重者是巨细胞病毒肺炎，肺部症状多与其他非细菌性肺炎相似，但呼吸困难可能较明显，有发绀及三凹征等。听诊多无异常，体征与肺部X线改变不相平行。X线胸片可见广泛的条索状纹理增粗和小叶性炎症浸润灶，呈网点状阴影。本病缺乏独特的临床表现，从临床标本中分离出CMV病毒或其特异性抗体（呈4倍以上增加或持续抗体滴度升高）有助于确诊。出现CMV感染，会对患者的生命造成严重威胁。因此，应积极预防CMV肺炎，避免过度使用免疫抑制剂。

（2）肺部出血：肺出血—肾炎综合征和继发于全身血管炎的患者，可有肺出血的表现。肺出血可比较轻微，但多数病情严重，甚至是致命的，是决定患者生存的重要指标。临床上要予以足够的重视。对于老年人和有吸烟、吸入碳氢化合物史及有血管炎病史的急进性肾小球肾炎的患者若出现咳嗽、咳血丝痰应首先考虑是否并发有肺出血。此时应立即行胸部X线摄片，卧床患者行床边X线摄片。出现肺出血者X线片可表现为大片的肺实质阴影。肺出血早期，X线片可以没有明显变化，肺出血者病情进展极为迅速，往往等X线片出现明显改变时，病情已不易控制。因此，本病强调早期发现，并积极给予强有力的治疗。一旦急进性肾小球肾炎患者出现肺出血表现，应立即给予血浆置换，并采用甲泼尼龙（MP）0.5~1.0 g/d，静脉滴注，每天1次，连续3天进行冲击治疗。血浆置换通常每日或隔日1次，每次置换血浆2~4 L，一般需置换10~14次。如有可能，尽量用新鲜冰冻血浆进行置换。如果用5%人血清白蛋白作为置换液，则置换后补充新鲜冰冻血浆，以补充凝血因子，防止出血加重。因患者同时使用较强的免疫抑制剂，必要时可适当补充丙种球蛋白预防感染。肺出血者常因肺毛细血管受损，通透性增加伴渗出，导致肺泡弥散功能障碍，常发生急性呼吸窘迫综合征（ARDS）。临床表现除急进性肾炎和肺出血，还出现突发性进行性呼吸窘迫、气促、发绀，常伴有烦躁、焦虑、出汗等。早期体征可无异常，或仅闻少量湿啰音；后期多可闻及水泡音，可有管状呼吸音。动脉血气分析（ABG）显示PaO_2降低，$PaCO_2$降低。应立即给予氧疗，一般需用高浓度给氧，才能使$PaO_2>60$ mmHg或$SaO_2>90\%$。轻症者可用面罩给氧，但多数患者需用机械通气支持。

（3）肝损害：细胞毒药物易导致肝损害，常发生在用药后的1~4周，临床表现和其他肝炎大致相同，轻者仅转氨酶轻度升高，严重者可有疲乏、食欲不振、恶心、呕吐、尿黄、肝区不适等表现。住院期间每2周查肝功能一次，注意转氨酶和胆红素情况。一旦发现肝损害，应立即停用细胞毒药物，给予保肝解毒药物治疗，如还原谷胱甘肽等。对于有肝功能不全病史的患者，应尽量选用同类药物中肝毒性较小的免疫抑制剂。泼尼松需经肝脏转化为泼尼松龙才能发挥作用，在肝功能不全时，宜直接使用甲泼尼龙或泼尼松龙，后两者无须经肝脏转化可以直接发挥作用。

（三）治疗方案的选择

1. Ⅰ型抗肾小球基底膜型肾小球肾炎

首选血浆置换。通常每日或隔日1次，每次置换血浆2~4 L，直至血清抗GBM抗体转阴、病情好转。如无抗GBM抗体检测，一般需置换14天。该疗法需配合糖皮质激素及细胞毒药物，以防止病情反跳，可采用甲泼尼龙加环磷酰胺冲击治疗。在决定细胞毒药物剂量时需结合患者病情、年龄和肾功能综合考虑，年龄60岁以上或肾脏慢性病变显著者，环磷酰胺考虑减少剂量20%。

2. Ⅱ型免疫复合物型急进性肾炎

对于免疫复合物型急进性肾炎一般不用血浆置换，但对于继发于系统性红斑狼疮或冷球蛋白血症的新月体肾炎，血浆置换可以去除血中的自身抗体或冷球蛋白。一般多采用糖皮质激素联合细胞毒药物治疗。但免疫复合物型急进性肾炎多继发于其他免疫复合物肾炎，故糖皮质激素联合细胞毒药物治疗的疗程取决于基础疾病，如系统性红斑狼疮则可能需要终身免疫抑制剂维持治疗。

3. Ⅲ型非免疫复合物型急进性肾炎

对于非免疫复合物型急进性肾炎，无论是局限于肾脏还是继发于全身性血管炎的新月体肾炎，血浆置换主要用于需要透析支持者或有肺出血者。非免疫复合物型急进性肾炎的免疫抑制剂的治疗基本上同ANCA相关血管炎：糖皮质激素1.0 mg/（kg·d）口服，使用8周后每周减量5 mg至维持剂量［0.25 mg/（kg·d）］；对于肾脏有显著活动病变（毛细血管襻坏死、新月体形成和大量炎症细胞浸润）并伴有短期肾功能恶化者，给予甲泼尼龙（MP）0.5~1.0 g，静脉滴注，每天一次，连续3天；环磷酰胺0.5~1.0 g/m^2，静脉注射，每月注射一次至基本缓解（一般3~6个月）或环磷酰胺1.5~2.0 mg/（kg·d），口服至基本缓解（一般3个月）。需要指出的是，单用糖皮质激素并不能有效预防血管炎复发，通常需要加用细胞毒药物。

4. Ⅳ型即抗GBM肾炎中ANCA阳性

治疗方案同Ⅰ型抗肾小球基底膜型肾小球肾炎，但因此型可能较Ⅰ型容易复发，因而免疫抑制剂的疗程可能需要较长。

5. Ⅴ型即非免疫复合物型急进性肾炎中ANCA阴性

治疗方案同Ⅲ型非免疫复合物型急进性肾炎，但因ANCA阴性，在后期随访过程中病情的判断有一定影响，需根据临床指标及相关检查综合判断疗效。

四、病程观察

（一）病情观察要点

1. 患者病情比较严重

需注意有无心率过慢（高钾血症）、心率过快（血容量过多或心功能不全）、呕吐（肾衰竭）、抽搐（低钙血症）、双肺啰音增多和颈静脉怒张（血容量过多或心力衰竭）、呼吸深长（酸中毒）、水肿（水过多）等情况。

2. 每周检测尿常规和血生化等

以了解肾脏病变及血生化的变化，特别注意是否有高钾血症、酸中毒、低钙血症和高磷血症等电解质紊乱并给予相应处理。低钠血症常提示患者体内水过多，需行利尿或透析超滤脱水（需排除缺钠所致，前者常有血压升高、水肿等表现）。注意肝酶变化，有肝酶升高者可能需暂停环磷酰胺。

3. 定期检测血清抗体

如抗肾小球基底膜抗体（抗GBM抗体）、抗中性粒细胞胞浆抗体（ANCA）、抗核抗体

（ANA）和抗双链 DNA（dsDNA）的滴度是否阴转或降低。

4. 注意监测血常规

住院期间每 2 周查一次血常规，如外周血白细胞计数<3.0×10^9/L 或中性粒细胞绝对计数<1.5×10^9/L，需停药观察并给予对症处理；了解患者是否有贫血并给予相应处理。贫血可能是血管炎本身和肾衰竭的表现，但突然的血红蛋白下降应注意有无肺出血。

5. 注意药物不良反应

（1）糖皮质激素：由于糖皮质激素使用的剂量较大，而患者病情较重（如肾衰竭），容易出现感染、高血压和高血糖等不良反应，注意及时防治。

（2）环磷酰胺：有骨髓抑制和肝损害的不良反应，故要定期监测血常规，还需留意有无脱发、出血性膀胱炎、性腺抑制和感染等不良反应。

（3）MMF：骨髓抑制的不良反应较小，但有时也可出现严重的粒细胞减少。MMF 在肾功能不全患者的毒性增大，主要为贫血和白细胞减少，部分患者可有消化道症状，如腹痛、腹泻、腹胀等。

（二）疗效判断

1. 疗效判断

（1）基本治愈：血尿、蛋白尿基本阴转，肾功能基本正常。实验室检查显示血清抗体（如抗 GBM 抗体、ANCA 等）转阴或滴度明显降低。

（2）缓解：血尿、蛋白尿减轻，肾功能好转。实验室检查显示血清抗体（如抗 GBM 抗体、ANCA 等）滴度降低。

（3）无效：经充分治疗后症状、血尿、蛋白尿、肾功能均无改善。实验室检查显示血清抗体滴度无降低。

2. 处理

（1）有效或缓解者：可以将免疫抑制剂剂量逐渐减少至维持剂量，维持的时间取决于缓解的指标及基础疾病。

（2）无变化：经积极治疗 2 周以上未见疗效者，需重新评估诊断是否正确，治疗方案是否合理及时。

（3）病情恶化：常提示免疫抑制剂治疗强度不足，或病情已进入终末期，也可能是合并了其他并发症如感染，需重新全面评估患者目前的情况并调整治疗方案。

五、随访

1. 定期随访

每月监测血、尿常规、肝肾功能及其他免疫学指标（如 ANCA 或抗 GBM 抗体）。

2. 保护肾功能

避免加重肾脏损害的因素，如感染、劳累及使用肾毒性药物（如氨基糖苷类抗生素等）。

六、预后

患者若能被及时诊断和接受早期强化治疗，预后可得到显著改善。早期强化治疗可使部分患者得到缓解，避免或脱离透析，甚至少数患者肾功能得以恢复。若诊断或治疗不及时，多数患者于数周至半年内进展至不可逆肾衰竭。影响预后的主要因素有以下几方面。①免疫病理类型，Ⅲ型较好，Ⅰ型最差，Ⅱ型居中。②强化治疗是否及时，临床无少尿、血肌酐<530 μmol/L或肌酐清除率>15 mL/min、病理尚未显示广泛不可逆病变（纤维性新月体、肾小球硬化或间质纤维化）时即开始治疗者预后较好，否则预后差，血肌酐升高的程度是决定肾存活率的主要指标，早期治疗预后较好。需要透析支持的患者经治疗也有脱离透析的可能。③老年患者预后相对较差。④血清抗GBM抗体的滴度和疾病严重程度呈正比。如果抗GBM抗体仍然阳性时进行肾移植，将不可避免地出现抗GBM病复发。如果能在疾病早期及时给予血浆置换、细胞毒药物和糖皮质激素治疗，患者预后尚可；晚期治疗则疗效差。

本病缓解后的长期转归，常逐渐转为慢性病变，发展为慢性肾衰竭，故应特别注意采取措施保护残存肾功能，延缓疾病进展和慢性肾衰竭的发生。部分患者可获得长期维持缓解。少数患者可复发，必要时可重复肾活检。复发时部分患者强化治疗仍可有效。

（赵薇薇）

第三节　慢性肾小球肾炎

一、概述

慢性肾小球肾炎简称慢性肾炎，是指由不同病因、不同病理所构成的一组原发性肾小球疾病。临床上以缓慢进展的肾炎综合征为特点。其基本表现是水肿、高血压、蛋白尿、血尿及不同程度的肾功能损害。病理上双侧肾小球呈弥漫性或局灶性改变，病理改变多样，可表现为系膜增生性肾炎、膜性肾病、系膜毛细血管性肾炎及IgA肾病等，所以严格来说慢性肾炎是一组原发性肾小球疾病的总称，而不是一个独立性的疾病，由于临床上未能广泛开展肾组织活检病理检查，临床工作中仍保留慢性肾炎的诊断，并对其进行临床分型以帮助制定治疗方案与预防病情进展和肾功能恶化。临床上部分患者在肾脏慢性损害的过程中病变急性加重和进展，治疗比较困难，并最终出现肾功能衰竭，预后相对较差。

二、诊断

（一）病史采集

1. 起病情况

患者一般无前驱症状，无急性肾炎或链球菌感染病史，难于确定病因。起病方式不一，部分患者起病无明显临床症状，仅于体格检查时发现血压高或血尿、蛋白尿。多数患者有乏力、头痛、水肿、贫血等临床表现；少数患者起病急、水肿明显，尿中出现大量蛋白；也有部分患者始终无症状直至出现尿毒症表现方就诊。因此需细致询问病史，以便了解病情和疾病进展情况。

2. 主要临床表现

部分患者无明显临床症状。早期可有乏力、疲倦、腰部酸痛、纳差等一般表现；水肿可有可无，一般不严重；部分患者可有头痛、头晕、失眠等，与高血压、贫血、代谢及内分泌功能紊乱等有关；少数患者可出现少尿，肾小管功能损害较明显者可出现尿量增多、夜尿频繁，此类患者水肿不明显，甚至可出现脱水表现。此外，部分患者病情常因感染、劳累、使用肾毒性药物等因素呈急性发作或急骤恶化，经及时去除诱因和恰当治疗后，病情可有一定程度的缓解，但也可能由此而进入不可逆的肾功能衰竭进程。肾功能严重恶化者可出现各器官系统受累相应的临床表现，如贫血、血压增高及消化道症状等。

3. 既往病史

对疾病的诊断和鉴别诊断具有重要意义，特别注意感染史、特殊用药及吸毒史，有无高血压、糖尿病及痛风病史，有无肝炎、寄生虫等传染病史，各种手术史、射线及化学物质及重金属接触史。

（二）体格检查

1. 一般情况

慢性病表现。可有精神萎靡，乏力；部分患者如存在感染等诱因可有发热；血压可升高，多为持续中度的血压升高，尤其以舒张压升高为明显。

2. 皮肤黏膜

皮肤黏膜苍白提示存在贫血。水肿常较轻，眼睑及颜面水肿为主，晨起症状较明显；肢体水肿呈凹陷性。注意皮疹、黏膜溃疡及毛发改变。

3. 浅表淋巴结

如有上呼吸道急性或慢性感染诱因，部分患者可有头颈部浅表淋巴结肿大。部分自身免疫性疾病患者也可出现全身浅表淋巴结肿大。

4. 头颈部

如存在上呼吸道急性或慢性感染，咽部及扁桃体可有相应感染表现，如滤泡增生、黏膜充血、扁桃体肿大及分泌物附着等。注意眼部病变、听力改变、颅内高压及脑水肿眼底改变；高血压常伴有眼底视网膜动脉变细、迂曲和动、静脉交叉压迫现象，少数可见视盘水肿、眼底絮状渗出物和（或）出血。

5. 胸腔、心脏及肺部

少数严重病例可有胸腔积液。如存在肺部感染诱因可出现相应肺部体征。长期严重高血压者可出现相应心脏表现。

6. 腹部

少数严重病例可有腹腔积液，若并发全心衰竭者可有肝、脾肿大。

7. 四肢及关节

注意关节有否红、肿、痛、畸形及活动受限等改变。

（三）门诊资料分析

1. 尿液检查

尿常规检查提示尿比重偏低，多在 1.020 以下，疾病晚期常固定低比重尿。部分患者肾小管间质损伤严重可出现糖尿、氨基酸尿及尿液酸化功能障碍。尿沉渣中常有红细胞及管型（颗粒管型、透明管型）。尿蛋白定性由微量至大量不等。急性发作期有明显血尿或肉眼血尿，蛋白尿也可明显加重。

2. 血常规

常有轻、中度正色素性贫血，红细胞及血红蛋白成比例下降。白细胞计数多正常。

3. 血液生化及肾功能检查

可有低蛋白血症，一般患者的血清电解质及酸碱平衡没有明显异常。早期血清尿素氮及肌酐可在正常范围，但随着病情的发展，肾功能下降者血尿素氮及肌酐可有不同程度的增高。

（四）辅助检查

1. 尿蛋白定量

尿蛋白定量常在（1~3）g/24 h，部分患者尿蛋白定量可达到肾病综合征水平。

2. 其他血液学检查

患者血沉常增快。部分大量蛋白尿患者可有低白蛋白血症及高脂血症，部分患者可有免疫球蛋白水平异常，如为系膜毛细血管性肾炎可有补体水平降低。血清蛋白电泳或免疫固定电泳、肿瘤标志物血清学检查、风湿性或自身免疫性疾病血清免疫学检查，有助于排除继发于全身性疾病及肿瘤的肾小球肾炎，如狼疮性肾炎、血管炎肾损害、多发性骨髓瘤肾损害等。

3. 肾功能检查

包括肾小球滤过功能和肾小管功能评估。部分患者可有肾小球滤过率、内生肌酐清除率降低，酚红排泄试验、尿浓缩稀释功能及酸化功能均减退。肾功能分期多属代偿期或失代偿期。

4. 影像学检查

超声影像学检查早期可见双肾正常或缩小，肾皮质变薄或肾内结构紊乱。

5. 肾活检病理

对于慢性肾炎患者应强调肾活检以进一步明确诊断，如无肾穿刺活检禁忌证，应对所有慢性肾炎患者行肾活检病理检查。一方面有助于与继发性肾小球肾炎相鉴别；另一方面可以明确肾小球病变的组织学类型，作出正确的临床病理诊断。此外，肾活检尚可明确病理损害的程度及病变活动性，从而指导临床采取正确积极的治疗措施，延缓慢性肾脏病的进展。慢性肾小球肾炎病理改变与病因、病程和类型有关，可表现为弥漫性或局灶节段性系膜增殖、膜增殖、膜性、轻微病变、局灶硬化或晚期肾小球纤维化等。除肾小球病变外，尚可伴有不同程度的肾小管间质炎症及纤维化。晚期肾小球硬化及毛细血管袢萎缩，肾小球呈玻璃样变或纤维化，残存肾小球可代偿性增大，肾小管萎缩等。

（五）诊断要点

根据临床表现，尿检查异常，不同程度水肿，高血压及肾功能异常，病程持续达1年以上并除外继发性和遗传性肾炎，临床上可诊断慢性肾炎。肾穿刺活检组织病理检查可以确定肾小球疾病性质及病理类型。

（六）鉴别诊断

1. 继发于全身疾病的肾小球疾病

不少全身性疾病可引起继发性肾损害，其表现与慢性肾炎相似，如狼疮性肾炎、过敏性紫癜性肾炎、糖尿病肾病、痛风性肾病、多发性骨髓瘤肾损害、肾淀粉样变、感染性心内膜炎、乙型肝炎病毒相关性肾炎等。根据相应的临床表现及实验室检查，一般不难鉴别。肾活检病理检查更有助于进一步地鉴别诊断和确诊。

2. 原发性高血压肾损害

高血压亦可引起肾脏损害，出现尿异常改变和肾功能改变。鉴别原发性高血压肾损害（即良性肾小动脉性肾硬化症）与慢性肾炎所致高血压，病史很重要，前者高血压病史在先，而后者则先有尿液检查异常。高血压肾损害先有较长期高血压，其后再出现肾损害；临床上远端肾小管功能损伤（如浓缩功能减退、夜尿增多）较肾小球功能损伤早；尿沉渣改变轻微，尿蛋白定量较少，仅微量至轻度蛋白尿，可有镜下血尿及管型，罕有持续性血尿及红细胞管型；一般无贫血及低蛋白血症；常伴有高血压其他靶器官（如心、脑等）损伤的临床表现。肾穿刺活检病理检查常有助于进行鉴别诊断。

3. 遗传性肾小球疾病

Alport 综合征为性连锁显性遗传性疾病。临床表现与慢性肾炎相似，但常起病于青少年（多在 10 岁之前），患者有眼（球形晶状体）、耳（神经性耳聋）、肾（血尿、蛋白尿及进行性肾功能损害）异常，并多有阳性家族史。

4. 其他原发性肾小球病

症状轻微的慢性肾炎应与隐匿型肾炎相鉴别，后者主要表现为无症状性血尿和（或）蛋白尿，无水肿、高血压和肾功能减退的临床表现。有前驱感染并以急性发作起病的慢性肾炎需与感染后急性肾炎相鉴别，慢性肾炎急性发作多在短期内（数日）病情急剧恶化，血清补体水平无动态变化有助于与感染后急性肾炎相鉴别；此外，慢性肾炎病程迁延，无自愈倾向，呈慢性进展性，也可与感染后急性肾炎相鉴别。

三、治疗

（一）治疗原则

慢性肾炎的治疗应以防止或延缓肾功能进行性恶化、改善或缓解临床症状及防治严重并发症为主要目标，不以消除尿中蛋白、红细胞为主要目标，临床上着重强调综合性防治措施。

（二）治疗计划

1. 一般治疗

（1）休息：慢性肾炎患者应注意休息，避免过度劳累而加重病情。如患者无明显水肿、高血压，血尿和蛋白尿不严重，无肾功能不全表现，可以从事一般日常生活、工作和劳动。如有明显高血压、水肿或短期内肾功能明显减退，则应卧床休息。

（2）饮食：肾功能不全患者应根据肾功能减退程度控制蛋白质及磷的摄入量，低蛋白饮食已成为非透析疗法的重要组成部分，其疗效已为大量的动物实验和临床研究所证实。对轻度肾功能减退者，蛋白摄入量一般限制在 0.6 g/（kg·d）；如患者肾功能减退而又并发大量蛋白尿，则可适当放宽蛋白摄入量，但不宜超过 1.0 g/（kg·d），以免加重肾小球高滤过及肾小球硬化；摄入蛋白质以优质蛋白为主（牛奶、蛋、瘦肉等）。对于慢性肾炎、肾功能损害的患者长期限制蛋白质摄入可能导致机体负氮平衡、必需氨基酸缺乏乃至蛋白质营养不良，因此应辅以 α-酮酸（异亮氨酸、亮氨酸、苯丙氨酸、缬氨酸及甲硫氨酸的酮酸）和必需氨基酸（赖氨酸、苏氨酸、色氨酸）口服治疗，以补充体内必需氨基酸。在低蛋白饮食时，应适当增加碳水化合物摄入量，以保证机体基本能量需要，防止负氮平衡。有高血压和水肿的慢性肾炎患者应适当限制食盐的摄入，建议<3.0 g/d，特别应注意食物中含盐的

调味品，少食腌制食品及各类咸菜。对于并发高脂血症患者应适当限制脂肪摄入，尤其应限制含有大量饱和脂肪酸的肉类的摄入。

2. 药物治疗

（1）控制高血压：氮质血症和高血压常提示慢性肾炎患者预后不良。持续高血压是加速肾小球硬化、促进肾功能恶化的重要危险因素，因此积极控制高血压十分重要。治疗过程中应力争把血压控制在理想水平：蛋白尿≥1 g/d 者，血压应控制在 125/75 mmHg 以下；尿蛋白<1 g/d 者，血压控制在 130/80 mmHg 以下。应选择能延缓肾功能恶化，具有肾脏保护作用的降压药，如血管紧张素转换酶抑制剂（ACEI）、血管紧张素Ⅱ受体拮抗剂（ARB）等。治疗过程应使血压平稳下降，避免血压的大幅度波动。

现已公认血管紧张素转换酶抑制剂（ACEI）和血管紧张素Ⅱ受体拮抗剂（ARB）具有降低血压、减少尿蛋白和延缓肾功能恶化保护肾脏的作用。其肾脏保护主要通过对肾小球血流动力学的特殊调节起作用，一方面，此类药物扩张入球小动脉和出球小动脉，但对出球小动脉扩张作用强于入球小动脉，从而降低肾小球内高压力、高灌注和高滤过；另一方面，药物通过其非血流动力学作用，如抑制细胞因子、减少尿蛋白和细胞外基质的蓄积等起到减缓肾小球硬化的发展和肾脏保护的作用。常用的 ACEI 的口服制剂有：卡托普利 12.5～25 mg，每日 2～3 次；依那普利 10 mg，每日 1～2 次；贝那普利 10 mg，每日 1～2 次；培朵普利 4 mg，每日 1～2 次；西拉普利 2.5 mg，每日 1～2 次等。应用该类药物应注意防止高钾血症。肾功能不全患者应用该类药物时应严密监测血清肌酐和尿素氮水平；少数患者服药后有持续性干咳的不良反应。

存在水钠潴留的高血压患者可联合应用利尿剂，肾功能正常者可选用噻嗪类，如氢氯噻嗪 12.5～50 mg/d，单次或分次口服；肾功能较差者应选用袢利尿剂，如呋塞米 20 mg，每日 2～3 次；利尿药物与 ACEI 及 ARB 具有协同效应，但长期应用可导致血液电解质紊乱、高凝状态，加重高脂血症。

此外，也可选用钙通道阻滞剂控制血压，有报道认为部分长效二氢吡啶类钙通道阻滞剂和非二氢吡啶类钙通道阻滞剂具有一定的肾脏保护作用，可延缓肾功能的恶化。钙通道阻滞剂能减少氧消耗，抗血小板聚集，通过细胞膜效应减少钙离子在间质沉积和细胞膜过度氧化，以达到减轻肾脏损伤及稳定肾功能的作用。常用的口服制剂有：氨氯地平 5～10 mg，每日 1～2 次；硝苯地平控释片 30～60 mg，每日 1～2 次；贝尼地平 4～8 mg，每日 1 次；非洛地平 5～10 mg，每日 1～2 次。

其他可选用的降压药物有 β 受体阻滞剂，如阿替洛尔 12.5～25 mg，每日 2 次；美托洛尔 25～50 mg，每日 2 次；比索洛尔 2.5 mg，每日 1～2 次，但应注意部分 β 受体阻滞剂如阿替洛尔脂溶性低，经肾脏排泄，在肾功能不全时应调整剂量和延长用药时间。也可选用 α 受体阻滞剂，如特拉唑嗪 2～4 mg，每日 2～3 次，该类药物对小动脉和小静脉均有扩张作用，主要药物不良反应为直立性低血压，故应小剂量开始逐步增至治疗剂量。高血压控制不理想患者可选用不同类型降压药物的联合应用。

（2）减少尿蛋白：大量研究表明，蛋白尿是慢性肾损害进程中至关重要的独立危险因素，大量尿蛋白可导致肾小管阻塞、肾组织损伤及纤维化，控制蛋白尿可以延缓肾脏疾病的进展。目前研究证实 ACEI 和 ARB 的应用可减少尿蛋白且治疗作用并不单纯依赖于降压作用，因此，有蛋白尿的慢性肾炎患者可使用 ACEI 和（或）ARB 治疗以减少蛋白尿，但应注意这类药物治疗蛋白尿和保护肾脏作用在一定范围内与药物剂量相关，往往需要较大剂量才会有较好的降低蛋白尿和肾脏保护作用。

（3）抗凝和抗血小板药物：对某些类型的肾炎（如IgA肾病），抗凝药和抗血小板药有一定的稳定肾功能和减轻肾脏病理损伤的作用，但目前尚无对这类药物使用的统一方案。对有明确高凝状态和容易发生高凝状态的病理类型，如膜性肾病、系膜毛细血管性肾小球肾炎，或肾活检显示为局灶、节段性肾小球硬化而糖皮质激素治疗效果不佳者，可较长时间应用。

常用的抗凝药有口服的华法林，应用时注意个体化并应定期检测凝血功能以防止出血，使用剂量为1~10 mg/d，根据凝血功能调整药物剂量。此外，也可使用低分子量肝素皮下注射进行抗凝治疗，临床应用时出血不良反应较少，常用制剂有达肝素钠5000 U/d皮下注射；依诺肝素钠4000 U/d皮下注射。常用的抗血小板药物包括：双嘧达莫200~300 mg/d，分3~4次口服；肠溶阿司匹林50~100 mg/d；氯吡格雷75 mg/d或盐酸噻氯匹定250~500 mg/d，以上药物除具有血小板解聚作用外，部分还有扩张血管及抗凝作用，有出血倾向者慎用或禁用。

（4）降血脂：脂质代谢障碍引起的肾损害机制尚未完全清楚，而氧化脂蛋白和氧化低密度脂蛋白可以导致组织损伤。他汀类调脂药物不仅可以降血脂，更重要的是可以抑制与肾脏纤维化有关的分子活性，减轻肾组织的损伤和纤维化。因此，并发高脂血症的患者应积极控制血脂，如选用普伐他汀10~20 mg/d，辛伐他丁5~10 mg/d等。调脂药物使用过程中，应注意横纹肌溶解及肝功能损害等不良反应。

（5）糖皮质激素和细胞毒药物的应用：对慢性肾炎患者使用糖皮质激素和（或）细胞毒药物，目前尚无一致的看法。慢性肾炎为一临床综合征，其临床表现、病理类型有所不同，因此应进行综合分析考虑。肾活检病理检查对于诊断和治疗具有重要意义，若无肾穿刺活检禁忌证，应尽可能行活检术以明确病理类型，为糖皮质激素和细胞毒药物的应用提供依据。根据肾穿刺活检病理结果，若为活动性病变为主，且伴大量蛋白尿者则应积极治疗，如无用药禁忌证，可选择糖皮质激素如泼尼松1 mg/（kg·d）和（或）细胞毒药物如环磷酰胺2 mg/（kg·d）治疗，并需密切观察临床疗效和肾功能情况，必要时可根据病理分型及临床情况选用其他类型免疫抑制剂如霉酚酸酯、他克莫司等；若肾穿刺病理结果已提示为慢性病变为主，则不考虑使用糖皮质激素等免疫抑制剂治疗；若病理结果表现为活动性病变与慢性病变并存，而临床肾功能损害较轻但伴有大量蛋白尿，在密切监测肾功能改变基础上，也可考虑使用免疫抑制药物治疗。若患者由于各种原因未能行肾活检病理检查，应结合临床情况决定是否使用免疫抑制药物治疗，如患者临床有大量尿蛋白而肾功能正常或轻度损害者，可考虑给予用药，但治疗过程中需密切观察肾功能改变，如肾功损害加重应酌情减量或停药；若肾功能显著减退，则不宜使用免疫抑制药物治疗。

（6）致肾损害加重因素的防治：感染是慢性肾炎患者病情急性加重的最常见因素，应尽可能避免；对已有的感染则应积极治疗，治疗时应避免使用肾毒性药物及易于诱发肾功能损害的药物，如氨基糖苷类、磺胺类抗生素，非甾体类抗感染药等。慢性肾炎患者肾功能减退常伴有高尿酸血症，部分药物如利尿剂、β受体阻滞剂也可影响血尿酸水平，血尿酸升高可对肾脏造成进一步损害，因此应严格限制富含嘌呤类食物的摄入，必要时给予抑制尿酸合成的药物，如别嘌醇0.1~0.3 g/d口服，在肾功能受损患者需调整给予药剂量；此外，注意在肾功能受损时应慎重使用促尿酸排泄药物控制高尿酸血症。

四、病程观察

（一）病情观察要点

1. 临床症状的观察和记录

需特别注意水肿、血压、尿量以及感染的变化。

2. 定期检测

治疗期间特别注意尿液常规、尿蛋白定量及尿沉渣细胞学检查、血液电解质、酸碱平衡、肾功能变化以及血尿酸、血脂水平改变；肾功能不全患者采用饮食治疗应定期评估营养学指标如白蛋白、前白蛋白等，同时还应定期（4~8周）复查有关肾性贫血如红细胞计数、血红蛋白水平、铁蛋白及转铁蛋白水平和钙磷代谢指标，如血清钙、磷及甲状旁腺激素水平等。

3. 注意药物剂量

根据肾功能进行相应调整，同时注意药物的不良反应，如降压药物、抗生素等。

（二）疗效判断

1. 完全缓解

尿蛋白阴转，水肿消退，血压正常，肾功能正常。

2. 好转

尿蛋白减少50%或以上，水肿消退，血压正常，血清肌酐水平下降>50%或以上。

3. 无效

与入院相比，临床表现和实验室指标无明显改变。

4. 未治

未经治疗，症状和（或）实验室指标无明显改善。

五、预后

慢性肾炎病情迁延，病变均为缓慢进展，最终将发展至慢性肾衰竭。病变进展速度差异很大，肾脏病理改变是影响疾病进展的重要因素，但也与是否重视肾脏保护、并发症和病情加重因素是否得到及时恰当治疗有着密切关系。对短期内进行性加重的肾功能损害应仔细寻找病因并及时去除，在去除诱发因素后，不少病例在相当长时期内尚可保持良好的肾功能。若医疗及监护措施不恰当，慢性肾炎反复急性发作，病情发展将大大加速并迅速发展成终末期肾功能衰竭。

六、随访

1. 出院带药及医嘱

痊愈患者无须带药。未愈患者仍须间歇性口服利尿剂治疗和（或）使用抗高血压药物治疗，此部分患者需要注意休息和避免剧烈运动，适当低盐饮食，并防止感染等各种加重病情的因素；肾功能未完全恢复患者应注意优质低蛋白饮食或联合α酮酸和必需氨基酸口服治疗。

2. 检查项目与周期

对于未痊愈患者，应定期每 2~4 周复查血压、水肿消退情况、尿量情况，根据实际每 2~4 周进行血常规、尿液常规及细胞学、血清电解质、酸碱平衡及肝肾功能检查，必要时可复查营养学指标、24 小时尿蛋白定量、肾性贫血及钙磷代谢紊乱相关指标。

（苑雪莹）

第四节　肝肾综合征

肝肾综合征是指由失代偿性肝硬化、暴发性肝炎、急性肝坏死等多种严重肝病引起的肾功能衰竭。临床以少尿、无尿、腹部肿大、黄疸、便血、呕血、血压下降、恶心呕吐等为主要表现，病因与有效循环血容量减少有关。病理可见急性肾小管坏死。

一、诊断

（一）症状

少尿，呕血，便血，恶心呕吐，右胁钝痛。腹部肿大，可伴下肢水肿，甚至全身水肿。黄疸，腹壁静脉显露，表情淡漠，甚至昏迷，低热，四肢消瘦，乏力等。

（二）体征

低血压，腹腔积液征阳性，黄疸，腹壁静脉曲张，脾脏肿大，神志淡漠或昏迷。

（三）辅助检查

1. 尿液检查

无蛋白尿或有轻度蛋白尿，颗粒管型不多。尿比重>1.020。

2. 血生化

可见低血钠、低血钾或高血钾、血肌酐轻度升高。尿肌酐/血肌酐>20，黄疸指数异常升高，谷丙转氨酶正常或异常升高，谷草转氨酶、碱性磷酸酶异常升高，清蛋白和球蛋白比例倒置。

3. B超检查

肝、脾、肾 B 超，可协助诊断。

二、鉴别诊断

本病应与急性肾小管坏死相鉴别：肝肾综合征患者不一定有诱因，低血压多在肾功能衰竭后期出现，肝病夹杂急性肾小管坏死则常有有效循环血容量不足等诱因，于肾功能衰竭前常有低血压；肝肾综合征常有明显的肝功能损害，而后者不一定有；肝肾综合征尿沉渣无明显异常，后者常明显异常。

三、治疗

目前缺乏有效的方法，以对症支持治疗为主。适当限制液体，低蛋白和高糖、高热量饮食。用右旋糖酐、人体清蛋白、血浆、全血等扩容后，液末加呋塞米利尿。并发上消化道出血可用垂体后叶素，先用 10%~25%葡萄糖液 20 mL 加入垂体后叶素 10 U，静脉缓慢推入，继用垂体后叶素 10 U，加入 10%葡萄糖液 100 mL，静脉滴入，速度每分钟 20~30 滴为宜。大量腹腔积液时，可腹腔穿刺放腹腔积液减压，每次500~1000 mL，有条件者可选静脉回输浓缩腹腔积液疗法。

四、预防

早期治疗肝硬化，避免发展成肝肾综合征。出现肝肾综合征积极对症处理。

（李　悦）

第六章

内分泌系统疾病

第一节 单纯性甲状腺肿

单纯性甲状腺肿是指临床上只有甲状腺肿大，无明显的甲状腺功能异常的一类甲状腺疾病，其病因有多种。按照病因可分为下面几类。

一、地方性甲状腺肿

1949年之前，在我国许多省内，特别是一些远离海洋的山区，此病在局部地区呈流行趋势，故名地方性甲状腺肿。因为这些地区远离海洋，加之交通不便，无或很少海盐资源（其中含碘量高），因而引起该地区缺碘，故引起地方性甲状腺肿流行。1993年，我国政府提出于2000年要消灭地方性缺碘性甲状腺肿，采用普遍食盐中加碘（每千克食盐中加 20 mg 的碘）战略，使我国已达到消灭地方性缺碘性甲状腺肿的目标。目前临床上所看到的单纯性甲状腺肿多为其他原因所致。

二、高碘地区单纯性甲状腺肿

在我国一些家庭用水中碘含量长期偏高，在这些地区所作单纯性甲状腺肿（用触诊或甲状腺超声检查）流行病学调查，家庭用水中的碘含量和尿碘排泄量测定，证明甲状腺肿与家庭用水中碘含量和尿碘排泄三者有相关，提示长期摄入高碘，同样可引起单纯性甲状腺肿。高碘引起单纯性甲状腺肿的机制还有待进一步研究。

三、甲状腺激素合成过程中所需的酶有先天性缺乏

如钠/碘同转运蛋白、过氧化物酶、偶联酶和脱卤酶等缺乏，甲状腺激素合成减少，甲状腺素对垂体负反馈作用减弱而使垂体 TSH 释放增加，刺激甲状腺滤泡细胞增生以代偿因合成甲状腺激素所需酶缺乏的甲状腺素激素合成的不足，从而引起甲状腺肿，补充外源性甲状腺素可得以纠正。

四、结节性甲状腺肿

此种疾病除单纯性甲状腺肿外，甲状腺中还有许多大小不等的结节，但甲状腺功能正常。长期未获治疗的地方性缺碘性甲状腺肿可转变为结节性甲状腺肿；有的病因不明。

五、食物与药物导致的甲状腺肿

长期食用某些食品，如木薯、甘蓝菜、甘薯、玉米、大蒜、核桃等；或服用某些药物，如抗甲状腺功能亢进药物（硫脲类、磺胺、锂盐、钴盐、硫氰酸盐和过氯酸钾等）可导致甲状腺肿。

六、生理性甲状腺肿

妇女在妊娠和哺乳期，女孩在青春发育期，可发生单纯性甲状腺肿。

单纯性甲状腺肿除甲状腺肿大外，无其他症状；特别巨大的地方性甲状腺肿可引起压迫症状。体格检查，大多数患者甲状腺呈弥漫性肿大，质地中等，多数无结节，除结节性和长期未获治疗的地方性甲状腺肿外。甲状腺功能检查，游离（F）和总（T）甲状腺素（FT_3 和 FT_4）、三碘甲状腺素原氨酸和促甲状腺素（TSH）均正常。甲状腺 B 超除结节性甲状腺肿和长期未治的地方性缺碘性甲状腺可检出甲状腺结节外，其他单纯性甲状腺肿呈弥漫性均质性肿大。甲状腺摄 ^{131}I 率除高碘、抗甲状腺功能亢进性药物引起者外，均升高，但高峰不提前。先天性甲状腺激素合成酶缺乏者，过氯酸钾排泌试验呈阳性结果。

应针对引起单纯性甲状腺肿的病因进行以下治疗。

1. 缺碘性地方性甲状腺肿的防治

补充碘剂可防治缺碘性地方性甲状腺肿。我国消灭缺碘性地方性甲状腺肿，在全国推广食盐加碘的防治措施，已经取得成效，达到了预期目的。但在此过程中，也发生了一些争议。争议的焦点是：不论缺碘、不缺碘和高碘地区一律推广碘盐是否有害？国内一些流行病学调查研究结果表明。①家庭水中碘含量、尿碘排出量和甲状腺肿三者呈相关，提示高碘可引起单纯性甲状腺肿。②缺碘地区在服用碘盐后，甲状腺功能亢进的发病率增加。③推广碘盐后，甲状腺自身抗体阳性检出率增加，以摄碘高的地区最高，提示高碘摄入时间长，可使自身抗体累积发生率增高。2006 年，对这些争论，国内外权威人士对此作出了评论：①长期摄入较高的碘，甲状腺自身免疫和亚临床甲状腺功能减低的发病率呈轻度，但已有统计学意义的上升，然而临床甲状腺功能减低发病率并未见增高，因此碘盐推广对人类健康会产生巨大的效益而风险甚小。②应该科学补碘，应根据各个地区人群每日碘摄取量的不同，采取不同的补碘量；对甲状腺疾病易感人群，补碘甚至应个体化。每日补碘量以尿碘日排出量<200 μg/L 为安全。推广碘盐应根据不同地区情况补充适量的碘，据此碘盐推广利大于弊，应继续执行。有些作者观察到，缺碘地区补碘不仅可纠正缺碘、肿大的甲状腺缩小、消灭和减少缺碘引起的呆小病；而且可使类胰岛素生长因子 1（IGF-1）和类胰岛素生长因子结合蛋白（IGFBP）-3 水平增高。使患儿身高和体重有明显增长，碘盐推广是最简单和有效的防治方法，国内外有许多成功经验的追踪随访疗效的报告。

2. 高碘所致单纯性甲状腺肿

防治措施主要是减少家庭用水和食品中碘的含量，使尿中碘排出量小于 200 mg/L。

3. 先天性甲状腺合成酶缺乏

此种情况的治疗主要是补充适量的外源性左甲状腺素（T_4）以抑制垂体 TSH 释放，从而使甲状腺缩小，甲状腺功能保持正常。

4. 结节性甲状腺肿

保守治疗可长期服用小剂量的左甲状腺素（12.5~25 μg/d），可防止结节增大和增多。甲状腺肿大较明显，并发甲状腺病而有压迫症状及为了美容需求切除部分甲状腺组织。

5. 巨大的缺碘性地方性甲状腺肿

如有结节形成、压迫症状和有美容需求，可做手术切除部分甲状腺组织，也可用放射性核素 ^{131}I 治疗。

6. 食物和药物引起者

只需停止食品或药物，甲状腺肿可自行缩小。

（于 洋）

第二节 甲状腺炎

甲状腺炎按起病缓急可分为急性、亚急性和慢性，根据病因可分为感染性和非感染性。前者包括细菌、病毒和放线菌等；后者有物理和化学等因素，如放疗和放射性核素、干扰素-α。下面分别介绍：急性化脓性甲状腺炎、亚急性甲状腺炎、慢性淋巴性甲状腺炎、产后甲状腺炎和硬化性甲状腺炎。

一、急性化脓性甲状腺炎

本病极为罕见，文献大多为个案报告，以儿童多见。病因有先天畸形，如梨状窝瘘和舌骨管残留，易反复发作；后天性包括邻近组织和器官化脓性感染扩展，如咽后异物和脓肿，纵隔化脓性感染和血行播散等。感染细菌以链球菌多见，其他细菌有葡萄球菌、大肠埃希菌及混合性细菌感染。多呈急性起病，有感染全身中毒症状，如寒战、发热、不良反应、全身不适，同时感颈前肿痛，与吞咽有关。颈前部相当于甲状腺处，无或有局部红、肿、热，可扪及肿块，并有明显压痛。由梨状窝瘘引起者可反复发作，92%的人发生于左侧。一般甲状腺功能正常，少数严重患者可表现甲状腺功能亢进，血清 T_3、T_4 升高，TSH 降低；外周血白细胞及分类计数有白细胞总数及中性粒细胞增高。细针穿刺、甲状腺 B 超和 CT 扫描可帮助诊断；脓液涂片用革兰染色可检出细菌，脓培养有助于病原诊断；食管吞钡检查有助于梨状窝瘘的诊断。甲状腺摄碘率减低，即使个别患者临床表现有甲状腺功能亢进者也是如此。

应选用广谱抗生素控制感染，一旦有脓肿形成，应立即切开引流，发热及全身中毒症状可减轻。

病因治疗主要用于有先天畸形患者。如先天性梨状窝瘘可用手术切除或用纤维素封闭瘘管；有甲状腺舌骨管或颈部囊性胸腺组织者也应手术切除，可获根治。患者有甲状腺功能亢进表现者，除积极治疗化脓性甲状腺炎外，不必用抗甲状腺功能亢进药物治疗，可用普萘洛尔（心得安）10 mg，每日 3 次。

二、亚急性甲状腺炎

亚急性甲状腺炎又名肉芽肿性甲状腺炎。尽管没有直接证据，但在发病时或病后，血清中可检出某种病毒抗体滴度增高，目前国内外都公认本病的病因为病毒感染。一些研究表明本病易感性与某些人类白细胞抗原（HLA）类型有关，即 HLA-B35 和 HLA-B67，前者占

89%，发病与季节无关；后者发病多在夏秋季，发病过程特征为甲状腺功能亢进期→甲状腺功能减低期→甲状腺恢复正常期。此外，还有某些药物如干扰素α、胺碘酮、锂盐和白细胞介素-2等。提示亚甲炎的病因呈不均一性，与遗传和环境因素也有关。

发病隐袭或呈亚急性，典型病例有低热、上呼吸道感染症状，包括头痛、全身不适、食欲减退，数天后出现颈前部一侧疼痛，并向同侧下颌角、耳后或枕后放射，吞咽、咳嗽或转动头部可引起颈部疼痛。有的患者可自己触及甲状腺部位有痛性肿块。有的患者无前驱症状，以颈部疼痛为其主诉。由于炎症使甲状腺滤泡破坏，滤泡腔内已合成而贮存的甲状腺激素释放入血循环中，故有轻重不等的甲状腺功能亢进症状，常见者为心动过速、烦躁不安、怕热出汗等。体查时甲状腺肿大或不肿大，一般不对称。痛侧甲状腺可触及结节。结节大小不等，多呈纵向外向内的长条形，中等坚实，有明显压痛，随吞咽上下移动，大多数为单个，少数为多个。如不治疗，左右甲状腺结节可此起彼伏。实验室检查：白细胞计数及分类正常，血清 T_3、T_4 稍增高，血沉增快，甲状腺摄 ^{131}I 率降低，此种血清 L_3、T_4 增高而甲状腺摄 ^{131}I 降低的矛盾现象为本病的一大特点。单光子发射计算机断层（SPECT）甲状腺扫描显示为凉结节。甲状腺彩超示结节区回声减低和欠均匀。

本病虽为炎症，但用抗生素和抗病毒药无效。有效的药物为泼尼松，每日口服 20～30 mg，分次服；为减少泼尼松每日分次服药的不良反应，也可采用隔日服药方法，即早晨空腹，一次服泼尼松 30 mg。泼尼松疗效迅速，一般服药后 24～48 小时内症状可明显减轻，甲状腺结节消失较慢。治疗至少应维持 3 个月，最长可达 1 年。症状控制，甲状腺结节缩小后可开始逐渐减量。减量不宜过大过快，否则易导致复发。一般每半月或一个月减量 1 次，每次减量 5 mg。一般治疗时间需维持至少 3 个月，根据患者反应，少数患者要维持 6 个月到 1 年。停药指征为症状和结节消失，甲状腺大小和功能恢复正常，和甲状腺摄 ^{131}I 率完全恢复。对症状已控制但甲状腺结节持续存在者，可加服小剂量优甲乐（左甲状腺素片），剂量为 12.5～25 mg。对发病初期的轻度甲状腺功能亢进症状不必用抗甲状腺功能亢进药物，可予心得安 10 mg，一日 3 次，即可减轻症状。

本病是自限性疾病，预后良好。有些患者在甲状腺炎恢复过程中可出现暂时性甲状腺功能减退症，此时不必补充左甲状腺素，可自行恢复。发生永久性甲低者约占 4%，应补充适量的优甲乐。

三、慢性淋巴性甲状腺炎

本病由日本人 Hashimoto 首次报告，故又称 Hashimoto 甲状腺炎。本病比亚急性甲状腺炎更为常见。有的患者只有甲状腺增大而无其他症状，在较长期间里才得到诊断，有的患者以甲低症状为首发症状而就诊。

本病的病因尚不完全清楚。公认的意见为一种自身免疫性疾病，与遗传和环境因素有关。前者证据有：①在同一家庭中有的发生 Grave 甲状腺功能亢进，有的发生慢性淋巴性甲状腺炎。两者均为自身免疫性疾病，提示两者发病存在共同的易感基因。②易感基因。目前已发现甲状腺自身免疫性疾病的易感基因有人类白细胞抗原基因（HLA）、细胞毒性淋巴细胞抗原-4（CTLA-4）、TSHR 和甲状腺球蛋白（TC）基因。有学者将慢性淋巴性甲状腺炎的易感基因座定位于 8q23～q24；环境因素如饮食中碘含量高等。遗传因素和环境因素相互作用引发疾病发生，但确切的发病机制仍不明了。病理特点除甲状腺肿大外，突出的甲状腺病理必有明显的淋巴细胞浸润，甲状腺内可形成具有生发中心的淋巴滤泡，随着病情的进展，破坏的甲状腺滤泡被纤维组织取代。

典型的临床表现为慢性起病，少数患者可急性起病但有甲状腺部位疼痛。起病之初，由于预先合成而贮存于甲状腺滤泡中的甲状腺激素因滤泡破坏而释放入血循环中，临床上有心动过速、烦躁不安、乏力、怕热多汗等甲状腺功能亢进症状，如用抗甲状腺药物治疗可使血循环中甲状腺激素（包括总 T_3、T_4，游离 T_3、T_4）很快下降，甚至出现甲低（治疗 1~2 个月内），提示本病患者对抗甲状腺药物非常敏感。临床上遇此情况应疑及本病而做进一步检查。本病典型病程为：甲状腺功能亢进→甲状腺功能正常→甲状腺功能减低，故本病为成年人甲状腺功能减退症的常见病因之一。

本病除上述临床表现外，还可有下述少见的临床表现、并发症。

1. 少见临床表现

如突眼症、胡萝卜素沉着症和假性肌肥大等。

2. 并发症

本病可与 Graves 病、多内分泌腺自身免疫综合征 I 和 III 型、特纳（Turner）综合征、唐氏（Down）综合征等并发存在。

实验室检查对诊断有帮助的是：血清中抗甲状腺球蛋白和抗过氧化物酶（TCAb 和 TPO-Ab）自身抗体明显升高。其他辅助检查有甲状腺 B 超有散在性低回声、假结节和血流减少，甲状腺^{99m}锝扫描显示甲状腺摄碘率减少和分布不均匀，血清 T_3、T_4 和 TSH 改变随病期而变化，从开始时 T_3、T_4 升高和 TSH 降低，发展为 T_3、T_4 降低，TSH 升高的甲低期，中间所隔时间，个体差异较大，不能预测，少数患者，特别是青少年，甲状腺功能可完全恢复正常而不发展到甲低期。

本病病因尚不明了，故无根治之法。治疗包括一般治疗、纠正甲状腺功能、并发症治疗和对症治疗。

（一）一般治疗

禁止或少吃海产品及含碘药物，因为本病对碘剂非常敏感，不仅可诱发本病，而且可导致患者发生甲低。本病为自身免疫性炎症性疾病，但用免疫抑制剂如糖皮质激素或其他免疫调节剂无效。少数患者为自限性。

（二）纠正甲状腺功能

根据病期的不同，选用适当的药物使甲状腺功能恢复正常。

综上所述，本病初期可表现为甲状腺功能亢进。根据甲状腺功能亢进症状的轻重而采用不同的药物。轻者只用普萘洛尔，普萘洛尔不仅可控制心率和某些 β 肾上腺素能功能亢进症状，而且在周围组织中抑制 T_4 转变为 T_3。症状严重者可选用硫脲类或咪唑类抗甲状腺药物，因为本病对抗甲状腺功能亢进症药物敏感，易发生甲低，故在治疗过程中应每 1~2 个月复查 T_3、T_4 和 TSH。一旦甲状腺功能恢复正常，即立即减量；如出现甲低，则立即停药。对已发展为亚临床或临床甲低者，则应补充适量的左甲状腺素，原则上从小剂量 12.5~25 mg 开始，特别是老年人和有心血管疾病者，每半个月或 1 个月复查 T_4 和 TSH，根据结果以增减剂量，直至 T_4 和 TSH 恢复正常。此后则每半年复查一次 T_4 和 TSH。遇有需要甲状腺激素分泌增加的情况，则应适当增加左甲状腺素剂量。甲低者左甲状腺素补充应维持终身。

（三）并发症治疗

Hashimoto 脑病：此种自身免疫性脑病对糖皮质激素反应良好，经治疗临床表现得以迅速控制，血清抗甲状腺自身抗体滴度也随之下降或恢复正常水平。少数患者可自发缓解，但也可反复发作。

（四）对症治疗

有缺铁性贫血或大细胞高色素贫血者，前者应补充铁剂；后者应补充维生素 B_{12} 或叶酸。严重贫血者可输注红细胞。

四、产后甲状腺炎

产后甲状腺炎是指妇女在分娩后发生的甲状腺炎，此病又称安静性或无痛性甲状腺炎。发病率占一般人群（妇女）的 5%~10%，发病病因为自身免疫。妊娠前或妊娠头 3 个月血清中抗甲状腺、自身抗体，特别是抗过氧化物酶抗体阳性（IPOAb）。分娩后产妇为发生产后甲状腺炎的高危人群，33%~50% 可发生产后甲状腺炎。发病与 HLA 类型有关，如 TPOAB 阳性者与 HLA DR5、DR3、DR4 有关，提示本病发病与遗传的关系。

临床特征：①甲状腺轻至中度肿大或正常大小。②无局部痛，起病之初可有轻度甲状腺功能亢进症状，继而甲低。③血清 T_3、T_4 增高或正常，TSH 正常、升高或降低。④血清中抗过氧化物酶抗体明显升高。⑤甲状腺 B 超为弥漫性低回声区，甲状腺血流因甲状腺功能不同而异。⑥可表现抑郁、心悸和情绪不稳定。⑦患者在以后妊娠过程中易再发病。

疾病早期，甲状腺功能多为轻度亢进，一般不必用抗甲状腺药物，如心率快，可用心得安 10 mg，一日 3 次控制，多为暂时性。在发病过程中应定期监测 T_3、T_4 和 TSH 变化。一旦出现亚临床（只 TSH 升高超过正常值）甲低，则应及时补充左甲状腺素片。剂量从 12.5~25 mg 开始，每月复查 T_4 及 TSH，根据结果调节左甲状腺素剂量，直至 T_4 和 TSH 在正常范围。本病预后良好，一般在 12 个月内，甲状腺功能恢复。至于妊娠妇女是否常规要筛查抗甲状腺自身抗体 TPOAb 及甲状腺功能尚无一致意见。筛查的好处是预测产后是否发生甲状腺炎，更重要的是筛查甲低。因为如不作甲状腺功能筛查，妊娠后如果出现甲低，则易发生流产，且对胎儿神经发育有影响。

五、硬化性甲状腺炎

1983 年，本病首次由 Riedel 报告，故义名 Riedel 甲状腺炎。其病因至今不明，病理改变为甲状腺内弥漫性纤维化，并向甲状腺以外扩展。甲状腺几乎完全由纺锤样纤维细胞所取代。

临床特点为：①女性多于男性。②甲状腺肿大、质地坚实如石，固定。③向甲状腺以外扩展，常与周围邻近器官粘连而引起压迫症状，如呼吸困难、吞咽困难、声音嘶哑。④可伴有其他纤维组织增生性疾病，如硬化性肠系膜炎、腹膜后纤维组织增生症、硬化性胆管炎、泪腺和纵隔纤维组织增生症等。⑤甲状腺功能由于病期和甲状腺病理改变的广泛性不同可正常或减低。⑥甲状腺自身抗体可呈阳性，血沉快。⑦甲状腺穿刺活检可见大量纺锤样纤维细胞。

本病应与慢性淋巴性甲状腺炎中的变异型、甲状腺癌和甲状腺淋巴瘤等病进行鉴别。

本病的病因不明，故无根治方法，治疗方法有二。①保守药物治疗。文献中曾获成功的药物有糖皮质激素、免疫抑制剂、秋水仙碱、口服孕激素和他莫昔芬，但均为个案报告，并无特效药物。如 Pabebic 等报告 1 例有呼吸和吞咽困难和声嘶的妇女，开始用甲泼尼龙 12 毫克/日，没有取得疗效；后将甲泼尼龙剂量增加到 16 毫克/日，并加用他莫昔芬 10 mg，每日两次，用补充左甲状腺素治疗甲低，随访 1 年，患者在治疗 8 个月后症状明显减轻；颈部超声和 CT 检查也证实。甲状腺从治疗开始的 105 g 减小到 63 g（经超声测量）。治疗 10 个月后，患者做了部分性甲状腺切除术。病理学检查证实 Riedel 甲状腺炎的诊断。②手术治疗。治疗目的主要是解除压迫症状，可切除甲状腺峡部和（或）部分甲状腺。

（嵇　颖）

第三节　甲状腺肿瘤

甲状腺肿瘤分良性和恶性两类，前者根据甲状腺功能可分为功能正常与功能亢进，后者称为甲状腺毒性腺瘤或 Plummer 病；恶性者有原发性与转移性，统称为甲状腺癌。

一、甲状腺良性肿瘤

甲状腺良性腺病以甲状腺腺瘤为多见，瘤细胞来源于甲状腺滤泡上皮细胞。女性多于男性，以中年人居多，单个多见，少数为多个，腺瘤直径在 1 cm 以上。体检可在患侧甲状腺扪及类圆形结节，随吞咽动作而上下移动。表面光滑，边界清楚，一般无触痛。瘤体内出血时可有压痛，甲状腺 B 超为边界清楚、有包膜的等回声区，如有出血或囊变则回声不均匀。单光子发射扫描（SPECT）为温结节。

甲状腺腺瘤伴有甲状腺功能亢进症又称自主功能亢进性甲状腺腺瘤，多为散发性，其病因 20%~80% 为甲状腺滤泡细胞中的 TSH 受体有体细胞突变。受变的 TSH 变体有体质性激活；也可由于刺激性 G 蛋白 α 亚单位基因突变所致。前述两种突变，导致 cAMP 堆积而导致瘤细胞增殖和合成甲状腺激素增多，从而引起甲状腺功能亢进症。临床上有甲状腺功能亢进症的症状。甲状腺可扪及单个结节。与单纯甲状腺腺瘤不同之处在于 SPECT 检查，本病在结节部位有放射线物质的浓聚，周围和对侧正常的甲状腺组织则不摄取放射性核素，这是由于 T_4 的增高，负反馈抑制 TSH 分泌，因此结节以外的甲状腺组织不摄取放射线物质，注射外源性 TSH 后才恢复摄取，这是诊断本病的经典试验。有的患者长期表现为亚临床甲状腺功能亢进。

两种甲状腺腺瘤均可发生瘤内出血或囊性变，此时如进行甲状腺细针穿刺，可抽吸到血性液体或非血性液体。约 4% 的无功能亢进的单个甲状腺腺瘤可发生癌变。

对伴甲状腺功能亢进的腺瘤，单个且瘤体小者，首选用 ^{131}I 治疗，效果较好，但剂量比用于治疗 Graves 病时要大，因为 ^{131}I 在瘤体内的半衰期个体间差异较大，从小于 2 天到长达 100 天不等，因此有学者提出不管瘤体大小，剂量都用 740 mBgq，因此剂量少于 5% 的患者有甲状腺功能亢进复发，少于 10% 的患者发生甲状腺功能减低。服 ^{131}I 前后，口服普萘洛尔以控制心率；心率稳定或甲状腺功能亢进症状消失后即停用。对多个结节又伴有甲状腺功能亢进症者，在用抗甲状腺功能亢进药物控制甲状腺功能亢进症状，心率稳定在 70~80 次/分后，也可作甲状腺部分切除，但术后应长期常规地服用小剂量的左甲状腺素片，剂量 12.5～25 μg/d，目的在于减少结节增多或增大；有些学者对此种治疗的疗效提出质疑，因此尚需更多的循证医学的证据。

二、甲状腺恶性肿瘤

甲状腺恶性肿瘤分原发性与继发性，前者为发生于甲状腺本身的癌，包括甲状腺乳头状癌、滤泡细胞癌、髓样癌（细胞来源为甲状腺滤泡旁细胞，此类细胞属 APUO 细胞）和未分化癌，其中以乳头状癌最为常见，占整个原发性甲状腺癌的 60%～80%。乳头状癌相对良性，预后较好；未分化癌最为恶性。这些癌都可依次发生甲状腺内、颈部淋巴结和远处器官转移，且易复发。除前述 4 种癌外，还有发生较少的甲状腺恶性淋巴瘤、血管内皮细胞癌、血管肉瘤和纤维肉瘤等；继发性甲状腺癌是指转移癌。

甲状腺原发性癌好发于中年女性和青少年。乳头状癌的细胞组成有 3 种：滤泡细胞、嗜酸性粒细胞（又称 Hanhle 细胞）和乳头状滤泡变异性细胞，后者恶性程度比单纯滤泡细胞高。少数滤泡癌细胞具有摄碘功能，故可伴有甲状腺功能亢进，易发生远处转移。髓样癌来源于甲状腺滤泡旁、能分泌降钙素的 C 细胞，起源于胚胎期的外胚层神经嵴。具有分泌许多酶和激素的功能，如癌胚抗原、组胺酶、烯醇酶、降钙素、降钙素相关肽、嗜铬粒、鸦片促黑皮素、甲状腺球蛋白、促甲状腺素、促肾上腺皮质激素、胃泌素相关肽、血清素和前列腺素等，因此临床表现极不均一，但最多见的激素为降钙素，是髓样癌的标志物，测定其在血清中的水平是诊断这种癌和判断治疗效果、术后复发的可靠指标。此种癌可为散发性和家族性两类。在家族性中又有 2 种类型：①作为多发性内分泌腺肿瘤综合征Ⅱ型（MENⅡ）的组成成分之一，MENⅡA 包括甲状腺髓样癌、嗜铬细胞瘤和甲状旁腺腺瘤或增生；MENⅡB 型包括甲状腺髓样癌、嗜铬细胞瘤和黏膜神经瘤。②家族性髓样癌，家族中有多个成员发病和突变基因携带者，但只有甲状腺髓样癌，多见于 50 岁以上的人，病变易有钙化灶，呈散在性钙质沉着。根据肿瘤直径大小和有无局部或远处转移可将甲状腺癌分为 4 期，据此对预后可作出判断。

甲状腺癌的病因及发病机制虽不完全清楚但与遗传与后天因素有关。前者与一些癌基因有关，如 P53、C-myc、ras、RET、trk 等基因；后天因素包括放射线照射（如 20 世纪 80 年代的切尔诺贝利核电站核泄漏事件）、儿童期颈部接受外放疗治疗，还原性碘摄取量过多者。

不管甲状腺癌是何种类型，临床上有下列共同特点。

（1）一侧甲状腺肿块，形状及边缘不规则，无压痛、表面不光滑，或有同侧颈部淋巴结肿大。

（2）质地坚实，无压痛。

（3）甲状腺 B 超：病变处有形状不规则的低回声区，如有颈部淋巴结转移，也可探及局部有低回声结节；甲状腺髓样癌有时可探及钙质沉着。

（4）单光子发射断层甲状腺扫描为凉结节或冷结节，少数滤泡细胞癌可呈温结节。

（5）甲状腺髓样癌可测血清降钙素或做五肽胃泌素试验。

（一）治疗

1. 放射性核素 ^{131}I 治疗

^{131}I 主要用于分化好、具有摄 ^{131}I 和浓聚 ^{131}I 的甲状腺癌，对于未分化的甲状腺癌无效。

^{131}I 治疗常作为术后的辅助治疗。应用 ^{131}I 治疗的具体指征是：①原发性甲状腺癌不能行手术治疗者。②术后复发或有纵隔淋巴结或远处器官转移者。③疑有癌残余病灶者。因为癌细胞摄 ^{131}I 的功能个别间差异较大，根据癌的大小及摄碘率来计算 ^{131}I 的剂量不一定准确，因此多采取给予固定剂量，一般为消除术后原位复发或有远处小的转移病灶，^{131}I 100 mCi 即足够；对于一些难治性或有远处转移的大病灶，则可将 ^{131}I 剂量增大至 200~600mCi，3~4 个月重复一次。在决定行 ^{131}I 治疗前，需行 ^{131}I 全身扫描，以定位癌灶和癌的大小，可用 5 mCi 的 ^{131}I 进行全身扫描。扫描前停用左甲状腺素片，禁食含碘食品和药物；将左甲状腺素片改为三碘甲状腺原氨酸（T_3），以使原来被左甲状腺素抑制的 TSH 得到恢复；或者在全身扫描前 3 天，每天肌内注射基因重组 TSH 10 U。^{131}I 消除复发或转移癌灶后，继续用左甲状腺素片治疗。

放射性碘治疗的不良反应与所用剂量有关。常见的急性放射线不良反应为倦怠、头痛、恶心和呕吐，多在 24~26 小时自行消失，局部有轻度疼痛。因照射部位牵涉到唾液腺而有唾液腺部位压痛，因唾液腺炎症，唾液分泌减少而有口干，但可随时间的延长而自行消失，其余不良反应少见。

2. 基因治疗

钠/碘化物同转运蛋白，可将血液中的碘化物转运入甲状腺滤泡细胞中，分化好的甲状腺癌均有 NIS 的表达，故已用来作为甲状腺癌基因治疗的载体。即将具有放射活性互补的 DNA 微陈列，将 NIS 基因转染到未分化的甲状腺细胞系及以影响蛋白酪氨酸磷酸化酶和 Ras 基因家族，后者包括 Ras、Rec 和 Rab 基因。Ras 基因表达增加为甲状腺癌发生的早发事件，从而达到治疗未分化甲状腺癌的目的，目前尚处于研究阶段，尚未在临床应用。

3. 外放射治疗

甲状腺癌对外放疗不敏感，一般均不采用，只当作甲状腺有骨转移、局部骨疼痛时作为止痛的姑息疗法，或作为未分化甲状腺癌的姑息治疗。

4. 化学药物治疗

即用抗癌的化学药物进行治疗，甲状腺癌对化疗也不敏感。如单用 5-氟尿嘧啶或联合几种抗癌药物治疗。其疗效均不满意。

（二）预后

除甲状腺未分化癌外，其余 3 种甲状腺癌相对良性。其中以乳头状癌预后最好，法国有一组 880 例做了手术的甲状腺癌，根据最初和治疗后所测 Tg 的结果分为 1、2、3、4 期，1 期为微癌，2 期为甲状腺内癌，3 期为分化好，有结节性侵犯，4 期为分化好但有不可切除的颈部转移或 TSH 刺激后 Tg>10 μg/mL，随访 25 年，1、2、3、4 期甲状腺癌患者与癌相关的死亡率分别为 9%、1.4%、0 和 46.9%；各期的复发率分别为 36%、38%、53% 和 44.5%；颈部复发而需做手术切除者分别为 3.0%、3.4%、34% 和 23.7%。从这一随访结果可见：甲状腺癌相对良性，但术后复发率高，因此术后随访对预后有很大影响。即使在年轻人中，预后也同样较好。

（王思涵）

第四节 肾上腺皮质功能不全

一、概述

原发性肾上腺皮质功能减退症是指由于肾上腺皮质本身的疾病所引起者,根据起病的急缓,可分为急性与慢性肾上腺皮质功能减退症。

(一)急性肾上腺皮质功能减退症

起病急骤、凶险,常威胁患者生命,死亡率高,常见病因有:感染,可导致双侧肾上腺出血而引起急性肾上腺功能衰竭;感染性败血症,临床表现有休克、成年呼吸窘迫综合征、休克性肺炎等。由脑膜双球菌引起的急性肾上腺皮质功能衰竭称华—佛综合征;有些患者平时无肾上腺功能减退症表现,一旦发生感染或其他应激如严重外伤、烧伤等,即发生休克,这些人可能此前存在相对性肾上腺皮质功能不足,或隐性肾上腺皮质功能不全。此种情况,事前很难确诊,但根据这些患者如果采用补充外源性氢化可的松,病情可得到缓解,从而推测前述患者可能存在隐性肾上腺皮质功能不全。迄今为止,文献中急性败血症或严重应激中存在的相对性急性肾上腺皮质功能不全仍有争议,但有些学者提出诊断标准:①静脉滴注250 μg促肾上腺皮质激素(ACTH)后,血清皮质醇小于250 nmol/L。②外伤患者于第1、第4、第8、第14天测人血白蛋白及皮质醇,如白蛋白大于2.5 g/dL,皮质醇只有25 μg/dL,即可认为存在隐性肾上腺皮质功能不全。③长期用治疗剂量的糖皮质激素治疗或做了双侧肾上腺切除而用生理剂量的糖皮质激素替代治疗的患者,突然停用糖皮质激素治疗或遭遇严重应激,或用糖皮质激素替代治疗者遭受严重应激者。

不管急性肾上腺皮质功能病因为何,临床表现基本相似,突出的临床表现为休克,甚至血压测不到,脉速细弱或不可扪及,四肢冰冷,手脚指趾甲发绀,全身出冷汗,神志清楚或模糊,烦躁不安等。脑膜炎双球菌感染引起者,由于凝血障碍而有皮下出血点,其他疾病引起者还有原发性疾病的临床表现。

(二)慢性肾上腺皮质功能不全

引起慢性肾上腺皮质功能不全的疾病也很多,其病因有:①感染,最初因结核病多,故以结核感染者居多,深部霉菌感染者少见,20世纪末以来,全世界艾滋病逐渐蔓延,故由艾滋病引起者有日益增多之势。②自身免疫疾病,在结核引起者日益减少之后,由自身免疫引起者占据首位,患者血清中可检出抗肾上腺皮质细胞自身抗体,或皮质醇合成酶自身抗体,如抗21-羟化酶、17α羟化酶抗体和抗芳香化酶自身抗体等。③代谢性疾病,血色病和系统性淀粉样变等。④遗传性疾病,如自身免疫性多内分泌腺病Ⅰ型综合征,为常染色体隐性遗传,有AIRE基因突变。除了肾上腺皮质功能减退外,还有其他内分泌腺和非内分泌腺自身免疫性疾病,血清中可检出多种自身抗体。另一种遗传病为肾上腺脑白质营养不良。病因为位于X染色体上的ABCD1基因突变。遗传方式为性链遗传,突变引起异常长链脂肪酸在脑白质和肾上腺中堆积,从而引起肾上腺皮质功能不全和大脑白质脱髓鞘病变。除此以外还可有脊索、周围神经和睾丸病变;糖皮质激素不敏感综合征,是由于糖皮质激素受体有突变。血中皮质醇增高,但有肾上腺皮质功能不足的临床表现及血压升高;还有先天性肾上腺皮质增生。最常见类型为21-羟化酶缺乏。21-羟化酶基因位于6号染色体短臂上（6p21.3），由于这种酶缺乏，皮质醇合成减少，对垂体负反馈作用减弱，ACTH分泌增多。因为肾上腺雄激素合成不需21-羟化酶，故肾上腺雄激素合成增多，从而引起临床上性变态综合征，女性外生理异常，男性假性性早熟，严重的21-羟化酶缺乏，临床上还有失盐综合征表现，非经典者则无。因ACTH分泌增多，皮质醇合成得到部分代偿，故血皮质醇可在正常低值，但在用ACTH刺激后，血皮质醇不能进一步升高。皮质醇除21-羟化酶外，还有其他酶如11β羟化酶缺乏也可发生临床上与21-羟化酶缺乏相似的肾上腺性变态综合征的表现。如果芳香化酶缺乏，则无此表现。

无论原发性肾上腺的病因为何，除糖皮质激素不敏感综合征外，其他病因引起者，都有不同程度的垂体ACTH分泌增加，以致临床上有轻重不一的皮肤色素沉着，这是原发性肾上腺皮质功能减退症不同于继发性肾上腺皮质功能减退症的特征。皮肤色素沉着的特征为：①全身皮肤生理性色素沉着部位有色素加深，如唇、乳晕、脐孔、会阴、肛门区和掌纹、舌、牙龈及口腔颊部黏膜色素沉着更有意义。②皮肤色素沉着为黑褐色，口腔和牙龈黏膜呈黑蓝色。③体表皮肤在色素沉着的背景上少数患者可出现色素脱失的小白斑，其他临床表现无特异性，包括消瘦、乏力、易倦、喜咸食、血压偏低（糖皮质激素不敏感综合则血压升高）和头昏等。此外，还有原发性疾病的临床表现。功能诊断测定血浆皮质醇和（或）尿游离皮质醇即可确诊，病因诊断则根据病因不同选择相应的检查以确诊。

二、治疗

（一）急性肾上腺皮质功能减退症治疗

急性肾上腺皮质功能减退症的治疗，不管其病因为何，均应按肾上腺皮质功能减退症危象处理，处理措施如下。

1. 抗休克

如果患者已出现休克，应立即静脉推注磷酸氢化可的松100~200 mg，接着静脉滴注。每天剂量根据病情的轻重及患者对治疗的反应而定，一般每天用200~400 mg。如果在24小时内休克已纠正，病情好转，则逐日减量，每次减50~100 mg，直到病情稳定。如果病情允许，用药时间在5天以内可以撤药；如果病情需要，则改为口服，剂量根据原发性疾病而定。如病前已用糖皮质激素治疗，则恢复到发病前基础剂量。

对于严重感染性休克，一般难以在当时确定有无相对或隐性肾上腺皮质功能不全，多数学者均主张在使用广谱抗生素前提下，使用氢化可的松静脉滴注。有学者报告这些患者发病前存在相对性或隐性肾上腺皮质功能不全。

2. 纠正水、糖和电解质平衡

首先静注生理盐水或5%葡萄糖盐水。补液量应根据病情和失水严重程度而定，一般24小时内补液2000~3000 mL。如果患者24小时尿量在500 mL以上，同时输注了5%葡萄糖液，每天可同时补充3 g氯化钾。

3. 病因治疗，去除诱因

如致病菌已明确，则采用相应的抗生素；如果致病菌不明，则采用适当的广谱抗生素；即使无感染存在，也应选用适当的抗生素以预防感染，因为这些患者免疫力低，易并发感染。有诱因者应尽快去除诱因。

4. 对症支持疗法

有酸中毒者，应补充适量的5%碳酸氢钠溶液。休克时除用氢化可的松外，可选用适当的升压药以加速血压恢复。

5. 加强护理

密切监测患者生命体征的变化。

（二）慢性肾上腺皮质功能减退症治疗

1. 替代疗法

一切可逆的与不可逆的慢性肾上腺功能减退症首先应采用替代治疗，尽快使肾上腺功能恢复到正常水平。替代治疗的剂量为生理剂量，即每天氢化可的松 20 mg，糖皮质激素有短效、中效和长效之分，替代治疗只采用短疗或中效制剂，不用长效制剂。短、中、长效是根据其对 ACTH 抑制时间而言。临床上常用的替代治疗的糖皮质激素为氢化可的松或醋酸可的松，后者每天剂量为 25 mg，此两种制剂有轻度盐皮质激素作用，大多数患者不必同时补充盐皮质激素。另外常用的制剂为泼尼松，剂量为 5~7.5 mg，2/3 剂量早上服，1/3 剂量傍晚服。有些病情较轻的肾上腺皮质功能减退者只需早晨服一次即可，因为皮质醇有昼夜节律，故早上剂量大于傍晚剂量。如果单用前述的糖皮质激素制剂仍不能纠正盐皮质激素缺乏，则应另外加服 9α 氟氢化可的松 0.05~0.15 mg，每日服一次。也可用去氧皮质酮油剂肌内注射，剂量每日 1~2 mg，或隔日 2.5~5.0 mg，因要肌内注射，长期注射不方便，国外有去氧皮质酮皮下埋植剂，一次于腹壁皮下埋植 125 mg，每日可释放出约 0.5 mg 去氧皮质酮。中药甘草流浸膏有类盐皮质激素作用，每日口服 20~30 mL。

用糖皮质激素替代治疗的患者如遇应激，应根据应激程度的大小，在替代治疗剂的基础上适当增加糖皮质激素的剂量，即在替代治疗剂量的基础上增加 3 倍，应激过后再逐减到应激前的替代剂量。如果患者需作手术，则应根据手术的大小，肌肉或静脉滴注氢化可的松 100 mg，24 小时内每 6 小时用 100 mg。待病情稳定后再逐渐减量，直到最后完全撤除，恢复术前的替代治疗剂量。

用糖皮质激素替代治疗的患者如果妊娠，糖皮质激素替代治疗应继续维持，否则会给母亲和胎儿带来危险，母亲可流产，并发急性肾衰竭；胎儿宫内发育延迟、宫内窒息死亡，出生后呼吸衰竭等。特别应当注意以下两方面。①严重妊娠反应、恶心、呕吐、不能进食，甚至失水等，除了要纠正水和电解质平衡、注意适当补充营养及对症治疗外，应适当增加糖皮质激素剂量。患者如不能口服，可肌内注射磷酸地塞米松或泼尼松龙，前者剂量为 1 mg；后者为 5 mg。②分娩应尽可能从阴道分娩；如分娩时间过长，亦可采用剖宫产。术前和术中静滴 50~100 mg 氢化可的松，待术后血压及病情稳定再撤除，恢复术前替代治疗剂量。

2. 病因治疗

引起急性与慢性肾上腺皮质功能不全的疾病很多，其中有些病因有特效治疗，如感染等，有些病因如遗传性疾病和先天性酶缺乏和代谢异常则常不能根治，只能采用糖皮质终生替代治疗。对并发其他内分腺功能不全的自身免疫性综合征的患者，则可根据并发何种内分泌腺功能低下或非内分泌自身免疫性疾病，采取适当的补充所缺乏的激素或其他物质替代治疗或其他相应的疗法。

（张丽娟　贾　攀）

第七章

风湿免疫系统疾病

第一节 红斑狼疮

红斑狼疮（LE）是一种由机体自身免疫介导的慢性、反复迁延的自身免疫病。该病为一病谱性疾病，系统性红斑狼疮（SLE）和皮肤型红斑狼疮（CLE）分别位于病谱的两端。本节介绍系统性红斑狼疮。

一、流行病学

SLE 的全球患病率为（30~50）/10 万人，美国患病率为（14.6~50.8）/10 万人（其中黑种人女性的患病率比白种人高 3~4 倍），我国 1985 年对上海市 3.2 万纺织女工的调查显示，SLE 的患病率为 70.41/10 万人。SLE 的年发病率因地区、种族、性别和年龄等而异。有色人种显著高于白种人，女性显著高于男性，儿童男女比为 1 :（1.5~6），育龄期男女比为 1 :（7~9），老年男女比为 1 : 2。发病年龄以青壮年为主，多见于 15~45 岁。

二、病因与发病机制

系统性红斑狼疮的病因至今尚未确定，大量研究显示 SLE 的发病与遗传、内分泌、环境因素（如感染、紫外线、药物）、表观遗传学及免疫异常有关。

（一）遗传

SLE 是一种多基因遗传性疾病，其发病常需要多个基因的共同作用。单一基因（如补体 C1q 和 C4）的缺陷仅见于极少数病例。目前认为 HLA-Ⅱ类基因较Ⅰ类基因与 SLE 的相关性更为明显。

SLE 相关的单核苷酸多态性位点主要位于免疫反应相关基因的非编码区。研究发现：①一些基因如 ST4 和 PTPN22 同时参与 SLE、类风湿关节炎、糖尿病的发病。②CD3-ζ 和 PP2Ac 基因多态性导致的表达产物改变能够引起 SLE 患者 T 细胞功能异常。③TNIP1、PRDM1、JAZF1、UHRFIBP1 和 IL-10 是 SLE 的易感基因。④C4、FCGR3B 和 TLR7 基因拷贝数改变与病情相关。

(二) 内分泌因素

1. 性激素及其代谢异常

在 SLE 患者中，育龄期女性的患病率比同龄男性高 9~15 倍，而青春期前和绝经期后的女性患病率略高于男性，这与育龄期女性雌激素/雄激素比值显著增高有关。实验表明雌激素能增加抗 dsDNA 抗体生成并使其从 IgM 型转化为 IgG 型；降低巨噬细胞的吞噬功能，影响免疫复合物的清除；并可诱导 Ro/SSA 和 La/SSB 在角质形成细胞膜上的表达增强，还可诱导树突状细胞、T 细胞和 B 细胞炎性细胞因子的产生。

2. 雌激素受体

现证实，胸腺组织和非胸腺淋巴样组织、骨髓组织、巨噬—巨红细胞系统、内分泌系统、中枢神经系统和具有免疫调节功能的下丘脑腹侧核等处均具有丰富的 ER。复旦大学附属华山医院的研究发现，活动期患者 ER 容量显著高于静止期患者，也有报道示 SLE 患者外周血 $CD4^+T$ 细胞 Erα 表达水平较正常人升高。

3. 催乳素（PRL）和生长激素（GH）

免疫学研究显示，胸腺、骨髓、脾、淋巴结和外周血单个核细胞上表达 PRL 和 PRL 受体。GH 为非生殖激素，与 PRL 在一级结构和免疫调节功能等方面具有非常多的相似性。复旦大学附属华山医院皮肤科的研究显示：①PRL 和 GH 可刺激 SLE 患者的 B 淋巴细胞分泌抗-dsDNA 抗体，其 IgG 型抗体水平显著高于正常人。②体外试验显示，活动期 SLE 在 PRL 和 GH 干预后分泌 Th2 型细胞因子的能力增强。

(三) 环境因素

多种病毒感染尤其是 EB 病毒、细小病毒 B19、内源性逆转录病毒和巨细胞病毒可能与 SLE 发病相关。研究发现，EB 病毒核抗原 1 和狼疮自身抗原 Ro、Sm 在分子结构上具有相似性，EB 病毒核抗原 1 来源多肽可诱导小鼠产生狼疮样反应。SLE 患者的 $CD8^+T$ 细胞存在功能缺陷，不能有效清除被 EB 病毒感染的 B 细胞。细小病毒 B19 感染可模拟狼疮样临床和血清学特征，针对磷脂抗原的自身抗体与细胞病毒 B19 抗原 B19-VPlu 具有交叉反应性。SLE 患者和小鼠体内存在多种抗反转录病毒抗体，这种逆转录病毒的序列插入 FAS 基因，导致淋巴细胞凋亡异常，凋亡小体作为抗原刺激机体产生大量自身抗体。紫外线照射可诱发或加重 SLE 患者的皮肤损害和系统累及。吸烟者发生狼疮的危险性是不吸烟者的 7 倍，但早期被动吸烟并不增加女性成年后发生 SLE 的风险。

药物也可以诱发狼疮。有报道认为药物性狼疮与药物的乙酰化水平和剂量有关。此外，药物还可能通过表观遗传学机制诱导红斑狼疮发生。目前已有多种药物报道可诱发 SLE，高危类药物：普鲁卡因胺、肼屈嗪（肼苯达嗪）；中危类药物：奎尼丁、异烟肼、柳氮磺胺吡啶；低危类药物：甲基多巴、卡托普利、醋丁洛尔、氯丙嗪、米诺环素、卡马西平、丙硫氧嘧啶、D-青霉胺、氨苯磺胺和 5-氨基水杨酸。

(四) 基因表达的表观遗传学调控

环境因素如紫外线和药物（肼苯达嗪和普鲁卡因胺）可能通过抑制 DNA 甲基化诱导红斑狼疮发生。SLE 患者 T 细胞中存在多种 miRNA 表达异常，已初步证实 miR-21、miR-48a、miR146 和 miR-29b 可能通过直接或间接抑制 DNMT1 导致 DNA 低甲基化。

（五）免疫异常

免疫异常主要包括：①巨噬细胞清除凋亡物质障碍，大量自身 DNA 或 RNA 作为抗原释放入血液中，诱导机体产生多种炎症因子和自身抗体。②树突状细胞过度激活，释放大量 IFN-α；③B 细胞过度增殖和活化，自发产生多克隆免疫球蛋白和多种自身抗体。④T 细胞亚群比例和功能失平衡，相关的细胞因子表达紊乱。⑤细胞因子表达异常，比较明确的有 IL-17A、IFN-α、Blys 和 IL-6。

三、病理

SLE 的基本病理变化包括结缔组织黏液样水肿、纤维蛋白样变性和坏死性血管炎。

皮肤病理以基底膜带免疫球蛋白和（或）补体的沉积（即狼疮带形成）为特征性表现。

肾脏主要表现为肾小球毛细血管壁纤维蛋白样变性或局灶性坏死，内有透明血栓和苏木素小体；或毛细血管袢基底膜分节状增厚，形成"铁丝圈"样损害。肾小球囊壁上皮细胞可增生形成新月体。晚期病例肾小球纤维组织增多，血管闭塞，甚或与囊壁粘连而纤维化。国际肾脏病学会/肾脏病理学会（ISN/RPS）和世界卫生组织（WHO）将狼疮性肾炎分为 6 种类型：Ⅰ型正常或微小病变型，Ⅱ型系膜增殖型，Ⅲ型局灶节段增殖型，Ⅳ型弥漫增殖型，Ⅴ型膜型，Ⅵ型肾小球硬化型。

心脏及心包结缔组织发生纤维蛋白样变性伴淋巴细胞、浆细胞、组织细胞和成纤维细胞的浸润。心内膜炎为心内膜的结缔组织先后发生局灶性纤维蛋白样变性、淋巴细胞和成纤维细胞增生及纤维形成等所致。如此反复发生，形成疣状心内膜炎，若累及瓣膜和乳头肌可影响瓣膜功能（以二尖瓣损害率最高），称 Libman-Sacks 综合征。

肺病变初起为肺小血管炎和小血管周围炎，以后波及肺间质和实质，为间质肺泡壁和毛细血管的纤维蛋白样变性、坏死和透明性变，伴有淋巴细胞和浆细胞浸润。

神经系统可见小血管、毛细血管内皮细胞增殖和淋巴细胞等浸润。有广泛的微血栓和局限性软化灶等。已发现脉络膜丛上可有免疫球蛋白和补体免疫复合物的沉积，脑脊液中可有 DNA 和抗 DNA 免疫复合物。

脾脏常有包膜纤维增厚，滤泡增殖，红髓内浆细胞增多，中心动脉出现特殊纤维化（即动脉周围出现又厚又密的同心状胶原纤维硬化环，称洋葱脾）。

四、临床表现

SLE 的临床表现复杂多样。多数呈隐匿起病，初起仅累及 1~2 个系统，表现为轻度的关节炎、皮疹、隐匿性肾炎和（或）血小板减少性紫癜等。随着疾病的进展，多数患者逐渐出现多系统损害，仅有少数患者长期稳定在亚临床或轻型狼疮状态。SLE 的自然病程多表现为病情的加重与缓解交替。

1. 皮肤和黏膜

80%~85%的 SLE 患者有皮疹。一种损害为鼻梁和双侧颧颊部呈蝶形分布的水肿性红斑是 SLE 特征性的改变。其他皮肤损害包括光过敏、脱发、甲周红斑和指（趾）甲远端弧形斑、盘状红斑、结节性红斑、脂膜炎、网状青斑和雷诺现象等。颜面部蝶形红斑、甲周红斑和指（趾）甲远端弧形斑具有特征性，是早期诊断 SLE 的重要依据。另一种损害为斑丘疹，有疼痛或瘙痒感，多见于面部和其他暴露部位，日光暴晒是主要促发因素。有时可见瘀点、瘀斑、网状青斑、结节（约10%）等表现。此外，还可有指（趾）坏疽、足背坏疽等结节性多动脉炎表现。皮疹有时可呈荨麻疹样，持续数天不消退，不伴瘙痒，是白细胞破碎性血管炎的一种。少数患者还可有红斑肢痛症、弥散性血管内凝血等，多见于终末期。其他尚有杵状指、雷诺现象和脱发。黏膜损害累及唇、颊、硬腭、齿龈、舌和鼻腔，约占20%。

2. 发热

发热是SLE常见的全身症状，占92%以上。SLE的热型不一，以长期低热较为多见，既可为首发症状，也可为伴发症。

3. 骨、关节、肌肉

90%以上患者有关节症状，主要为对称性多关节炎，常累及指趾关节。有关节肿胀和疼痛，但一般不引起骨质破坏。5%~40%的患者可发生无菌性骨坏死，其中以股骨头坏死最为常见，单侧或双侧肱骨头、胫骨头和胫骨嵴等亦可累及。此外，SLE患者还可有肌肉疼痛和显著的乏力感。

4. 肾

50%~70%的SLE患者在病程中会出现肾脏受累，主要表现为肾炎或肾病综合征。肾炎时尿内出现红细胞、白细胞、蛋白和管型，肾活检显示几乎所有SLE均有肾脏病理学改变。因此，有条件的狼疮性肾炎患者均应做肾活检。肾活检的价值在于：①依病理分型特征进行鉴别诊断与预后判断。②协助判断狼疮性肾炎活动性及病变程度，制订个体化治疗最佳药物、配伍和剂量。③重复肾活检可判断疗效，以指导进一步调整治疗方案。狼疮性肾炎对SLE预后影响甚大，肾衰竭是SLE的主要死亡原因之一。

5. 心血管

约70%的患者有心脏病变。心包炎最多见，主要为干性纤维素性心包炎，若壁层和脏层心包相互粘连，可造成缩窄性心包炎。心包炎也可有少量积液，但心脏压塞少见。行超声心动图检查可明确诊断。

其次是心肌炎，患者可有气短、心前区疼痛、心动过速、心音减弱、奔马律、脉压小等，继之出现心脏扩大，导致心力衰竭。心电图可有相应改变，如低电压、ST段抬高、T波低平或倒置、PR间期延长等。亦可无症状而在某种诱因下突然发生心肌炎。SLE还可发生心内膜炎，常与心包炎并存。典型的疣状心内膜炎症状一般不明显，目前临床上较少见。当病变累及瓣膜时，最常见二尖瓣受累，偶尔可同时累及主动脉瓣和三尖瓣，引起瓣尖乳头肌粘连变形，造成瓣膜狭窄或闭锁不全。心内膜血栓可脱落引起栓塞。心内膜炎还可并发感染性心内膜炎。

心律失常常见，可呈房性、室性期前收缩（又称早搏）和快速心率，以及各级房室传导阻滞。主要由于心肌炎或全心炎症扩展侵犯房室束或左右束支或冠状动脉炎，使窦房结、房室结和房室束附近动脉管腔变窄，促使传导系统产生局限性退行性变所致。

约50%病例可发生动脉炎和静脉炎。比较常见的为锁骨下静脉的血栓性静脉炎，少数可出现冠状动脉炎，表现为心绞痛和心电图ST-T改变，甚至出现急性心肌梗死。除冠状动脉炎外，长期使用糖皮质激素加速动脉粥样硬化，以及抗磷脂抗体导致动脉血栓形成可能是冠状动脉病变的另外两个重要原因。

部分病例还可有周围血管病变，如血栓闭塞性脉管炎和游走性静脉炎等。

6. 呼吸系统

常见胸膜炎，有时可合并胸腔积液，多为渗出液。狼疮性肺炎的影像学特征是阴影较广且易变；若伴发肺间质病变，可有肺间质毛玻璃样改变和慢性肺间质纤维化。患者常有活动后气促、干咳和低氧血症。肺功能检查显示肺泡弥散功能下降。肺动脉高压和弥漫性出血性肺泡炎是重症 SLE 表现。

7. 神经系统

往往在急性期或终末期出现。轻者仅有偏头痛、性格改变、记忆力减退或轻度认知障碍；重者可表现为脑血管意外、昏迷或癫痫持续状态等，病情严重者可导致死亡。在除外感染、药物等继发因素的情况下，结合影像学、脑脊液、脑电图等检查可诊断神经精神狼疮。以弥漫性高级皮质功能障碍为表现的神经精神狼疮，多与抗神经元抗体、抗核糖体 P 蛋白抗体相关；有局灶性神经定位体征的神经精神狼疮，又可进一步分为两种情况：一种伴有抗磷脂抗体阳性；另一种常有全身血管炎表现和明显病情活动。在治疗上应有所侧重。横贯性脊髓炎在 SLE 不多见，主要表现为下肢瘫痪/无力伴病理征阳性。脊髓的磁共振检查有助于明确诊断。

8. 消化系统

约 40% 的病例有消化道症状，常见食欲减退、吞咽困难、恶心、呕吐、腹痛、腹泻、腹水、便血等。腹痛可能与肠系膜血管炎、蛋白丢失性肠炎、急性胰腺炎等有关。多为脐周隐痛，严重时可出现外科急腹症。10%～30% 的病例有肝脏病变，表现为肝大、黄疸和肝功能异常等。有学者认为，SLE 患者的 ALT、AST、r-GT、AKP 和胆红素水平高于正常值两倍时提示有肝脏炎症。

9. 造血系统

贫血常见，多为正细胞正色素性贫血。短期内出现重度贫血常是自身免疫性溶血所致，多有网织红细胞升高，Coombs 试验阳性。SLE 可出现白细胞减少，一般为粒细胞和（或）淋巴细胞减少。活动期 T、B 淋巴细胞的绝对数和相对数显著下降，并且 T 淋巴细胞的下降程度与疾病活动度平行。T 淋巴细胞的减少与细胞免疫功能减退或抗淋巴细胞抗体有关。B 淋巴细胞虽数目下降，但其功能反而增强。此外，治疗 SLE 的细胞毒药物也常引起白细胞减少，这点在临床实践中需特别注意。血小板减少与血清中存在抗血小板抗体、抗磷脂抗体以及骨髓巨核细胞成熟障碍有关。

10. 淋巴网状系统

约半数患者有局部或全身淋巴结肿大，以颈、腋下浅淋巴结肿大较多见。肿大淋巴结一般无压痛，质软，病理检查示慢性非特异性炎症。约 1/3 患者有肝大，极少引起黄疸和肝硬化。1/5 病例有脾大。

11. 眼

包括结膜炎、葡萄膜炎、眼底改变、视神经病变等。20%～25% 的患者有眼底改变，包括眼底出血、视盘头水肿。继发于小血管闭塞引起的视网膜神经变性灶，一般是可逆转的。其他可有眼底出血、玻璃体内出血和巩膜炎等。

12. 其他

SLE 常继发干燥综合征，表现为口、眼干燥，部分患者可有腮腺肿胀，血清抗 Ro/SSA 和抗 La/SSB 抗体常阳性。SLE 可以与皮肌炎、硬皮病和类风湿关节炎等重叠。还可以合并其他自身免疫性疾病如重症肌无力症、桥本甲状腺炎、天疱疮、类天疱疮和白塞病等。

五、辅助检查

1. 血常规

红细胞减少，可发生溶血性贫血，白细胞和血小板往往也降低。

2. 血沉

增快。

3. 血清蛋白

白蛋白降低，α_2 和 γ 球蛋白升高，纤维蛋白原升高，冷球蛋白和冷凝集素可升高。

4. 免疫球蛋白

活动期血 IgG、IgA、IgM 均增高，以 IgG 为著，非活动期患者可正常或轻度升高。有大量蛋白尿的慢性患者，血中 IgG 值可降低。

5. 类风湿因子

20%~40%阳性。

6. 梅毒生物学假阳性反应

2%~15%阳性。

7. 抗磷脂抗体

主要针对磷脂和磷脂结合蛋白的一组自身抗体。临床开展的检测抗体包括抗心磷脂抗体、β_2GPI 和狼疮抗凝物 3 种。有抗磷脂抗体的 SLE 患者常有不典型的表现，抗核抗体常阴性，多有大小动静脉栓塞、狼疮性脑病、肺动脉高压、血小板减少、反复自发性流产等。

8. 狼疮细胞（LE 细胞）

活动性 SLE 中 40%~70%阳性。硬皮病和类风湿关节炎约 10%阳性。慢性活动性肝炎和普鲁卡因胺、肼苯达嗪所致药疹等也可为阳性，因敏感性差，临床很少开展该项检查。

9. 抗核抗体（ANAs）

滴度≥1:80者临床意义较大。ANAs 滴度与疾病活动度并非完全平行，而取决于患者抗核抗体谱的组成。

（1）抗脱氧核糖核酸（DNA）抗体：包括抗双链 DNA（dsDNA）和抗单链 DNA（ssDNA）两种。抗 dsDNA 抗体为 SLE 特有，与疾病活动度相关，荧光核型示周边型，提示肾损害，预后差，特异度为 95%，敏感度为 70%。

（2）抗脱氧核糖核酸核蛋白（DNP）及组蛋白抗体：两者免疫荧光核型均为均质型。前者与 LE 细胞形成有关，SLE 阳性率约为 70%；后者 SLE 阳性率为 30%~50%，但药物性狼疮阳性率可达 95%以上。

（3）抗核小体抗体（AnuA）：为近年来新发现的抗体，在 SLE 中，特别是在活动性狼疮和狼疮性肾炎的诊断中敏感度可达 69.9%~71%，特异度达 97.3%~99%，对于抗 dsDNA 和抗 Sm 抗体均阴性者具有重要意义。

（4）抗生理盐水可提取性核抗原抗体（ENAs）：是一组针对细胞内可提取核抗原的自身抗体。由于该类核抗原可溶于生理盐水中，故将其称为生理盐水可提取的核抗原。实际上 ENA 也包括了一部分胞质抗原，既在核内又在胞质内的抗原。

1）抗 Sm 抗体：作用的抗原是 U 族小分子细胞核核糖核蛋白粒子（UsnRNP）。检测敏感性仅为25%，但特异度高达99%，因此被认为是SLE的标记性抗体。抗Sm抗体与疾病活动度和脏器损害无明显关联。

2）抗U1RNP抗体：作用的抗原为U1snRNP，可在多种炎症性风湿病中出现，SLE阳性率约为40%。高滴度的U1RNP是诊断混合结缔组织病的重要血清学依据。

3）抗Ro/SSA和La/SSB抗体：抗Ro/SSA抗体作用抗原为小分子细胞质核糖核蛋白粒子（scRNP）；抗La/SSB抗体作用抗原也为小分子核糖核蛋白粒子，存在于胞核和胞质内。前者在SLE中的阳性率为30%~40%，在SCLE中阳性率为63%，由于该抗体能通过胎盘，因而可用于新生儿狼疮的筛查；后者在SLE中的阳性率为10%~20%。抗Ro/SSA和抗La/SSB抗体可引起新生儿狼疮及房室传导阻滞等先天性心脏病。抗Ro/SSA和抗La/SSB阳性的患者多有干燥综合征、光敏感、血管炎、紫癜、淋巴结肿大、白细胞减少和类风湿因子阳性等。

4）抗核糖体RNP（rRNP）抗体：作用抗原是核糖体大亚基上的3条分子量分别为38 kD、16.5 kD和15 kD的磷酸化蛋白。是SLE的另一个标记性抗体，阳性率为24%。

5）其他：包括抗Ku抗体、抗内皮细胞抗体、抗中性粒细胞胞质抗体、抗神经元抗体、抗层素和抗纤维结合蛋白抗体、抗Ⅶ型胶原抗体和抗神经节苷脂抗体等。这些抗体的灵敏度、特异度及其与疾病活动度的关联等仍有待进一步研究。

10. 狼疮带试验（LBT）

免疫荧光显示表皮和真皮连接处局限性免疫球蛋白沉积带。慢性萎缩性或角化过度皮损的荧光带呈团块状，新发的SLE皮损呈颗粒状或细线状，而在SLE正常皮肤呈点彩状。此免疫荧光带为免疫球蛋白（主要为IgG，其次为IgM）与补体（C3和C4）在表皮和真皮连接处沉积所致，它存在于76%~92%的SLE和90%的DLE皮损中，也存在于60%的SLE正常皮肤中，但不见于DLE正常皮肤中。

11. 血清补体测定

75%~90%的SLE患者血清补体减少，以C3、C4为主。活动期患者更为显著。类风湿关节炎、皮肌炎和硬皮病一般不出现补体水平下降，可借此与SLE区别。

六、诊断

目前普遍采用美国风湿病学会（ACR）推荐的SLE分类标准。

该诊断标准的11项中，符合4项或4项以上者，在除外感染、肿瘤和其他结缔组织病后，可诊断系统性红斑狼疮，同时具备第7条肾脏病变者，可诊断为狼疮性肾炎。

临床上可能会遇到诊断依据不足4项的早期不典型SLE病例，可表现为：原因不明的反复发热，抗炎退热治疗往往无效；反复发作的关节痛和关节炎，持续多年而不产生畸形；持续性或反复发作的胸膜炎、心包炎；抗生素或抗结核治疗不能治愈的肺炎；不能用其他原因解释的皮疹（如面部及肩背部的DLE损害、指趾间出现红斑、瘀点或瘀斑等），网状青斑，雷诺现象；肾脏疾病或持续不明原因的蛋白尿；血小板减少性紫癜或溶血性贫血；不明原因的肝炎；反复自然流产或深静脉血栓形成或脑卒中发作等。对于以上不典型表现，需提高警惕，必要时可进一步查血清补体C3和C4、抗磷脂抗体，甚至狼疮带试验等以辅助诊断。

需要特别强调的是，在ACR 1997年修订的分类标准中，免疫学异常和高滴度抗核抗体更具有诊断意义。因此，对于出现免疫学异常的患者，即使不够诊断 SLE，也应密切随访，以便及早明确诊断便于治疗。

2009 年美国风湿病学会年会上，发布了 SLE 分类标准的修订版。

该分类标准包括以下临床标准 11 条：①急性或亚急性皮肤狼疮。②慢性皮肤狼疮。③口腔或鼻咽部溃疡。④非瘢痕形成引起的脱发。⑤炎性滑膜炎，医生观察到的 2 个或 2 个以上肿胀关节或者伴有晨僵的压痛关节。⑥浆膜炎。⑦肾脏，尿蛋白/肌酐异常（或 24 小时尿蛋白>500 mg）或红细胞管型。⑧神经系统，癫痫发作、精神异常、多发性单神经炎、脊髓炎、外周或脑神经病及脑炎（急性精神错乱状态）。⑨溶血性贫血。⑩白细胞减少（$<4\times10^9$/L，至少 1 次）或淋巴细胞减少（$<1\times10^9$/L，至少 1 次）。⑪血小板减少（$<100\times10^9$/L，至少 1 次）。

免疫学标准包括以下 6 条：①ANA 高于实验室正常参考值范围。②抗 dsDNA 抗体高于实验室正常参考值范围（ELISA 方法则需 2 次均高于实验室正常参考值范围）。③抗 Sm 抗体。④抗磷脂抗体包括狼疮抗凝物、梅毒试验假阳性，抗心磷脂抗体至少 2 次异常或中高滴度及抗-β_2GP1 抗体。⑤低补体，包括低 C3、低 C4、低 CH50。⑥直接 Coombs 试验阳性（非溶血性贫血状态）。

确定 SLE 需符合：肾活检证实为狼疮肾炎且 ANA 阳性或抗 dsDNA 阳性；或满足 4 条标准，包括至少 1 条临床标准和至少 1 条免疫学标准。

七、评估与预后

1. 病情活动的表现

SLE 的各种临床症状，特别是新近出现的症状，与疾病活动相关。此外，多数与 SLE 相关的实验室指标也可提示病情活动。SLE 病情活动的主要表现有：中枢神经系统受累，肾脏受累，血管炎，关节炎，肌炎，发热，皮肤黏膜表现，胸膜炎、心包炎，低补体血症，DNA 抗体滴度增高，外周血三系减少及血沉增快等。目前国际上通用的几个用于评估 SLE 病情活动性的标准包括 BI-LAG、SLEDAI 和 SLAM 等，其中 SLEDAI 最为常用。病情轻者临床稳定且无明显内脏损害。SLEDAI 积分<10 分。中度活动型狼疮是指有明显重要脏器累及且需要治疗的患者，SLEDAI 积分在 10～14 分。重型 SLE 是指狼疮累及重要脏器，SLEDAI ≥15 分。

狼疮危象指急性且危及生命的重症 SLE，如急进性狼疮性肾炎、严重的中枢神经系统损害、严重的溶血性贫血、血小板减少性紫癜、粒细胞缺乏症、严重心脏损害、严重狼疮性肺炎/肺出血、严重狼疮性肝炎、严重血管炎等。

进行 SLE 活动性和病情轻重度的评估，有助于确立合理有效的治疗方案。

2. 预后

SLE 的 1 年存活率为 96%，5 年存活率为 90%，而 10 年存活率也已超过 80%。急性期患者死亡的主要原因是多脏器严重损害和感染，特别是伴有严重神经精神性狼疮和急进性狼疮性肾炎的患者，病死率较高；慢性肾功能不全和药物（特别是长期使用大剂量激素）的不良反应，包括冠状动脉粥样硬化性心脏病等，是 SLE 远期死亡的主要原因。

八、治疗

（一）患者宣教

鼓励患者树立乐观情绪，正确认识疾病，消除恐惧心理，建立战胜疾病的信心；生活规律，注意劳逸结合，适当休息，预防感染；教育患者理解规则用药和长期随访的意义和必要性，学会自我认识疾病活动的征象，遵从医嘱，配合治疗；嘱咐患者避免各类诱因刺激，如急慢性感染、紫外线暴露、肼苯达嗪、普鲁卡因胺、青霉胺、抗生素和磺胺类药物等口服药物和刺激性外用药等，坚持使用防晒霜和遮光衣物，女性患者还应注意避孕，特别是活动期或伴严重脏器损害的患者。

（二）药物治疗

SLE 目前没有根治的办法，但合理有效的治疗方案可使大多数病人达到病情缓解。早期诊断和早期治疗，可以避免或延缓组织脏器发生不可逆性损害，有助于改善预后。强调个体化，同时权衡风险效果比。

1. 轻型 SLE 的药物治疗

患者病情活动，但无明显内脏损害，仅有发热、皮疹、光过敏、关节炎或轻度浆膜炎等，可选用以下药物。

（1）局部用药：对于少量局限性皮损，可使用中效至超强效的糖皮质激素软膏和钙神经素抑制剂（如 0.1%他克莫司软膏和 1%吡美莫司霜剂）。面部皮疹应尽量避免使用强效激素类外用药，一旦使用，疗程不应超过 1 周。

（2）抗疟药：可控制皮疹和减轻光敏感，可用羟氯喹 200 mg，每日 2 次；维持剂量 100 mg，每日 2 次。

（3）沙利度胺：对抗疟药不敏感的顽固性皮损可选择，常用量 50~300 mg/d。用药期间患者应注意避孕，1 年内有生育意向的患者忌用，同时应注意该药对神经系统的毒副作用。

（4）非甾体抗炎药（NSAIDs）：如布洛芬缓释胶囊、双氯芬酸钠和美洛昔康等，并可根据需要选用选择性 COX-2 抑制剂，可用于控制关节炎。应注意消化道溃疡，出血，肾、肝功能等方面的副作用。

（5）小剂量激素：泼尼松（≤10 mg/d）有助于控制病情。

（6）免疫抑制剂：硫唑嘌呤、氨甲蝶呤和吗替麦考酚酯等免疫抑制剂对大量浆膜腔积液有效，可权衡利弊考虑使用。

2. 中度活动型 SLE 的治疗

（1）糖皮质激素：个体化糖皮质激素治疗可显著抑制炎症反应，对淋巴细胞有直接细胞毒作用，抑制抗原抗体反应。通常泼尼松剂量为 0.5~1 mg/（kg·d）。初始剂量必须用足。

（2）免疫抑制剂：若激素效果不好，可考虑以下药物联用。

1）氨甲蝶呤（MTX）：剂量为 7.5~15 mg，每周 1 次。主要用于关节炎、肌炎、浆膜炎和皮肤损害为主的 SLE。其不良反应主要包括胃肠道反应、口腔黏膜糜烂、肝功能损害和骨髓抑制，偶见药物性肺炎和药物性肺纤维化，可致肝纤维化。

2）硫唑嘌呤（AZA）：硫唑嘌呤是嘌呤类似物，通过抑制 DNA 合成抑制淋巴细胞的增殖，具有抗炎和免疫抑制双重作用。AZA 起效缓慢，多在 3 个月后起效，但作用持久，可阻止 SLE 病情进展。使用剂量为 1~2.5 mg/（kg·d），常用剂量 50~100 mg/d。副作用主要包括骨髓抑制、胃肠道反应和肝肾功能损害等。少数对药物特别敏感的患者可在用药初期即出现严重脱发和骨髓抑制，甚至发生严重的粒细胞缺乏和血小板缺乏症。对于后者，多数患者的血象可在停药后 2~3 周内恢复正常，而少数病情严重者需按粒细胞缺乏或急性再生障碍性贫血处理，这类患者应终生禁用该药。

3. 重型 SLE 的治疗

对于重型 SLE 患者的治疗可分为两个阶段。首先，在急性期需迅速控制病情，防止或延缓内脏损害，此即诱导缓解阶段；其次，在病情完全缓解后需继续治疗，以巩固疗效，防止病情反跳，即巩固治疗阶段。在诱导缓解阶段，临床医师需谨慎评估治疗的风险和效果，在追求疗效的同时，还应注意免疫抑制剂的毒副反应，特别是要注意预防感染。

（1）糖皮质激素：是目前治疗重型 SLE 的首选药物。泼尼松的剂量为 1~1.5 mg/（kg·d）。待病情稳定后可开始减量，以每 1~2 周减 10% 为宜，减至 0.5 mg/（kg·d）后应按病情适当延长减量间隔时间，维持量应尽可能小于 10 mg。减量前需确认患者病情持续稳定，对于病情不稳定者，可暂时维持原剂量不变或酌情增加剂量，也可考虑加用环磷酰胺、硫唑嘌呤、氨甲蝶呤等联合治疗。联合用药不仅能提高疗效，还可减少激素用量及其不良反应。地塞米松等长效和超长效激素应避免使用，因其对下丘脑—垂体—肾上腺轴的影响较大。对于长期激素治疗的患者，需积极预防感染，此外，还应密切监测血压、血糖、血脂、血钾和骨密度等。

上述剂量糖皮质激素效果不明显或发生狼疮危象时，可改用脉冲疗法，具体用法详见狼疮危象的治疗。

（2）免疫抑制剂适用情况包括：单独用糖皮质激素无效者；不能耐受长期大量糖皮质激素治疗者；狼疮性肾炎；狼疮危象（与甲泼尼龙冲击疗法合用）；急性症状控制后需进一步减少激素维持量或更顺利地逐渐递减激素者。主要药物包括：

1）环磷酰胺（CTX）：属于细胞周期非特异性药物。具有干扰 DNA 和 RNA 的功能，与 DNA 发生交叉联结，阻抑 DNA 的合成，对 S 期作用较为明显。CTX 抑制 B 细胞增殖和抗体生成，对体液免疫具有强而持久的抑制作用。CTX 对重症 SLE，特别是狼疮性肾炎和血管炎有效，联合应用环磷酰胺和激素可以有效地诱导疾病缓解，阻止病变进展，改善远期预后。目前普遍采用的是大剂量 CTX 冲击疗法：0.5~1.0 g/m² 体表面积，加入生理盐水 250 mL 中静脉滴注，每 3~4 周 1 次；也可采用小剂量冲击治疗，500 mg 静脉滴注，每 2 周 1 次，连续 3 个月。通常在用药 6~12 月后可达到病情缓解，而后续应用硫唑嘌呤、吗替麦考酚酯等药物的巩固治疗维持 1~2 年。由于患者对治疗的敏感性和耐受性存在个体差异，因此具体方案应视具体情况因人而异。

常见副作用还包括性腺抑制（特别是在女性，可引起卵巢功能衰竭）、胃肠道反应、脱发和肝功能损害等，少见远期致癌（主要是淋巴瘤等血液系统肿瘤）、出血性膀胱炎、膀胱纤维化和长期口服 CTX 导致的膀胱癌。

2）环孢素：环孢素是一种非细胞毒的免疫抑制剂，可特异性抑制 T 淋巴细胞产生 IL-2，发挥选择性的细胞免疫抑制作用。CSA 对 V 型 LN 有效，常用剂量为 3~5 mg/（kg·d），分两次口服。用药期间注意监测血压、肝肾功能（包括尿酸）和血钾等，有条件者可监测血药浓度以便于调整剂量。若血肌酐水平较用药前升高30%，需要减药或停药。CSA对LN的总体疗效不及CTX冲击疗法，但它对血液系统受累患者的疗效较其他免疫抑制剂安全。

3）吗替麦考酚酯（MMF）：吗替麦考酚酯为次黄嘌呤单核苷酸脱氢酶抑制剂，可抑制嘌呤合成途径，从而抑制淋巴细胞活化。目前推荐作为增殖性狼疮性肾炎首选用药之一。MMF肝肾毒性小，对卵巢功能抑制作用小，不增加恶性肿瘤的发生率，副作用总体低于CTX。常用剂量为1～2 g/d，分2次口服；病情缓解后药物减量，维持期用量为250～500 mg/d。需要注意的是，随着药物剂量的增加，患者继发感染的风险亦增加。

4）来氟米特（LFM）：是一种嘧啶合成抑制剂，通过活性代谢产物A771726抑制二氢乳清酸脱氢酶而发挥作用。它抑制B细胞增殖，延缓细胞周期，有效阻断各种炎症刺激诱导的NF-κB激活及基因表达，抑制Th1细胞活化，促进Th2细胞分化，抑制外周血单核细胞外渗。国内临床试验提示，来氟米特对增生性狼疮性肾炎有效，每日剂量20～40 mg。来氟米特主要不良反应包括胃肠道功能紊乱、高血压、脱发、粒细胞减少和转氨酶升高等。对HBsAg阳性且Child分级B级以上，酒精性肝硬化患者需慎用。单纯HBsAg阳性，需检测HBV-DNA和肝功能，必要时服用抗病毒药物治疗。

（3）大剂量静脉输注免疫球蛋白（IVIG）：适用于狼疮危象、激素或免疫抑制剂治疗无效，合并全身严重感染和SLE患者妊娠伴有抗磷脂综合征等情况者。400 mg/（kg·d）静脉滴注，连续3~5天为1个疗程。

4. 狼疮危象的治疗

通常采用大剂量甲泼尼龙（MP）冲击治疗，同时辅以对症支持治疗。目的在于挽救生命，阻止或延缓疾病进展，改善预后。在患者顺利度过危象期后，应按重型SLE进行后续治疗。甲泼尼龙冲击疗法的具体用法为：MP 500~1000 mg，每天1次，连续3天为1疗程，冲击后/间隔期需给予泼尼松0.5~1 mg/（kg·d），冲击次数和间隔期长短应视具体病情而定。同步联合其他药物（如CTX冲击疗法、血浆置换等）共同治疗。用药前后需注意预防感染。

5. 合并抗磷脂综合征的治疗

伴aPL阳性但无APS临床症状的SLE患者，通常给予羟基氯喹（200~400 mg/d）和（或）小剂量阿司匹林（75~100 mg/d）口服，预防动、静脉血栓形成。羟基氯喹可减少aPL的生成，抗血小板聚集，近期有研究显示其可保护APS患者不发生血栓。对曾有血栓形成者，应使用华法林防止复发，首次剂量为5~20 mg，此后每天维持量为2.5~7.5 mg，开始可与肝素或低分子量肝素合用，待华法林发挥作用后可停用肝素或低分子量肝素，用药期间定期检测出凝血功能，调整用量，目标是使患者的凝血酶原时间延长>50%，活动度降至20%~30%，INR维持在2.0~3.0。对于合并CAPS的SLE患者，常给予抗凝剂、大剂量糖皮质激素联合丙种球蛋白静注或血浆置换治疗，也有报道显示环磷酰胺、利妥昔单抗治疗有效。

6. 生物制剂治疗

生物制剂的靶向位点目前主要包括靶向B细胞、抑制T-B细胞间相互作用、抑制炎性细胞因子等。靶向B细胞的生物制剂有抗CD20和CD22单抗、抗BAFF单抗等，抑制T-B细胞相互作用的生物制剂包括杀伤T细胞相关因子4（CTLA4-IgG）和抗CD40L单抗。抑制炎性细胞因子的生物制剂包括 TNFα、IFNα/γ、IL-1、IL-6 的拮抗剂。疗效较为肯定的有抗 BAFF 单抗和抗 CD20 单抗。

(1) 抗 BAFF 单抗：贝利木单抗是一种针对 B 细胞激活因子的全人源化 IgG_1-λ 单克隆抗体，可与血清中可溶性 BLyS 以高亲和力结合，从而抑制 B 细胞增殖分化为浆细胞，诱导自身反应性 B 细胞凋亡。2011 年，美国 FDA 批准 belimumab 用于治疗活动性、自身抗体阳性且正在接受标准治疗的成年 SLE 患者。研究显示 belimumab 对肾脏病情缓解率更高，且出现第一次缓解需时间更短、复发率更低、耐受性良好。最常见的不良反应包括关节痛、上呼吸道感染、头痛、疲劳和呕吐，严重的输液和超敏反应少见，严重感染发生率随时间而降低。

(2) 抗 CD20 单抗：利妥昔单抗是针对 B 淋巴细胞表面 CD20 的人鼠嵌合型单克隆抗体，可与成熟 B 细胞表面的膜蛋白 CD20 特异性结合，通过补体依赖的细胞毒作用（CDC）及抗体依赖性细胞介导的细胞毒作用（ADCC）诱导细胞凋亡。近年来，国内研究也证实了利妥昔单抗对难治性狼疮，尤其是狼疮性脑病、自身免疫性血小板减少有效，有望成为新的 SLE 诱导缓解药物。应用利妥昔单抗前，需排除患者有无乙肝感染，若 HBsAg 阳性，建议合并应用抗病毒药物，或密切监测 HBV-DNA 复制率和肝功能。目前推荐剂量为 375 mg/m^2，联合 CTX500~1000 mg，每周 1 次，共 4 次；参照药物应用说明书，整个治疗过程需静脉输液泵，观察有无过敏反应和监护血压、心率与呼吸频率；根据患者病情和一般情况可以调整剂量。需预防感染，既往报道临床应用最重要的不良事件是严重感染，包括颅内、肺部等部位，为真菌、组织胞浆菌病、耐药细菌的感染，最终导致患者死亡。

(三) 辅助治疗

1. 血浆置换

其原理是除去机体特异性自身抗体、免疫复合物及参与组织损伤的非特异性炎症介质（如补体、C 反应性蛋白和纤维蛋白原等），一般在多脏器损害、激素疗效不明显、器质性脑病综合征、全血细胞减少及急进性肾炎等重症病例进行。一般每次置换 1~1.5 L，每周 2~6 L，分 2~3 次进行，持续 2~3 周。该法对急重症 SLE 患者效果显著，但疗效持续时间短，且价格昂贵。

2. 自体干细胞移植

选择对象为难治性患者，部分重症患者或难治性患者经自体干细胞移植病情获得缓解或减轻。目前不推荐为常规治疗方案，有条件时可视患者具体情况选择应用。

3. 透析疗法与肾移植

晚期肾损害病例伴肾衰竭者，如一般情况尚好，可进行血液透析或腹膜透析，以改善氮质血症等情况。肾移植需在肾外损害静止时进行，用亲属肾做移植，2 年存活率为 60%~65%，尸体肾移植为 40%~45%。

4. 缺血性骨坏死的治疗

早期患者应尽量减少糖皮质激素用量，保护关节不受各种重力，并可试用骨髓减压术。股骨头坏死的晚期病例需手术治疗。

5. 中医中药

本病可分为热毒炽盛、阴虚血虚、毒邪攻心、肝郁血瘀等，临床辨证后施治。此外，雷公藤制剂、红藤制剂以及复方金荞麦片均可应用。雷公藤对关节痛、血管炎性皮损及狼疮性肾炎疗效较好，但不良反应包括闭经、月经减少、月经周期紊乱、子宫和卵巢萎缩、胃肠道症状、肝功能损害、白细胞低下等，育龄期妇女需慎用。

6. 内分泌疗法

尚有试用环丙孕酮、溴隐亭、达那唑及三苯氧胺治疗的先例，具有一定疗效。

（岳宏宇　朱小娟）

第二节　骨关节炎

骨关节炎（OA）为一种关节的退行性病变，多累及手指关节、膝、脊柱、髋等。临床上分为症状性 OA 和 X 线检查 OA，后者无症状。OA 的患病率与年龄、性别和种族及遗传因素有关，并且还有城乡差异。女性较男性常见，中老年人常见。

一、病因

根据有无局部和全身致病因素，将 OA 分为继发性和原发性两大类。

（一）继发性 OA

1. 机械性或解剖学异常

髋关节发育异常、股骨头骨骺滑脱、股骨颈异常、多发性骨骺发育不良、陈旧性骨折、半月板切除术后、关节置换术后，以及急、慢性损伤等。

2. 炎症性关节病

化脓性关节炎、骨髓炎、结核性关节炎、类风湿关节炎、血清阴性脊柱关节病、白塞病、Paget 病等。

3. 代谢异常

痛风、假性痛风、血色病、Gaucher 病、糖尿病、进行性肝豆状核变性、软骨钙质沉着症、羟磷灰石结晶等。

4. 内分泌异常

肢端肥大症、性激素异常、甲状旁腺功能亢进、甲状腺功能低下伴黏液性水肿、肾上腺皮质功能亢进等。

5. 神经性缺陷

周围神经炎、脊髓空洞症、Charcot 关节病等。

（二）原发性 OA

病因尚不清楚，可能与高龄、性别、肥胖、职业性过度使用等因素有关。近年来研究发现，遗传也是影响 OA 发病的因素之一，如 Heberden 结节系单基因常染色体遗传，全身性 OA 与第 12 对染色体上 II 型前胶原基因有关。

二、病理

本病的病理基础是关节软骨病变。早期光镜下可见软骨细胞肿胀，数量减少，软骨纤维性变，继以糜烂、溃疡、血管入侵。从而导致软骨下骨发生象牙样改变和增厚，软骨边缘韧带附着处形成骨赘，而外周承受压力较小的部位骨质萎缩，有时在软骨下骨质内可见到大小不一的囊腔状改变，系骨小梁微细骨折而引起的液样和纤维蛋白样改变。

三、发病机制

①关节软骨在长期活动磨损或创伤后，软骨中蛋白聚糖和胶原分子的浓度或分子量降低，失去黏弹性，丧失了对软骨的机械保护作用，加剧软骨磨损创伤。②软骨细胞合成和释放蛋白酶，促进软骨中蛋白多糖和胶原分子降解，进而破坏自身软骨组织。③软骨破坏所释放的碎片刺激滑膜引起滑膜炎，炎性变的滑膜释放炎症介质进一步降解软骨，形成恶性循环。④软骨破坏释放的碎片刺激滑膜吞噬细胞分泌大量的氧自由基，引起进一步组织损伤。⑤IL-1和TNF促进蛋白酶和血浆酶原激活因子产生，促进软骨基质破坏和微晶体形成，加重关节滑膜炎症反应。⑥受累部位骨内压增高引起的动脉血流灌注减少，也可能参与OA的发病。

四、临床表现

OA多累及负重关节或活动频繁的关节。主要症状为关节疼痛，常发生于晨间，活动后疼痛反而减轻，但如活动过多，疼痛又可加重。运动时疼痛主要由机械性或肌腱、韧带接头处损伤所致；休息时疼痛为炎症所致，夜间痛提示骨内压增高，提示病情严重。另一症状是关节僵硬，一般不超过15~30分钟，且仅局限于受累关节。由于关节周围肌肉痉挛、关节囊纤维化或关节内游离体或较大的外凸性骨赘形成，均可导致关节活动障碍。气候变化常促使炎症发生或加重，数个关节可同时受累。

检查受累关节可见关节硬性肿胀、轻压痛，活动时有摩擦感或"咔嗒"声。病情严重者可有肌肉萎缩及关节畸形。本病临床症状程度与X线征象不成正比。受累部位不同，症状亦有所差异。

（一）手

手指关节的退行性变表现在远端指间关节骨肥大，在关节背侧或内侧出现结节，质硬似瘤体，称Heberden结节，好发于中指和示指。发生于近端指间关节者称为Bouchard结节。第一腕掌关节的退行性变可引起腕关节桡侧疼痛。掌指关节较少累及。

（二）膝

原发性OA常影响膝关节。患者常诉关节有"咔嗒"音，走路时疼痛加剧，休息后好转，久坐久站时觉关节僵硬，走动及放松肌肉可使僵硬感消失。

（三）足

足OA以第一跖趾关节炎最常见，局部有骨性结节或因穿紧鞋而加重，随后出现足趾外翻畸形，常有压痛，活动受限。

（四）脊柱

原发性脊柱OA者多由于中年后发生椎间盘退行性变，髓核脱水，致椎间隙狭窄。骨质磨损而有骨赘形成。多数为慢性病程或因外伤、举重、突然活动脊柱等外因而导致急性发作。根据受累脊髓节段不同可出现颈部及腰部疼痛、肢体麻木等症状。

（五）髋

髋部疼痛可放射至腹股沟、大腿内侧甚至膝部上方，初始见于活动及负重时，进而疼痛转为持续性，并出现跛行。病情严重时，髋关节屈曲内收，代偿性腰椎前凸，可有严重的下背部疼痛，甚至不能行走。

五、骨关节炎的变异型

（一）原发性全身性骨关节炎

常发生于绝经期妇女及老年男性。有多数关节累及，最常影响指关节和第一掌指关节，一般均有急性疼痛阶段，RF 一般为阴性，易与类风湿关节炎混淆。急性症状缓解后，关节功能仍保持。

（二）侵蚀性炎症性骨关节炎

好发于绝经后的妇女，主要侵犯指间关节，偶尔亦累及掌指关节，表现为关节红、肿、热、痛等急性炎症表现，最终导致关节畸形与强直。X 线检查可见关节间隙消失，骨赘和软骨下骨硬化，骨受侵蚀，软骨下板塌陷，关节严重变形硬化。

（三）弥漫性特发性骨肥厚

多见于老年男性，脊柱骨赘大量增生，椎体韧带钙化融合在一起。临床症状不如 X 线表现严重，病人诉述轻度腰背疼痛和关节强硬感，能保持较好活动。X 线诊断有三项标准：连续四个椎体前侧部位钙化或骨化；无严重的椎间盘病变；椎体边缘硬化，有时可见脊柱外钙化，尤其是鹰嘴突及跟骨后缘大骨刺突起。

六、辅助检查

（一）实验室检查

本病患者血、尿常规检查及 C 反应蛋白、血沉等均正常，类风湿因子阴性。滑膜液检查色泽、透明度及黏蛋白凝块试验正常，白细胞计数为 $0.2\times10^9 \sim 2\times10^9/L$，镜检无细菌或结晶体，从软骨碎片的数目可粗略估计软骨退化程度。

（二）影像学检查

OA 早期 X 线检查可正常或可见轻微异常，随着关节软骨逐渐破坏，X 线平片渐出现典型表现，主要为关节间隙变窄；软骨下骨硬化，边缘唇样变，骨赘形成及关节周围骨囊状改变等。脊柱 OA 除上述改变外，髓核突出至上下椎体内形成软骨下结节，即所谓施莫尔结节。

CT、MRI 可清晰显示关节病变、椎间盘突出。MRI 还可发现软骨破坏、韧带病变、滑囊炎、滑膜病变等。影像学检查可以提高 OA 的早期诊断率。近年来，发现超声检查在早期膝 OA 诊断上比 X 线灵敏，且对人体无创。

七、鉴别诊断

（一）类风湿关节炎

多发生于年轻及中年女性，小关节、多关节肿胀，常伴全身症状，一般不难与本病鉴别。误诊多系由于 Heberden 结节和 Bouchard 结节伴手指偏斜畸形而导致。但 OA 结节少有炎症反应，腕关节及掌指关节极少累及为鉴别要点。

（二）强直性脊柱炎

多发生于年轻男性，主要症状为下腰背部酸痛，脊柱僵硬，活动受限，髋关节亦常受累。但 AS 特征性病变在肌腱、韧带附着端，椎间逐渐骨化以致强直，严重者脊柱的前后纵韧带、棘间韧带均可骨化，使脊柱呈竹节样改变。

八、治疗

要先让患者对本病有所认识，掌握保护关节的方法，肥胖者要减肥，纠正不正确的姿势，避免关节过度使用，勿过分劳累；适当体育锻炼，注意自身保护。

（一）药物治疗

1. 非甾体抗炎（NSAIDs）

虽然 OA 是退行性病变，但发病机制中确实有炎症因子参与，因此主张一线使用 NSAIDs，以尽快缓解关节炎症。常选用 COX-2 特异性抑制剂。需注意的是，长期服用增加心血管不良事件，对心血管事件高危人群及 75 岁以上患者建议尽量使用外用 NSAIDs 制剂，减少可能的副作用。

2. 糖皮质激素

OA 患者无全身使用糖皮质激素的指征。对关节周围滑囊炎、肌腱炎等局部病变可采用局部注射，如复方倍他米松注射液或醋酸氢化可的松 1 mL（25 mg）加利多卡因关节腔内注射，常用于膝关节腔，同一部位两次注射间隔至少 3 个月。

3. 透明质酸钠

关节腔内注射，有助于恢复滑液及软骨基质黏弹性，缓解炎症及减轻软骨破坏，但疗效存在争议。2014 年英国国家健康管理研究所（NICE）则不推荐用于 OA 治疗。

4. 硫酸氨基葡萄糖（GS）

可供人体内合成氨基葡萄糖和蛋白聚糖，并可刺激关节软骨蛋白聚糖的生物合成。近年来该药疗效有较大争议，2012 年美国风湿病学会（ACR）指南不推荐用于膝 OA 的治疗。

5. 其他

治疗骨质疏松，补充多种维生素 A、维生素 C、维生素 D、维生素 E 均可能有一定的辅助作用。可外用辣椒碱治疗手 OA。

（二）物理治疗

热疗、水疗、红外线、超短波、电刺激等均可增强关节局部血液循环，缓解肌肉紧张，减轻疼痛等症状。牵引疗法对颈椎病神经根型患者效果较好，可以松弛肌肉，缓解疼痛。

（三）推拿和中药

中医学的推拿、针灸治疗在减轻 OA 症状方面有明显效果。中药贴剂可活血止痛，有时也有一定疗效。

（张译匀　卢　鹏）

第三节　痛风与高尿酸血症

痛风是由单钠尿酸盐晶体诱发的炎症性疾病。长期嘌呤代谢活跃，嘌呤摄入过多，或尿酸排泄障碍，均可导致高尿酸血症。长期高尿酸血症可引起关节及周围软组织尿酸盐晶体沉积，进而出现反复发作的急性关节和软组织炎症、痛风石沉积、慢性关节炎和关节损坏。高尿酸血症亦可累及肾脏，引起慢性间质性肾炎和尿酸盐结石形成。痛风患者早期积极降尿酸治疗可延缓或阻止脏器损害。

一、分型

单钠尿酸盐晶体沉积是导致痛风发作的根本原因。体温在37℃时，血中尿酸饱和度为男 420 μmol/L（7 mg/dL）、女 358 μmol/L（6 mg/dL），绝经后女性的血尿酸正常范围应参考男性标准。如持续超过这个饱和点则称为高尿酸血症。血中过多的尿酸在关节或周围软组织以钠盐的形式析出，并形成晶体沉积，进而诱发的急性炎症则称为痛风。人体内尿酸的来源：①食物中核苷酸分解而来的属外源性，约占体内尿酸的20%。②由体内氨基磷酸核糖及其他小分子化合物合成或核酸分解而来的属内源性，约占体内总尿酸的80%。正常人体内尿酸池平均为 1200 mg，每天产生约 750 mg，排出 500~1000 mg。排出的尿酸中约 2/3 以游离单钠尿酸盐形式由肾脏经尿液排泄，另 1/3 由肠道排出，或被肠道内细菌分解，这部分尿酸的排泄方式在肾功能不全时有重要代偿意义。肾脏排泄尿酸有赖于肾小球滤过（正常状态下100%滤过）、近端肾小管再吸收（98%~100%）、分泌（50%）和分泌后再吸收（40%~44%），最终尿酸的排泄量仅占肾小球滤过的6%~12%。正常人每天产生与排泄的尿酸量维持在平衡状态，此时血尿酸保持稳定水平。如尿酸产生增加和（或）肾排泄尿酸不足（绝对不足或相对不足），则可产生高尿酸血症。

尿酸是人体嘌呤代谢的中间产物。嘌呤合成有两条途径：①主要途径，在肝内从非嘌呤基前体简单物质如氨基酸、CO_2、磷酸核糖+ATP 形成磷酸核糖焦磷酸（PRPP），在谷氨酰胺作用下形成氨基磷酸核糖。②补救途径：在甘氨酸及磷酸核糖焦磷酸酰胺转换酶（PRP-PAT）的催化下形成次黄嘌呤核苷酸（IMP），而后转换成腺嘌呤核苷酸（AMP）或鸟嘌呤核苷酸（GNP），最终生成尿酸补救途径，直接在脑或骨骼等组织内，利用游离的嘌呤或嘌呤核苷合成嘌呤核苷酸参与嘌呤代谢。

痛风分为原发性和继发性两类。原发性痛风患者有不到1%为嘌呤合成酶缺陷所致。其余大多病因未明。继发性者可由肾脏病、血液病及药物等多种原因引起。

二、发病机制

（一）遗传因素

高尿酸血症和痛风的发病均有家族聚集倾向。原发性痛风患者中，10%~25%有痛风的家族史，痛风患者近亲中发现15%~25%有高尿酸血症。

单基因疾病：包括次黄嘌呤—鸟嘌呤磷酸核糖转移酶（HGPRT）基因、5-磷酸核糖-1-焦磷酸（PRPP）合成酶基因、葡萄糖-6-磷酸酶（G-6-PD）基因、葡萄糖-6-磷酸转运体基因、糖原脱支酶基因、肌糖原磷酸化酶基因、肌磷酸果糖激酶基因、尿调节素基因等异常，为X染色体或常染色体显性或隐性遗传，突变可致高尿酸血症或痛风。现已确定有两种先天性嘌呤代谢异常症是性连锁的遗传，即 HGPRT 缺乏型和 PRPP 合成酶活性过高型。表现为女性携带，男性发病。HGPRT 完全缺乏所造成的临床疾病称为雷—奈综合征。

多数痛风及高尿酸血症与多因素有关如年龄、性别、饮食及肾功能异常等，遗传表现形式尤其人尿酸阴离子转运体基因等与尿酸排泄密切相关，属多基因关联遗传性疾病。多基因遗传是原发性高尿酸血症和痛风病的关键原因。目前研究发现有关联性的基因有 SLC2A9/GLUT9 基因、ABCC2 基因、SLC22A12/URAT1 基因、SLC7A1/NPT1 基因、SLC/7A3/NPT4 基因、编码单羧酸转运体 9 的 SLC16A9 基因、SLC22A11/OTA4 基因、葡萄糖激酶调节蛋白（GCKR）基因、LRRC16A 基因、PDZK 基因、亚甲基四氢叶酸酯还原酶基因和 β_3 肾上腺受体基因等的单核苷酸位点多态性与血尿酸水平有关。值得关注的是 β_3 肾上腺受体基因被认为与高尿酸相伴随的胰岛素抵抗相关。

（二）消耗 ATP 所致的高尿酸血症

消耗 ATP 会产生尿酸。ATP 代谢过程中形成 ADP 或 AMP。AMP 进一步分解形成 IMP（次黄嘌呤核苷酸）或腺苷，最后形成次黄嘌呤和黄嘌呤分解而形成尿酸。当体内大量消耗 ATP，如激烈运动、酗酒、外科手术后、化疗、放疗等过程，可导致血尿酸增高。

（三）继发性高尿酸血症

继发性高尿酸血症大多发生于骨髓增生性疾病，如急/慢性白血病、红细胞增多症、多发性骨髓瘤、溶血性贫血、淋巴瘤及癌症化疗时，细胞内核酸大量分解而致尿酸产生过多；或在肾脏疾病、高血压、动脉硬化晚期，肾衰竭导致尿酸排泄障碍而使血尿酸增高。药源性的高尿酸血症常发生于较长时间使用噻嗪类利尿药如依他尼酸、呋塞米后。水杨酸钠在大剂量时有依他尼酸的作用，而在小剂量时抑制肾小管排泄尿酸而使血尿酸增高。慢性铍、铅等金属中毒时由于肾小管损害，亦可引起高尿酸血症及痛风。

（四）代谢综合征与胰岛素抵抗

血脂代谢紊乱使血脂增高，增高的血脂使体内酮体增多，肾小管对尿酸的排泄受到竞争性抑制而排出减少。糖尿病致高血糖损害肾功能从而导致尿酸排泄减少。胰岛素能刺激靶器官对阴离子（如尿酸）的再吸收，因此胰岛素抵抗和高胰岛素血症使尿酸重吸收增加。

（五）高尿酸血症的结果导致痛风性关节炎、痛风石与痛风性肾病

1. 痛风性关节炎

痛风的急性发作是单钠尿酸盐在关节及关节周围组织，以结晶形式沉积引起的急性炎症反应。高尿酸血症的患者中仅有很少部分出现尿酸盐沉积或痛风石，可能与遗传因素及体内环境有关。温度和 pH 的改变，关节局部创伤，感染等均可促进尿酸盐微晶体或微小痛风石析出。由于关节软骨、滑膜内及关节周围组织中血管较少，组织液 pH 低，四肢关节尤其跖趾承受压力最大而容易损伤，且局部皮温也低，基质中含黏多糖酸及结缔组织较丰富等因素，因此尿酸盐容易析出并沉积。尿酸盐结晶有白细胞趋化作用，白细胞吞噬尿酸盐晶体后释放炎性因子（如 IL-1β 等）和水解酶致细胞坏死，释放出更多的炎性因子进而引起关节软骨溶解和软组织损伤，导致痛风急性发作。但大多数情况下，尿酸盐结晶大量沉积的关节，往往无急性关节炎发作，这是由于痛风的急性发作主要是由于血尿酸值迅速波动所致。若尿酸值突然升高，可导致尿酸结晶在已饱和状态下的滑液中沉淀形成针状尿酸盐；而突然降低则可使关节内痛风石表面溶解，并释放出不溶性针状结晶。针状结晶易触发白细胞的吞噬，从而引起痛风发作。

2. 痛风石

痛风石是痛风的特征性病变之一。痛风石的核心为尿酸盐沉积，细小针状结晶可诱导慢

性异物反应，其周围被上皮细胞、巨核细胞所包围，有时还有分叶核细胞的浸润，形成异物结节，即所谓痛风石。常见于关节软骨、滑囊、耳轮、腱鞘、关节周围组织、皮下组织和肾脏间质等部位。关节软骨是最常见的尿酸盐沉积的部位，可引起软骨的退行变、血管翳形成、滑囊增厚、软骨下骨质破坏及周围组织纤维化，最终导致关节强直、畸形。

3. 痛风性肾脏病变

痛风性肾病的特征性组织学表现为肾髓质或乳头处尿酸盐结晶，其周围有炎性细胞反应。痛风患者尸检中发现痛风性肾病发生率高，并常伴有急性和慢性肾间质炎症性改变、纤维化、肾小管萎缩、肾小球硬化和肾小动脉硬化等。这些变化是轻度、缓慢进展的病变，却是慢性肾功能不全的原因之一。

尿酸（非尿酸盐）结晶在肾集合管、肾盂肾盏及输尿管内沉积，可诱发急性肾衰竭。痛风患者肾结石的发生率也较正常人高 200 倍，为 35%～40%。其中 84% 为单纯性尿酸（非尿酸盐）结石，4% 为尿酸和草酸钙结石，余为草酸或磷酸钙结石。结石的发生率随血尿酸浓度的增高、尿酸排出量的增多而增加。

三、临床表现

痛风患者的自然病程及临床表现大致可分为下列四期：①无症状高尿酸血症期。②急性痛风性关节炎发作期。③痛风发作间隙期。④慢性痛风石性关节炎期。

（一）无症状高尿酸血症

血清尿酸浓度随年龄而升高，且有性别差异。在儿童期，男女无差别，平均 3.6 mg/dL；性成熟后男性高于女性约 1 mg/dL；至女性绝经期后两者又趋接近。无论男女性别，当非同日两次血尿酸水平超过 420 μmol/L 时，称为高尿酸血症。男性在发育年龄即可发生高尿酸血症，而女性往往发生于绝经期后。其中不少高尿酸血症可以持续终生不出现痛风性关节炎、尿酸性肾结石和痛风石，称为无症状高尿酸血症。仅有 5%～12% 的高尿酸血症患者出现痛风性关节炎发作，血清尿酸浓度越高，持续时间越长，发生痛风、尿路结石和痛风石的概率越高。

（二）急性痛风性关节炎

是痛风最常见的首发症状。好发于下肢关节，典型发作起病急骤，患者往往睡前无任何不适，但到了半夜因疼痛剧烈而惊醒；数小时内症状发展至高峰。关节及周围软组织出现明显的红、肿、热、痛。可伴有头痛、发热等全身症状。多数患者在发病前无前驱症状；但部分患者发病前可有疲乏、周身不适及关节局部刺痛等先兆。半数以上患者首发于跖趾关节（尤其是第一跖趾关节），足背、踝、膝、指、腕、肘关节也为好发部位；而肩、髋、脊椎等关节则较少发病。初次发病常常只影响单个关节，反复发作受累关节增多。四季均可发病，但以春、秋季节多发。半夜起病者居多。关节局部的损伤如脚扭伤、穿紧鞋、多走路及外科手术、饱餐、饮酒、过度疲劳、受冷受湿和感染等都可能是诱发因素。

痛风发作持续数天至数周可自然缓解，关节活动可完全恢复，仅留下炎症区皮肤色泽改变、蜕皮等痕迹。而后进入无症状间隙期，历时数月、数年甚至十余年不发。多数病人于一年内复发，此后每年发作数次或数年发作一次，偶有终生仅发作一次者。相当一部分病人有越发越频的趋势。受累关节越来越多，引起慢性关节炎及关节畸形，只有极少数病人自初次发作后没有间隙期，直接延续发展到慢性关节炎期。

(三) 痛风石与慢性关节炎

在未经治疗的患者，首发症状后 20 年 70% 的患者出现痛风石。尿酸盐结晶可在关节内及关节附近肌腱、腱鞘及皮肤结缔组织中沉积，形成黄白色、大小不一的隆起赘生物即所谓痛风结节（或痛风石），可小如芝麻，大如鸡蛋。常发生于耳轮、前臂伸面、第一跖趾、指关节、肘部等处，但未见累及肝、脾、肺及中枢神经系统。若关节炎症长时间反复发作则进入慢性阶段，关节症状不易完全消失，引起关节骨质侵蚀、缺损及周围组织纤维化，出现关节发生僵硬、畸形、活动受限，并可破溃形成瘘管，可有白色豆腐渣样物排出。由于尿酸盐有抑菌作用，破口继发感染较少见，瘘管周围组织呈慢性炎症性肉芽肿，不易愈合。在慢性病变的基础上仍可有急性关节炎症反复发作，使病变越来越重，畸形越来越显著，严重影响关节功能。个别患者急性期症状轻微不典型，待出现关节畸形后始被发现。少数慢性关节炎可影响全身关节包括肩、髋等大关节及脊柱关节等。病程越长，发生痛风结节的概率越高。发生时间较短的质软结节在限制高嘌呤饮食，应用降尿酸药物后可以逐渐缩小甚至消失，但出现时间长的质硬结节，由于纤维增生严重而不易消失。

(四) 肾脏病变

慢性痛风病人约 1/3 有肾脏损害，表现为三种形式。

1. **慢性痛风性肾病**

尿酸盐结晶沉积于肾组织引起间质性肾炎，表现为轻度肾区酸痛，早期可仅有蛋白尿和镜下血尿，且呈间歇出现，故易被遗漏。随着病程进展，蛋白尿持续存在，肾浓缩功能尤易受损，出现夜尿增多、尿比重偏低等现象。病情进一步发展，终由慢性氮质血症发展到尿毒症症群。17%~25% 的痛风患者死于肾衰竭。

2. **急性肾衰竭**

大量尿酸结晶广泛阻塞肾小管腔，导致尿流梗阻而产生急性肾衰竭。

3. **尿路结石**

原发性痛风患者 20%~25% 并发尿酸性尿路结石，部分病人肾结石的症状早于关节炎的发作。继发性高尿酸血症者尿路结石的发生率更高。细小泥沙样结石可随尿液排出而减轻症状，较大者常引起肾绞痛、血尿及尿路感染等症状。纯尿酸结石能被 X 线透过而不显影，但混合钙盐较多者可于尿路平片上被发现。

另外，青少年及儿童期痛风系少见病，多见于 5~15 岁，多数有家族病史，可表现为尿酸性肾病、肾结石，缺少关节炎症状。偶见于肝糖原沉着症 I 型，葡萄糖-6-磷酸酶缺乏，引起血糖降低，促使糖原分解，乳酸产生过多，抑制肾小管排泄尿酸；同时核苷酸消耗，嘌呤合成增加，结果导致高尿酸血症。患者以发作性低血糖为主要表现。其次为 Lesch-Nyhan 综合征，由于次黄嘌呤—鸟嘌呤磷酸核糖转移酶（HGPRT）缺乏，尿酸合成增多，呈明显高尿酸血症，本症见于男性，小儿一岁以内发病，常有大脑瘫痪、智力减退、舞蹈症样徐动症等表现，B 超及尿液检查可以发现肾脏组织与尿路系统有尿酸钠盐结晶沉淀。原发性痛风，轻型者往往至青少年时发病，无残疾体征。当出现痛风症状时始被注意，患者尿中有大量尿酸排出，尿酸结石常为首见症状，神经系统表现仅见于 20% 病者，或仅有轻度脊髓—小脑性运动失调表现。

四、辅助检查

(一) 血清尿酸测定

正常男性尿酸一般为 ≤420 μmol/L (7 mg/dL),绝经前女性比男性低 1 mg/dL 左右。痛风患者多伴有血尿酸的增高,但由于尿酸本身的波动性以及急性痛风性关节炎发作时肾上腺皮质激素分泌增多,依他尼酸作用加强、饮水利尿和治疗药物等因素影响,有时血尿酸水平可以正常,须反复检查才能免于漏诊。

(二) 尿液尿酸测定

对诊断急性痛风性关节炎帮助不大,但可区分尿酸排泄减少抑或尿酸生成增多,对高尿酸血症和痛风的临床分型和指导用药有一定帮助。既往临床工作中大多以 24 小时尿液尿酸定量法来加以区分,在摄取低嘌呤饮食 5 天后,若 24 小时尿液尿酸排泄量少于 600 mg (3.6 mmol) 则定义为尿酸排泄减少型,24 小时尿尿酸排泄超过 800 mg (4.8 mmol) 定义为尿酸产生过多型。也有学者建议采用尿酸排泄分数来分型:按下列公式计算尿酸排泄分数 (FEUA),FEUA=(血肌酐×24 小时尿尿酸)/(血尿酸×24 小时尿肌酐),以百分数表示。根据尿酸排泄分数结果将高尿酸血症和痛风分为三型:排泄减少型 (FEUA<7%)、混合型 (7%≤FEUA≤12%) 及生成增多型 (FEUA>12%)。该指标更能反映肾脏排泄尿酸的情况。

(三) 滑囊液检查

急性期如踝、膝等较大关节肿胀时,可抽取滑囊液进行偏振光显微镜检查,可见双折光的针形尿酸钠晶体,具有确诊的意义(痛风性关节炎黄金标准)。

(四) X 线检查

早期急性关节炎除软组织肿胀外,关节显影多正常,反复发作后才有骨质改变,为关节软骨缘破坏,关节面不规则,关节间隙狭窄,病变发展则在软骨下骨质及骨髓内可见痛风石沉积,骨质呈凿孔样缺损,其边缘均锐利,缺损呈半圆形或连续弧形,骨质边缘可有骨质增生反应。

(五) 关节超声

高分辨率超声可用于评估软骨和软组织尿酸盐结晶沉积、滑膜炎症、痛风石及骨侵蚀。关节腔积液时关节液内出现不均质的细小点状回声,类似云雾状,称为"暴雪征"。该征象代表关节液中尿酸盐结晶的形成。关节内点状强回声及强回声团伴声影,同样也是痛风石的常见表现。另外,受累关节软骨靠近关节腔表面出现条线状强回声,轮廓欠清晰,与软骨下骨皮质形成无回声软骨周围的双层平行强回声,该现象是因为尿酸盐结晶在关节软骨表面沉积所造成,称为"双轨征"。"暴雪征"和"双轨征"是痛风性关节炎最有特征性的超声表现,对痛风诊断有很高的特异性。

(六) 双能(源)CT

双能 CT 为两个 X 线放射管,在两种不同能量水平获得两组组织图像,后进入 CT 站的处理。通过组织化学成分不同导致的对不同能量的 X 线吸收差别,以此区分不同的组织。双能 CT 较特异显示组织与关节周围尿酸盐结晶,有助于痛风性关节炎诊断和评价降尿酸治疗疗效。

五、诊断与鉴别诊断

成年男性,突然发生足第一跖趾、踝、膝等处单关节红、肿、热、痛,伴血尿酸增高,即应考虑痛风可能。滑囊液检查找到尿酸盐结晶即可确立诊断,但由于本病表现多样化,有时症状不典型,如关节炎发作期血尿酸水平不高,偏振光显微镜查找尿酸钠晶体应用不普及,以及关节液标本难获得等诸多原因,给临床诊断带来一定难度。随着新的影像学技术的发展及其在临床的应用,2015 年美国风湿病学会(ACR)/欧洲抗风湿病联盟(EULAR)发布了 ACR/EULAR 痛风分类标准。

(一) 诊断

2015 年 ACR/EULAR 痛风分类标准在继承了既往痛风诊断中单尿酸盐晶体 MSU 阳性作为金标准的基础上,纳入临床参数、实验室参数和影像学参数综合分析,通过权重评分累计的方法,提高了痛风分类标准的敏感度和特异度。判定标准:经综合分析参数分值相加≥8 分时,即可分类为痛风。

(二) 鉴别诊断

本病还需与以下疾病鉴别。

1. 类风湿关节炎

多见于青、中年女性,好发于手指近端指间小关节和腕、膝、踝等关节,伴明显晨僵,可引起关节畸形。在慢性病变基础上反复急性发作,易与痛风混淆,但血尿酸不高,有高滴度类风湿因子和(或)抗 CCP 抗体,X 线示关节面粗糙,关节间隙狭窄,甚至关节面融合,与痛风性凿孔样缺损有明显不同。

2. 化脓性关节炎与创伤性关节炎

痛风初发时,常易与化脓性关节炎或创伤性关节炎混淆,但后两者血尿酸盐不高,滑囊液检查无尿酸盐结晶,创伤性关节炎常有较重受伤史,化脓性关节炎滑囊液内含大量白细胞,培养可得致病菌,可作鉴别。

3. 蜂窝织炎

痛风急性发作时,关节周围软组织常呈明显红、肿、热、痛,如忽视关节本身的症状,极易误诊为蜂窝织炎,后者血尿酸盐不高,畏寒、发热及白细胞增高等全身症状更为突出,而关节疼痛往往不甚明显。注意鉴别不难诊断。

4. 假性痛风

为关节软骨钙化所致,大多见于老年人,以膝关节最常累及,急性发作时症状酷似痛风,但血尿酸盐不高,关节滑囊液检查含焦磷酸钙盐结晶或为磷灰白,X 线片示软骨钙化。

5. 银屑病性关节炎

常为不对称性并常累及远端指间关节,伴关节破损残疾,关节间隙增宽,趾(指)端骨质吸收,骶髂关节也常累及,伴有血尿酸增高者约占 20%,与痛风不易区别,但该病伴典型皮损可作鉴别。

六、治疗

本病临床治疗要求达到以下 4 个目标:①尽快终止急性关节炎发作。②防止关节炎复发。③纠正高尿酸血症，防治尿酸盐沉积于肾脏、关节等所引起的并发症。④防止尿酸肾结石形成。2020年美国风湿病学会颁布的痛风治疗指南是目前临床最常参考的治疗指南。该指南提出降尿酸的达标治疗：痛风患者尿酸水平至少应该降至低于 360 μmol/L（6 mg/dL），而且需要持续低于 360 μmol/L（6 mg/dL），但对于有痛风石的患者，应该降至 300 μmol/L（5 mg/dL）以下。另外，除了长期服用降尿酸药物以外，该指南推荐初始降尿酸治疗后就应该使用药物预防痛风发作，应对关节内尿酸盐结晶快速溶解而诱发的急性痛风。

（一）急性发作期治疗

急性期治疗的目的是迅速控制急性关节炎症状。急性期应卧床休息，抬高患肢及局部冷敷，局部冷敷有利于减少滑膜渗液量及缓解炎症关节疼痛，一般建议卧床休息至关节疼痛缓解后方可逐步恢复活动。急性痛风发病后 24 小时内，应该给予药物治疗，因为早期治疗效果更佳；急性发作期，已经使用的降尿酸药可以继续使用。非甾体抗炎药（NSAIDs）、秋水仙碱、糖皮质激素是急性关节炎发作的一线治疗药物，亦有专家将糖皮质激素作为二线药物，仅在 NSAIDs、秋水仙碱治疗无效或者有禁忌时使用。

1. 秋水仙碱

秋水仙碱是目前治疗痛风急性发作的首选药物之一，通过降低白细胞趋化和吞噬作用及减轻炎性反应而起止痛作用。该药应在痛风发作 36 小时内开始使用。首次服用 1.0 mg，1 小时后服用 0.5 mg，12 小时后最多可用到 0.5 mg，每日 3 次。采用这一服药方法可以增加患者的耐受性，减少不良反应，而疗效并不受到影响。在合并有肾功能不全的患者，应注意调整药物剂量。

2. 非甾体抗炎药

临床上常用的 NSAIDs 包括环氧化酶-1（COX-1）抑制剂和 COX-2 抑制剂两种，该类药物作为治疗痛风急性发作的一线用药，疗效确切，且患者耐受良好，相对较安全。但这两类药物均有毒副作用，COX-1 抑制剂主要表现为胃肠道毒性，如消化道溃疡、胃肠道穿孔、上消化道出血等，给患者带来了很大的痛苦；对于有胃肠道禁忌及不能耐受 COX-1 的患者，可选用 COX-2 抑制剂，COX-2 抑制剂的胃肠道不良反应可降低 50%，且临床疗效不亚于非选择性 NSAIDs，更值得临床推广。近年来还发现，一些新的 NSAIDs 药物具有明显的心血管副作用，故临床应用时应密切关注。在 NSAIDs 选择时，宜选用速效制剂。

3. 糖皮质激素

糖皮质激素类药物并非治疗痛风的常用药，主要用于严重的急性痛风发作伴有较重全身症状，且秋水仙碱或 NSAIDs 治疗无效的患者。急性痛风累及一个或两个大关节可关节内给药。关节内给药的剂量根据受累关节的大小，可与口服糖皮质激素、NSAIDs 或秋水仙碱联合应用。当无法关节内给药（如多关节受累，患者拒绝），可口服类固醇皮质激素，剂量至少为泼尼松 0.5 mg/kg，连续用药 5~10 天停药；或者从 0.5 mg/kg 开始，用药 2~5 天，7~10 天内逐渐减量至停药。

4. 急性痛风性关节炎的新药治疗

白细胞介素-1（IL-1）、TNF-α 作为炎症因子在痛风过程中起重要作用。研究表明阻断 IL-1 在急性痛风治疗中获得很好疗效。NSAIDs、秋水仙碱或激素治疗无效的难治性急性痛风或者当患者有使用 NSAIDs 和秋水仙碱的禁忌时，可以考虑阻断 IL-1。IL-1 的阻断剂包括阿那白滞素、利纳西普、康纳单抗。抗 TNF-α 治疗痛风，有个例报道对严重的多发性急性痛风有效，但整体疗效并不确切。

(二) 慢性期与间隙期治疗

慢性痛风治疗以降低血尿酸水平为主要目的，同时对痛风石及可能并发的肾脏疾病等并发症进行治疗，必要时对痛风石进行外科手术处理以提高患者的生活质量。

1. 一般处理

饮食控制对痛风或高尿酸血症患者非常重要，建议痛风患者应避免进食动物内脏、高果糖饮料和酒，限制肉、海鲜和甜点的摄入，鼓励多食蔬菜、樱桃和低脂或无脂奶，可适量饮用咖啡。痛风患者还应注意控制体重，保持健康的生活方式，多饮水，保持>2000 mL/d 的尿量。严格的饮食控制只能使血尿酸下降 1~2 mg/dL。故目前多限制高嘌呤食物，鼓励低嘌呤饮食以综合防治。肥胖患者必须减少热量的摄入，同时降低体重；宜多饮水以利尿酸排出，每日尿量在 2000 mL 以上，慎用抑制尿酸排泄的药物如利尿剂。考虑到小剂量阿司匹林对心脑血管疾病的获益，必要时仍可继续使用。避免过度劳累、紧张、受冷、受湿及关节损伤等诱发因素。

2. 降血尿酸药物的应用

2012 年 ACR 指南推荐每年痛风急性发作在两次以上者，有痛风石或尿酸盐沉积的证据者，有肾结石或肾功能损害者，均为应用降血尿酸药物的指征。用药后如能使血尿酸维持低于 360 μmol/L（6 mg/dL），常可防止痛风急性发作，消解痛风石形成则需降低血尿酸至低于 300 μmol/L（5 mg/dL），减轻肾脏损害。降尿酸药物主要可分为抑制尿酸生成的药物和促尿酸排泄药物两大类。2012 年 ACR 指南推荐首选抑制尿酸生成的别嘌醇和非布司他，从"源头"上抑制尿酸生成。降尿酸药物治疗应从小剂量开始，视患者情况逐步增加。

(1) 别嘌醇：别嘌醇主要通过抑制嘌呤代谢中黄嘌呤氧化酶而抑制尿酸的生成，别嘌醇的起始剂量不应超过 100 mg/d，中、重度慢性肾功能不全的患者应该从更小的剂量（50 mg/d）开始，然后逐渐增加剂量，找到适合的维持剂量。维持剂量可以超过 300 mg/d，甚至在慢性肾脏病（CKD）患者中也可以超过此剂量。对于服用剂量大于 300 mg/d 的患者，应该注意瘙痒、皮疹和肝酶增高，可以尽早发现严重药疹。长期用药者需定期检测血常规、肝功能。目前临床上还可对患者进行 HLA-B*5801 快速聚合酶链反应检测，以用来帮助甄别使用别嘌醇的患者人群，因检测阳性者服用别嘌醇后发生皮疹及肝酶水平升高的概率较阴性者明显升高。

(2) 非布司他：非布司他的作用机制与别嘌醇相同，但因其具有独特的非嘌呤分子结构，能更特异性地抑制黄嘌呤氧化酶。非布司他的推荐初始剂量为 40 mg/d；2 周后，对血尿酸水平仍>360 μmol/L（6 mg/dL）的患者，推荐提高剂量至 80 mg/d。非布司他的常见不良反应包括肝功能异常、胃肠道反应、皮疹和心血管系统的不良反应等，但其不良反应较少并可用于轻、中度肝或肾功能不全患者。

(3) 奥昔嘌醇：奥昔嘌醇是别嘌醇的活性代谢物，适用于别嘌醇治疗无效的患者。

(4) 苯溴马隆：苯溴马隆能抑制尿酸在肾小管的重吸收，促进尿酸排泄，降血尿酸作用较强，成人推荐剂量为 50~100 mg/d。亦应从小剂量开始。该药不应用于痛风石或尿路结石的患者。在用药过程中须监测尿 pH，合并使用碳酸氢钠等碱化尿液的药物，使尿 pH 维持在 6.2~6.9，多饮水，保持每日尿量在 2000 mL 以上，以利尿酸排出。其余不良反应包括偶有轻度胃肠道反应、过敏性皮炎、肝功能受损等。

(5) 氯沙坦：属于非肽类血管紧张素Ⅱ受体拮抗剂，常用于高血压治疗。氯沙坦降低血尿酸水平的机制为阻断尿酸重吸收的阴离子交换途径，从而减少尿酸在近曲小管的重吸收，促进尿酸排泄，是一种既能降压又能改善和纠正高尿酸血症的药物，对伴有高血压的高尿酸血症患者是较好的辅助降尿酸药物。

(6) 非诺贝特：为第二代苯氧芳酸类药物，是临床上常用的调脂药物，它可以通过促进尿酸排泄而降低血尿酸浓度，可用于伴有高脂血症的高尿酸血症患者。

(7) 碱化尿液的药物：碳酸氢钠、枸橼酸氢钾钠等药物能碱化尿液的 pH 至 6.2~6.9，由此提高尿酸盐的溶解性，进而减少尿酸盐结晶形成及有利于尿酸排泄。尤其是在慢性痛风治疗过程中，促尿酸排泄药物的使用会使更多的尿酸从肾脏排出，碱化尿液对提高尿酸的溶解性，防止尿酸盐晶体在肾脏沉积或者形成结石具有重要的意义。

(8) 尿酸氧化酶类药物：人体内缺乏尿酸氧化酶就不能将嘌呤代谢过程中产生的尿酸氧化分解为极易溶于水的尿囊素而随尿排出体外。因此，通过补充尿酸氧化酶将体内尿酸分解为尿囊素排出体外即成为高尿酸血症治疗的又一有效策略。目前，尿酸氧化酶类药物主要有重组黄曲霉菌氧化酶和聚乙二醇化重组尿酸氧化酶，两药均有快速、强力的降血尿酸水平作用，主要用于重度高尿酸血症、难治性痛风或有痛风石并可能逐渐溶解的患者，但易诱发痛风急性发作。此外这类药物具抗原性，易引起超敏反应和耐药。

3. 痛风石治疗

(1) 药物治疗：当血尿酸水平维持在低于 300 μmol/L（5 mg/dL）时，痛风石会逐渐被溶解，同时需要预防关节及肾损害的发生。

(2) 手术治疗：痛风石手术治疗的目的是解除痛风石对关节、组织和神经的压迫及其可能造成的进一步损害或去除破溃后长期不能愈合的痛风石，另外也适用于痛风石过大、影响外观，积极要求手术的患者。手术去除痛风石可有利于提高患者的生活质量并改善其关节功能。但患者术后仍须接受包括低嘌呤饮食、戒酒、多饮水、运动和保暖以及降血尿酸、血压和血脂等的综合治疗。

(三) 降尿酸药物治疗初期急性痛风性关节炎的预防

在开始进行降尿酸药物治疗初期，因为血尿酸水平的波动，易诱发急性痛风性关节炎的发作，因此初始降尿酸治疗的时候，应合并使用预防痛风发作的药物。推荐口服小剂量秋水仙碱 0.5 mg，每天 1~2 次，肌酐清除率低于 50 mL/min 时剂量减半。小剂量 NSAIDs 也可以作为一线预防药物。当患者对秋水仙碱和小剂量 NSAIDs 不能耐受或者有禁忌或者疗效不佳时，也可使用小剂量泼尼松或泼尼松龙（≤10 mg/d），但是风险与获益仍需观察。预防性用药的疗程为：①持续 6 个月。②体格检查未发现痛风石者，血尿酸达到目标值后 3 个月或者之前体格检查发现的痛风石溶解者，血尿酸达到目标值后 6 个月。

(四) 无症状高尿酸血症的治疗

高尿酸血症和痛风患者常伴高血压、高血脂、动脉硬化、冠心病和糖尿病（2 型）。有研究认为高尿酸血症是诱发心血管病的独立危险因素，积极控制高尿酸血症对预防心血管病的发生有重要意义。但由于缺乏充分的循证医学依据，所以目前尚无统一意见。一般认为血尿酸浓度不超过 8 mg/dL 者暂不须药物治疗，主要进行生活干预。避免过食（特别是高嘌呤饮食）、酗酒、过劳、创伤及精神紧张等易导致急性发作的因素，密切随访观察；血尿酸浓度在 480~540 μmol/L（8~9 mg/dL）者，若伴有肾脏损害、肾结石、心血管不良事件等危险因素，给予降尿酸治疗；血尿酸浓度超过 540 μmol/L（9 mg/dL）者均应给予降尿酸治疗。

（五）继发性痛风的治疗

除治疗原发疾病外，对痛风的治疗原则同前述，降低血尿酸以别嘌呤醇为首选，由于尿酸生成和排出较多，排尿酸药易加重肾脏负担而不取。

七、预后

如能改变不良饮食和生活习性，及早诊断，及时治疗，大多数患者能如同正常人一样生活、工作。慢性期合并有痛风石患者，需加强宣教，强调达标治疗和综合治疗，只有这样才能缩小痛风石，减少体内尿酸负荷，改善关节功能和肾功能，预防和治疗并发症，提高患者生活质量。若不治疗或伴发心血管疾病、糖尿病和其他肾病，不仅加重关节内的病理进程，同时也使肾功能、心功能恶化，而使日常生活能力下降甚至危及生命。

（孙晓霞　王俊婷）

第八章

神经内科临床病案

病例一：无症状脑梗死

一、病历资料

（一）病史

患者男性，72岁，因"体检发现脑梗死灶3天"就诊。

患者3天前体检行头颅MRI检查，结果提示左侧半卵圆中心陈旧性梗死病灶，为进一步诊治入院。患者病程中无口齿不清、肢体无力等症状。

既往有高血压病史15年，血压最高（160~170）/（90~100）mmHg，予"苯磺酸氨氯地平片5 mg口服，每日一次"控制血压，血压控制在（130~140）/（70~80）mmHg，否认2型糖尿病、心脏病病史，无吸烟、饮酒史，无明确家族遗传病史。

（二）体格检查

1. 基本情况

体温36.8℃，脉搏66次/分，呼吸17次/分，血压143/76 mmHg，意识清楚，心率为66次/分，心肺腹部查体阴性，肝脾未触及，双下肢无水肿。

2. 神经系统查体

神志清晰，双侧瞳孔等大等圆，直径2.5 mm，直接、间接对光反射均存在，眼球各方向运动正常，无凝视。双侧额纹对称，双侧鼻唇沟对称，伸舌居中，口齿清楚。四肢肌张力正常对称，四肢肌力5级，腱反射正常。双侧深浅感觉正常对称。双侧指鼻试验、跟—膝—胫试验阴性，闭目难立征阴性。双侧巴宾斯基征阴性。颈软，克尼格征（简称克氏征）、布鲁辛斯基征（简称布氏征）阴性。

（三）辅助检查

（1）血常规、凝血功能相关指标、肾功能、电解质：未见异常。

（2）心电图：窦性心律，心率72次/分。

（3）头颅MR：左侧半卵圆中心陈旧性梗死病灶。

二、病例分析

（一）病例特点

（1）老年男性，既往有高血压病史。
（2）体检时，头颅 MRI 发现左侧颅内有一陈旧性梗死灶，没有相应的临床表现。
（3）没有短暂性脑缺血发作和脑梗死病史。

（二）诊断和诊断依据

1. 诊断

（1）定位诊断：患者无临床症状，头颅 DWI 和 FLAIR 可见左侧半卵圆中心陈旧性病灶，故定位在左侧颈内动脉系统深支。
（2）定性诊断：该患者无临床表现，头颅 MRI 可见左侧半卵圆中心陈旧性病灶，定性诊断为无症状脑梗死。

2. 入院诊断

①无症状脑梗死（左侧颈内动脉系统）。②高血压病（2级，极高危）。

（三）鉴别诊断

陈旧性无症状脑梗死主要需与陈旧性脑出血进行鉴别诊断：陈旧性脑出血病灶在磁共振上可表现为 DWI 低信号，T_1WI 低信号，FLAIR 低信号但周边没有胶质增生的高信号。T_2WI 高信号伴周围低信号环。该患者病灶在 T_2WI 和 FLAIR 为低信号，伴周围高信号，为胶质增生表现，不考虑为陈旧性脑出血。

三、治疗

根据《中国无症状脑梗死诊治共识》，无症状脑梗死患者的诊疗目的主要是：①降低症状性脑梗死和痴呆的发生风险。②寻找缺血性卒中的相关危险因素。

（一）无症状脑梗死诊疗

（1）患者头颅 MRI 提示脑内存在陈旧性脑梗死，无相应的症状和体征，有高血压病史，给予口服阿司匹林，100 mg/d，二级预防。
（2）无症状脑梗死患者的血压控制尤为重要，在药物选择上优先考虑选用可以减少血压变异性的药物，如钙通道阻滞剂和肾素血管紧张素受体拮抗剂。该患者长期服用氨氯地平控制血压，血压控制在（130~140）/（70~80）mmHg，故继续给予氨氯地平控制血压。

（二）血管危险因素的筛查

确诊无症状脑梗死后，应立即进行血管危险因素的筛查，故进一步完善相关检查。

（1）肝功能、肾功能、血脂相关检查：低密度脂蛋白胆固醇 3.3 mmol/L（2.9~5.72 mmol/L），其余指标处于正常范围。
（2）空腹血糖及餐后血糖：空腹血糖 5.2 mmol/L，餐后 2 小时血糖 7.1 mmol/L。
（3）糖化血红蛋白：6.1%。
（4）同型半胱氨酸：14.3 mmol/L。
（5）经颅多普勒：未见明显异常。

(6) 颈部血管彩色多普勒超声检查：左侧颈动脉内膜内壁可见数个强回声及等回声扁平斑，最大约 1.49 cm×0.32 cm。

(7) 24 小时动态心电图：窦性心律，间歇性 ST-T 改变。

(8) 超声心动图：轻度二尖瓣反流。

(9) 头颈 CTA：颅内外大动脉未见明显异常。

（三）认知功能检查

无症状脑梗死也是血管性痴呆的重要原因之一，故进一步完善认知功能检查：

(1) 简易智力状态检查（MMSE）评分 29 分。

(2) 蒙特利尔认知评估量表（MoCA）评分 23 分。

(3) 记忆。

AVLT（听觉言语学习测试）-即刻 10 分；AVLT-短时延迟记忆 4 分；AVLT-长时延迟记忆 3 分；AVLT-再认 16 分。

视觉复制-即刻回忆 8 分；视觉复制-延迟记忆 4 分；视觉复制-延迟再认 1 分。

执行功能 VSTI 23 秒；VST3 26 秒；连线 166 秒；连线 2 238 秒。

视空间：视觉复制-临摹 13 分；画钟试验（4 分法）3 分；剪影测验 7 分。

语言：波士顿命名 41 分；类别流畅性 13 分。

步态 Tinetti 平衡量表 16 分；Tinetti 步态量表 12 分；TUG（站起-走计时）测验 9 分。

提示：轻度认知损害，记忆力、执行功能稍差，视空间、语言能力正常。

（四）二级预防的治疗

(1) 该患者已使用阿司匹林 100 mg 抗血小板治疗；因血脂正常，颈动脉斑块不大，暂不给予他汀降脂治疗，临床随访。

(2) 美金刚对轻中度认知功能障碍的干预研究亚组分析表明其对血管性痴呆的效果可能较好，该患者认知评价为轻度认知功能障碍，故给予美金刚 5 mg 口服，每日两次。

(3) 控制血压及饮食，注意饮食结构等各种血管性危险因素调控、纠正不良生活方式。

四、讨论和展望

（一）无症状脑梗死（SBI）患者如何处理

(1) 确定为 SBI 后，建议积极筛查脑卒中危险因素。

(2) 单一腔隙性梗死，不伴有血管危险因素者，不建议服用阿司匹林等抗血小板药物。

(3) 伴有血管危险因素的 SBI 者，参照《中国脑血管病一级预防指南 2019》以及《中国缺血性脑卒中和短暂性脑缺血发作二级预防指南 2014》给予个性化处理，并随访。

(4) 不建议针对无症状的腔隙性梗死灶进行过度治疗。

（二）无症状脑梗死患者认知情感的表现

无症状脑梗死患者，特别是由脑小血管病导致的患者表现有慢性或隐匿性进展的认知、人格、情感及行为障碍。伴有认知障碍的患者，可给予盐酸多奈哌齐或盐酸美金刚改善认知功能，更重要的是需要通过综合干预措施来改善生活质量，并提高生存率。

病例二：大动脉粥样硬化脑梗死

一、病历资料

（一）病史

患者男性，69岁，"突发右侧肢体无力伴言语困难1.5小时"就诊。

1.5小时前，患者晚餐后休息状态下突发右侧肢体无力，向右侧摔倒在地，右侧上下肢不能抬起，不能独立站立和行走。同时出现言语困难，不能正确表达且不能完全理解家人问话，伴口角歪斜。病程中无意识障碍，无肢体抽搐，无恶心、呕吐。

否认高血压、糖尿病、心脏病病史。无吸烟、饮酒史。无明确家族遗传病史。

（二）体格检查

体温：36.1℃，脉搏：86次/分，呼吸：20次/分，血压：170/102 mmHg，心肺腹查体未见异常，双下肢无水肿。

神经系统查体：神志清楚，不全性混合性失语（运动和感觉性），定向力、认知等高级智能检查不能合作。右侧鼻唇沟浅，伸舌右偏，右侧上下肢肌张力低，右侧上下肢肌力2级，右侧肢体腱反射减弱。感觉检查不能合作。右侧巴宾斯基征阳性。

NIHSS评分16分。

（三）辅助检查

(1) 血常规、凝血功能相关指标、肾功能、电解质未见异常。

(2) 头颅CT未见出血。

(3) 常规心电图窦性心律，心率93次/分。

二、病例分析

（一）病例特点

(1) 老年男性，急性起病，否认有高血压病、糖尿病等脑卒中高危因素。

(2) 右侧肢体无力伴言语困难1.5小时。

(3) 意识清楚，血压170/102 mmHg，不全性混合性失语，右侧中枢性面舌瘫，右侧上下肢肌力2级，腱反射减退，右侧巴宾斯基征阳性。

(4) 辅助检查可见头颅CT正常，心电图窦性心律。

（二）诊断和诊断依据

1. 诊断

(1) 定位诊断：患者不全性混合性失语，右侧不完全性偏瘫，巴宾斯基征阳性。定位在左侧颈内动脉系统。

(2) 定性诊断：老年男性，静态下急性起病，入院时血压高，不全性混合性失语，右侧中枢性面舌瘫，偏瘫，头颅CT正常。定性为缺血性脑血管病（缺血性脑卒中）。

(3) 定因诊断：患者为老年男性，虽然否认高血压病史，但入院血压170/102 mmHg，否认房颤病史；心电图为窦性心律，体征符合大动脉所分布的区域。病因考虑为大动脉粥样硬化型脑梗死。

2. 入院诊断

①脑梗死（左侧颈内动脉系统）。②脑梗死病因（TOAST）分型：大动脉粥样硬化型。③高血压病（3级，极高危）。

（三）鉴别诊断

脑梗死（大动脉粥样硬化）主要需与以下疾病进行鉴别诊断：

1. 脑栓塞

患者否认房颤病史，急诊心电图也未发现心房颤动。目前暂不予考虑，但仍需进一步完善24小时动态心电图、超声心动图等检查排除心源性栓塞或其他心脏疾病。

2. 脑出血

起病急骤，多在活动中或情绪激动时起病，常有高血压病史，病情进展快，起病时常伴有头痛、恶心、呕吐，常有意识障碍、偏瘫和其他神经功能缺损的症状和体征。头颅CT平扫是急诊排除脑出血的首选检查，脑出血患者头颅CT可见高密度影（出血病灶）。该患者头颅CT平扫未见出血，可排除脑出血。

3. 蛛网膜下腔出血

蛛网膜下腔出血起病急骤，青壮年比较多见，多在动态时起病，头痛剧烈，多伴有恶心、呕吐，无局灶性神经功能缺损的症状和体征。脑膜刺激征阳性。头颅CT可见脑池、脑沟、蛛网膜下腔高密度出血征。脑脊液可为血性。该患者为老年患者，具有局灶性神经功能缺损症状和体征，头颅CT未见出血，不考虑蛛网膜下腔出血。

4. 颅内占位性病变

颅内肿瘤（特别是瘤卒中时）或脑脓肿也可急性发作，引起局灶性神经功能缺损，类似于急性缺血性脑卒中。但该患者无肿瘤病史，无其他部位感染或全身性感染的病史，头颅CT未见占位性病变，故可排除。

三、治疗

（一）超急性期治疗

1. 血管再通治疗

血管再通是治疗急性缺血性卒中最有效的措施。目前血管再通的方法包括静脉溶栓、动脉溶栓、动脉取栓、静脉溶栓+取栓（桥接），其中静脉溶栓是最主要恢复血流的措施，重组组织型纤溶酶原激活剂（rt-PA）是最主要的溶栓药物。

该患者起病1.5小时，有rt-PA静脉溶栓指征，无rt-PA静脉溶栓禁忌证，签署知情同意书后，立即给予rt-PA静脉溶栓。

该患者给予rt-PA 58.5 mg（体重65 kg，5.85 mg静脉注射，剩余持续滴注1小时），静脉溶栓治疗［DNT时间42分钟］。

所有患者都需要判断有无颅内大血管狭窄，决定是否需要进行急诊血管内治疗（取栓），但进行血管内治疗的评估时，不应延误静脉溶栓时间。故该患者在启动静脉溶栓后同步筛查大血管闭塞情况。

该患者既往无特殊病史，年龄≥18岁，NIHSS 16分，符合血管内治疗时间窗和临床标准，进一步行影像学评估。首先进行 ASPECTS，评估核心梗死体积。

目前对于 NCCT 评估 ASPECTS 可靠性存在一定争议，且存在一定的时间依赖性，超早期缺血性病灶检查率较低。而 CTA 通过无创影像检查了解血管解剖及颅外血管有无夹层、狭窄以及闭塞，对明确患者是否适合血管内治疗和血管内治疗方案的选择有重要意义。如能同时做 CTP 还可以了解脑灌注、血脑屏障完整性、脑的侧支循环、缺血半暗带区域的情况，对进一步制定个体化治疗方案以及预后判断具有重要指导意义。CT 平扫+CTA+CTP 也称多模态 CT。

2. 进一步检查

行头颈 CTA 及灌注成像。

该患者起病 1.5 小时，ASPECTS≥6 分，NIHSS≥6 分，CTA 提示颈动脉和大脑中动脉 M1 段闭塞，左半球缺血状态，有血管内治疗指征，患者和家属知情同意后，行局麻下血管内取栓治疗。起病到穿刺时间 2 小时，起病至再通时间 2.5 小时，因左侧颈内动脉 C1 段重度狭窄，故取栓后同时行球囊扩张和支架植入术。

（二）急性期治疗

对于缺血性卒中患者急性期的治疗包括以下几个方面：

1. 静脉溶栓及血管内治疗术后监护与管理

（1）术后一般监护管理：该患者收治入神经重症病房，并进行 24 小时心电、呼吸、指动脉血氧饱和度及无创血压监测及神经功能的检测，并于术后即刻、术后 24 小时复查头颅 CT。该患者术后即刻未见出血，术后 24 小时复查头颅 CT 左侧半球低密度灶，合并少许渗血。

（2）血压监测与管理：虽然患者否认有高血压等卒中高危因素，但入院后血压为 170/102 mmHg，血压控制在 160/90 mmHg 行静脉溶栓。取栓后血压的管理目前仍有争议，既往研究显示，血压在（120~159）/（70~89）mmHg 范围内时病死率和残疾率最低，过高和过低的血压都会对患者预后造成不良影响。因患者存在高灌注或出血转化危险性，故该患者血管内治疗后，目标血压在 130/80 mmHg 左右。血管内治疗术后患者宜采用定量化并快速平稳的静脉降压方案，故该患者术后给予静脉 α 受体拮抗剂持续微量泵入控制血压。

（3）抗血小板药物治疗：患者因术中植入颈内动脉 C1 段支架且左侧大脑中动脉 M1 段取栓术后，故术后给予替罗非班持续静脉泵入［0.15 μg/（kg·min）］，维持 24 小时后，复查头颅 CT 未见明显脑出血转化，改为阿司匹林 100 mg 每日一次+氯吡格雷 75 mg 每日一次治疗，继续使用替罗非班 4 小时。

（4）他汀治疗：该患者血管内治疗术后，给予阿托伐他汀钙 20 mg 每日一次治疗。

（5）术后全身多系统功能监测与管理：接受血管内治疗的患者，在术后不仅需要进行生命体征的监测，以防止早期致死性恶性事件的发生，还要对患者进行全面的多系统多器官功能的监测及维护，包括血糖控制、呼吸功能监测、心脏功能评估、感染的预防、营养支持以及深静脉血栓的预防等。

上述治疗后，患者生命体征平稳，3 天后转至普通卒中病房进一步治疗。

2. 转入卒中病房后的急性期治疗方案

（1）一般处理：该患者生命体征平稳，每天监测血压、心律（率）一次。

（2）控制血压：患者否认有高血压等卒中高危因素，但入院后血压为 170/102 mmHg，静脉溶栓及血管内治疗后，给予静脉降压药泵入控制血压，目前取栓后第 3 天，停用静脉降压药，患者血压持续≥140/90 mmHg，故开始启动口服降压治疗，控制血压在 130/80 mmHg 左右。

（3）监测血糖：该患者既往无糖尿病，监测空腹及三餐后血糖，控制患者血糖在 7.8~10 mmol/L。

（4）抗血小板药物治疗：因患者颈内动脉 C1 段留置支架，需联合拜阿司匹林 100 mg 口服，每日一次，波立维 75 mg 口服，每日一次抗血小板药物治疗。

（5）他汀药物：该患者常规心电图未提示房颤，故目前初步考虑为动脉粥样硬化性卒中，给予阿托伐他汀钙 20 mg 口服，每日一次。

（6）其他药物治疗：给予依达拉奉和丁苯酞，改善脑循环治疗。

（7）康复治疗：患者取栓 24 小时后，床边开始康复。

3. 进一步检查

（1）血脂相关检查：甘油三酯 2.12 mmol/L（0.56~1.7 mmol/L），胆固醇 5.84 mmol/L（2.9~5.72 mmol/L）。

（2）糖化血红蛋白：5.6%。

（3）凝血功能相关指标检验：正常范围。

（4）血同型半胱氨酸：25 mmol/L（<15 mmol/L）。

（5）自身抗体+免疫常规：未见异常。

（6）头颅 MRI+MRA：左侧基底节区 DWI 见散在片状高信号，T_1 加权像见散在片状低信号，小灶性高信号，提示急性脑梗死征象，点状小灶性出血。MRA 提示血管通畅。

（7）24 小时动态心电图：未见异常。

（8）超声心动图：未见异常。

（三）最终诊断

（1）脑梗死（左侧颈内动脉系统，大动脉粥样硬化型）。

（2）高血压病（2 级，极高危）。

（3）高脂血症。

（四）二级预防和康复治疗

1. 二级预防

动脉粥样硬化性脑血栓形成患者，溶栓后 24 小时后给予抗血小板药物进行二级预防；二级预防还包括应用他汀类药物及调控血压，以及控制其他高危因素、健康生活方式等。

2. 尽早康复治疗

康复评估给予个体化康复治疗方案。

四、讨论和展望

（一）脑梗死诊疗流程

脑梗死诊疗流程应包括如下 5 个步骤：

第一步是否为脑卒中？排除非血管性疾病。

第二步是脑梗死或脑出血？头颅 CT 检查可排除脑出血。

第三步定位诊断和卒中严重程度评估：根据神经科体征初步定位颈内动脉系统抑或椎动

脉系统？CTA/MRA/DSA 可以精准定为哪一血管；采用神经功能评价量表评估神经功能缺损程度。

第四步能否进行溶栓治疗？是否进行血管内治疗（机械取栓）？根据起病时间、是否大血管病变以及溶栓药物的适应证和禁忌证来决定。

第五步抗血小板和抗凝治疗以及启动二级预防：根据 TOAST 分型选择抗血小板药物或抗凝治疗；结合病史、实验室、脑病变和血管病变等资料进行病因分型（多采用 TOAST 分型），决定二级预防治疗方案。

（二）如何提高溶栓和取栓的有效性和安全性

溶栓和血管内取栓是缺血性卒中治疗的一个里程碑，但其并发症如脑出血，往往是开通后预后不佳的重要因素。提高有效性和安全性，除规范化诊疗外，如何评估非常重要，是否结合影像评估技术（脑灌注、侧支循环、血脑屏障完整性等）、血小板功能、纤维蛋白系统的动态平衡、凝血功能的平衡等建立有效的评估体系值得探讨。

（三）抗血小板药物治疗所面临的问题

抗血小板药物在缺血性卒中急性期治疗、一级和二级预防中均具有重要地位。但患者对不同的抗血小板药物的反应不同，可出现临床无效或称为药物抵抗（如阿司匹林抵抗或氯吡格雷抵抗等）。据报道，阿司匹林抵抗达 5%~45%，氯吡格雷无效达 4%~30%；抗血小板药物出血事件，风险比例 0.02%~0.23%。所以，对患者个体来说，如何选择抗血小板药物种类、剂量、服用时间、联合用药等是亟待解决的问题。虽然有临床研究采用药物基因组学、血小板功能试验帮助判断抗血小板药物的有效性和安全性，但结果尚不令人满意。首先，多种因素参与药物作用过程，需要确定影响个体药物作用的主要因素；其次，评估血小板功能的方法有待进一步研究，目前虽然有很多方法，但均有不同的缺陷，且多种方法之间缺乏一致性。希望未来能够建立一种有效的评估体系，准确地确定个体化的抗血小板药物治疗方案。

（四）提高影像技术在急性期治疗中的指导作用

影像技术在脑血管的诊断、疗效评价、预后判断中具有不可取代的地位。本病例中，采用 CT 平扫排除出血，确定溶栓以及溶栓、取栓后是否有出血转化的评估；CTA 帮助确定是否大动脉栓塞，是否可以取栓；DSA 指导取栓和介入治疗；MRI 早期发现脑梗死等。

临床常常存在这样几个问题：

（1）时间窗问题。静脉溶栓、动脉溶栓以及动脉取栓均存在时间窗问题，超时间窗疗效差，且出血风险大，弊大于利。实际上，个体治疗时间窗是不一样的，目前临床可以使用 CTP/MRP 监测缺血半暗带方法帮助临床判断是否可以延长治疗时间窗，如半暗带区存在越大越好，可延长溶栓治疗窗；遗憾的是，目前结果尚不一致，影像技术有待进一步研究。

（2）脑功能的评估。影响卒中预后有很多方面，影像技术可以帮助评估，CT/MRI 可以评估半暗带区、侧支循环、血脑屏障完整性，这些因素与缺血性卒中的发生、发展和转归密切相关。目前影像技术从扫描序列、方法、后处理等方面还有待进一步提高，以满足临床的需求。

（五）脑保护治疗

不管溶栓还是取栓，血管是否再通，均存在脑损伤的问题。由于缺血性脑损伤机制不清楚，目前国际尚缺乏公认有效的脑保护剂。需要进一步研究其分子机制，研发有效的药物和治疗方法，从而降低卒中的死亡率、致残率以及复发率。

总而言之，在缺血性卒中的防治上还有许多需要解决的问题，有待神经科基础和临床工作者共同努力，发现其重要环节、机制，探索新的诊疗技术和方案。

病例三：心源性栓塞

一、病历资料

（一）病史

患者女性，41岁，因"突发左侧肢体乏力伴言语不清2天"就诊。

患者于2天前安静休息时突发左侧肢体乏力，左上肢不能抬起，不能独立站立及行走，伴言语不清，但可以正确理解家人问话并正确表达。无意识障碍，无肢体抽搐。送至当地医院，查头颅CT未见出血，头颅CTA提示右侧大脑中动脉中远段闭塞，因在静脉溶栓时间窗内（起病到达医院急诊2小时），NIHSS 7分，给予静脉重组组织型纤溶酶原激活剂（rt-PA）（0.9 mg/kg）静脉溶栓治疗，患者溶栓后症状未改善，进一步加重，出现睡眠增多，左侧肢体不能活动，复查头颅CT未见出血，转至我院。

否认高血压、糖尿病、"心脏病"病史，3个月前体检发现"贫血"，未进一步诊断及治疗。无吸烟、饮酒史。无明确家族遗传病史。

（二）体格检查

体温：36.9℃，脉搏：96次/分，呼吸：26次/分，血压：123/72 mmHg，心率96次/分，心律齐，各瓣膜区听诊未闻及病理性杂音，肺部及腹部查体未见明显异常。

神经系统查体：嗜睡，口齿不清，定向力、记忆力、理解力检查不能合作。眼球各方向充分，双侧瞳孔等大等圆，直径2.5 mm，对光反射灵敏；双侧额纹对称，左侧鼻唇沟浅，伸舌左偏。左侧肢体肌张力低，右侧肢体肌张力正常，左侧肢体肌力0级，右侧肢体肌力5级。左侧肢体腱反射减弱。双侧深浅感觉检查不合作，共济运动检查不能合作。左侧巴宾斯基征阳性，右侧巴宾斯基征阴性。颈软，脑膜刺激征阴性。

NIHSS 12分（意识水平1分+面瘫2分+左上肢4分+左下肢4分+言语1分）。

（三）辅助检查

（1）血常规正常范围。

（2）凝血功能相关指标检验D-二聚体6.33 mg/L（<0.5 mg/L），其余正常范围。

（3）肝功能、肾功能、血脂、电解质正常范围。

（4）头颅MRI+MRA两侧大脑半球急性脑梗死，右侧为著，MRA未见显著异常。

（5）常规心电图窦性心律，心率93次/分。

二、病例分析

（一）病例特点

（1）中青年女性，急性起病；左侧肢体乏力伴言语不清2天。

（2）否认有高血压、高血脂、高血糖等动脉粥样硬化脑卒中高危因素。

（3）嗜睡，血压123/72 mmHg，左侧中枢性面舌瘫，左侧肢体肌力0级，左侧巴宾斯基征阳性。

（4）外院头颅 CTA 提示右侧大脑中动脉远端未显影；头颅 MRI 右侧大脑半球、左枕叶急性脑梗死。

（二）诊断和诊断依据

（1）定位诊断：临床症状、体征和 MRI 以右侧大脑半球为主，病灶主要定位于右侧大脑中动脉供血区。

（2）定性诊断：中青年女性，起病突然，出现局灶神经功能缺损症状，应先考虑脑血管病。起病初期，症状快速出现、持续，CT 平扫未见出血，CTA 提示右侧大脑中动脉远端未显影。符合右侧大脑中动脉供血区缺血性脑梗死，临床与影像（包括病灶与供血区）匹配。患者无高血压、高脂血症病史，无其他疾病，静脉溶栓后复查 MRA 可见右侧大脑中动脉无明显狭窄及病变，考虑血管无明确病变，结合患者头颅 MRI 提示除右侧责任病灶外，左侧可见散在缺血性病灶，TOAST 分型首先考虑心源性脑梗死。

（三）鉴别诊断

该患者为中青年女性，既往没有脑血管病的高危因素，急性出现的神经系统症状，需要同以下疾病进行鉴别。

1. 颅内静脉血栓形成

患者中青年女性，没有脑血管病高危因素，有 D-二聚体升高，需排除颅内静脉血栓形成所导致的静脉性梗死。但患者病程中没有头痛，头颅 MRI 提示病灶按动脉血管分布，头颅 MRI 提示静脉流空效应存在。患者临床表现、影像学表现不支持静脉血栓形成。

2. 脑出血

起病急骤，多在活动中或情绪激动时起病，常有高血压病史，病情进展快，起病时常伴有头痛、恶心、呕吐，常伴有意识障碍、偏瘫和其他神经功能缺损的症状和体征。CT 平扫是急诊排除脑出血的首选检查，脑出血患者 CT 平扫可见高密度影（出血病灶）。该患者头颅 CT 平扫及头颅 MRI 均未见出血，可排除脑出血。

三、治疗

该患者目前诊断为缺血性卒中（脑栓塞），病程 2 天，故诊治主要分为两个部分：①急性期的治疗。②明确患者缺血性卒中的病因及二级预防。

（一）急性期治疗

1. 一般处理

（1）该患者生命体征平稳，无低氧血症，监测呼吸及血氧饱和度，维持血氧饱和度>94%。

（2）心脏监测与心脏病变处理：因患者青年卒中，在卒中入院后持续进行心电监护，以便发现阵发性心房颤动或严重心律失常等心脏病变。

（3）体温控制：持续监测体温，该患者体温正常。

（4）控制并监测血压：缺血性脑卒中后 24 小时内血压升高的患者应谨慎处理。如果血压持续升高至收缩压≥200 mmHg 或舒张压≥110 mmHg，或伴有严重心功能不全、主动脉夹层、高血压脑病的患者，可给予降压治疗并严密观察血压变化。该患者既往无高血压病史，入院后监测血压持续在 120/70 mmHg 左右，予以监测血压。

（5）监测血糖：该患者既往无糖尿病，监测空腹及三餐后血糖。

2. 特异性治疗

（1）静脉溶栓及血管内治疗：患者到达外院的时间在静脉溶检时间窗内，给予静脉溶栓治疗，静脉溶栓后症状加重。

该患者溶栓后症状加重，NIHSS 增加 5 分，符合 END 定义。复查头颅 CT 未见出血，未见恶性脑水肿表现，考虑与病灶周围水肿、早期复发性缺血性卒中均相关，需尽快明确缺血性卒中的病因。

（2）抗血小板治疗：该患者复查头颅 CT 未见出血，在溶栓 24 小时后开始给予抗血小板治疗。因患者 NIHSS 12 分，无其他符合双联抗血小板治疗的指征，无早期启动抗凝指征，故给予阿司匹林 100 mg 口服，每日一次，抗栓治疗。

（3）降脂治疗：给予阿托伐他汀钙 20 mg 口服，每日一次。

（4）其他药物治疗：给予依达拉奉和丁苯酞，改善脑循环治疗。

（5）渗透性治疗：患者为中青年女性，影像学提示梗死面积大，NIHSS 12 分，需考虑是否需要渗透性治疗。

该患者虽脑影像学检查存在脑水肿，但入院后症状、神经系统体征和影像学没有动态变化，无脑水肿导致的颅高压表现，故未启动渗透性治疗。

（二）病因学检查

青年卒中目前较被认可的定义为发生在 18~45 岁的卒中，占所有卒中的 10%~14%，病因与中老年卒中存在较大差异，且患者静脉溶栓后出现 END，应尽快进行进一步排查患者病因。

在患者缺血性卒中诊断明确后，对于患者病因进行进一步检查：

（1）同型半胱氨酸正常范围。

（2）抗核抗体、抗双链 DNA 抗体、抗 ENA 抗体、抗中性粒细胞胞质抗体、抗磷脂抗体阴性。

（3）肿瘤标志物筛查正常范围。

（4）蛋白 C、蛋白 S 活性正常范围。

（5）尿本周蛋白阴性。

（6）血清乳酸水平正常范围。

（7）大便隐血阴性。

（8）24 小时动态心电图：窦性心律，平均心率 92 次/分。

（9）超声心动图

左心房内占位性病变，考虑黏液瘤，左心功能不全，二尖瓣轻—中度、三尖瓣轻—中度、主动脉瓣轻度反流，轻度肺动脉高压。射血分数（EF）40%。

总结患者临床表现及实验室检查：①青年女性，缺血性卒中。②缺血性卒中表现为双侧颈内动脉系统病灶。③无明确动脉粥样硬化危险因素。④起病初有贫血。⑤超声心动图明确提示左心房黏液瘤。故明确诊断为左心房黏液瘤所致脑栓塞，患者静脉溶栓后症状加重，可能与局部水肿以及小栓子再脱落有关。

(三) 最终诊断

(1) 脑栓塞（双侧颈内动脉系统）。
(2) 心源性栓塞。
(3) 左心房黏液瘤。

(四) 二级预防、康复治疗

1. 左心房黏液瘤切除术

心房黏液瘤占所有良性心脏肿瘤的30%~50%，以30~60岁最为常见。心房黏液瘤形成的栓子分为黏液组织或瘤体表面碎片，或因局部血流的改变，导致血小板黏附聚集，在肿瘤表面逐渐形成血栓性物质。黏液瘤瘤体或血栓脱落，可造成动脉栓塞，是青年脑梗死病因之一。患者已出现黏液瘤所致动脉栓塞，因此安排尽快手术治疗，起病后第10天患者行左心房黏液瘤切除术。

2. 抗凝治疗

患者术后病情平稳，出血不多，NIHSS 10分，拟启动抗凝治疗。属于中等卒中，故术后7~9天（起病第6天）启动华法林抗凝治疗，监测并控制INR在2.5左右。

3. 随访

文献报道我国心房黏液瘤术后再发病例占1%~2%，国外文献报道约为5%，因此对于患者长期（终生）定时随访十分必要。

四、讨论和展望

(一) 心源性栓塞的影像学表现

同其他病因的脑梗死相比，心源性梗死的影像学表现具有一定的特征性，包括多个供血区域同时受累或相继发生梗死、容易累及皮质或灰白质交界区、易发生出血转化。

心源性栓子常累及多个血管供血区域，一般多个动脉供血区域同步或相继发生卒中。一般认为，来源于心脏的栓子大约有4/5进入脑的前循环并分布到两侧半球，其余1/5进入后循环，因此当影像学上同时累及双侧半球，同时累及前、后循环，或伴有系统性栓塞，则高度提示为心源性栓塞。

前循环的心源性脑梗死的发生率高于后循环者。由于栓子的大小和质地的不同，梗死病灶的大小和位置也不相同。较大的且质地坚固的栓子可嵌顿于血管主干，造成较大面积的脑梗死，同时累及脑白质及相应皮质；质地较脆或较小的栓子，随残余血流移动并逐渐破碎降解，最终往往停留在动脉的远端，这些动脉通常为皮质区域供血，造成皮质区梗死，单一或多发病灶均有可能。

根据累及的部位，单发性的梗死灶可以分为皮质梗死、皮质下梗死以及皮质—皮质下梗死；多发性梗死则可分为多发皮质梗死、皮质合并皮质下梗死，以及皮质下多发性梗死等。一般认为，位于皮质的梗死灶是脑栓塞的影像学特征之一；除了常见的累及皮质的特点外，少数无动脉硬化危险因素的白质病灶也是心源性栓塞的结果。有研究表明，心源性栓塞可以导致小的皮质下梗死灶；对接受心瓣膜置换术的脑梗死患者，78%的梗死病灶位于皮质下。

根据脑梗死病灶最大直径区分，3 mm至3 cm为小梗死灶，≥3 cm为大面积梗死灶。心脏来源的栓子往往比颈部或颅内动脉来源的栓子要大，心源性栓塞导致的梗死灶也相应地大于动脉，动脉栓塞的梗死病灶。

MRI可以显示更多的栓塞证据，在MRI上可表现为同时存在的皮质和皮质下病灶的多发性梗死。有研究者认为，心房颤动所致的梗死病灶常表现为大的皮质—皮质下梗死或累及多循环区域的融合性病变（>15 mm）。卵圆孔未闭所致卒中更常发生单一皮质梗死或多发性小的（<15 mm）散在病变，相对更易累及后循环区域。心内膜炎引起的梗死分为4种形态：①单发病灶。②区域性梗死灶。③散在的点状病灶。④累及多个供血区域的大小不一的病灶。感染性心内膜炎可以引起以上4种梗死灶，其中大脑中动脉区域是主要累及部位，可占全部梗死患者的43.1%；非细菌性血栓性心内膜炎易导致第4种梗死灶。

（二）心源性栓塞静脉溶栓的注意事项

心源性栓塞的病因很多，对于是否静脉溶栓，除了判断有无静脉溶栓适应证外，还需要根据疾病具体情况进行判断：

1. 非瓣膜性心房颤动

非瓣膜性心房颤动不仅是心源性卒中的重要危险因素，而且也是静脉内溶栓后症状性脑出血（SICH）发生的预测因素。但研究发现，合并心房颤动并非溶栓后出血转化的独立危险因素，且对于合并心房颤动的患者，溶栓者的预后较未溶栓者更好。IST-3亚组分析发现，合并心房颤动的患者不论溶栓或是不溶栓，其预后都差于无心房颤动组患者，但其溶栓后的获益与无心房颤动组相当，故对符合条件的合并心房颤动的患者行静脉溶栓治疗是合理的。

2. 左心室血栓的卒中

对伴左心室/左心房血栓的致残性重度卒中患者，静脉使用rt-PA治疗卒中可能合理。

3. 心内膜炎的卒中

静脉使用rt-PA会增加脑出血风险，不推荐使用。

4. 伴心内占位的卒中

伴心脏黏液瘤或者乳头状弹力纤维瘤的重度卒中患者，若可能致严重残疾，静脉使用rt-PA治疗卒中可能是合理的。

病例四：重症脑梗死

一、病历资料

（一）病史

患者女性，76岁，"突发左侧肢体无力伴言语不清2小时"就诊。

患者于2小时前无明显诱因出现左侧肢体无力伴言语不清、口角向右歪斜，无意识障碍、四肢抽搐、恶心呕吐、头痛发热、黑矇、胸闷等症状。

既往肥厚型心肌病、房颤病史20年，长期服用普罗帕酮。否认高血压、糖尿病、高脂血症病史。无明确家族遗传病史。无吸烟、饮酒史。

（二）体格检查

体温：36.5℃，脉搏：70次/分，呼吸：20次/分，血压：149/85 mmHg。神志清楚，双肺呼吸音粗，心率82次/分，心律绝对不齐，第一心音强弱不等，脉率小于心率。余胸腹部查体未见明显异常。

神经系统查体：神志清楚，高级智能检查不能合作，构音障碍，双侧瞳孔等大等圆，直径 3 mm，对光反射灵敏，双眼向右凝视。双侧额纹对称，左侧鼻唇沟变浅，伸舌左偏，左侧面部痛觉较右侧减退。左侧肢体肌张力稍低，左侧上下肢肌力 0 级，右侧肢体肌力 5 级。左侧肢体痛觉较右侧减退。左侧腱反射稍减弱，左侧巴宾斯基征阳性。脑膜刺激征阴性。
NIHSS 14 分。

（三）辅助检查

（1）血常规未见异常。

（2）血糖、凝血功能、肾功能、电解质：未见异常。

（3）急诊头颅 CT。未见明显出血灶或大片低密度影；CTA 见右侧颈内动脉起始段至颅内段、右侧大脑中动脉未显影，提示动脉闭塞；CTP 见右侧额叶、顶叶、颞叶、岛叶、基底节区大片状灌注异常，CBF（脑血流量）及 CBV（脑血容量）降低，达峰时间（TTP）及平均通过时间（MTT）变化延长，周围可见不匹配区。

二、病例分析

（一）病例特点

（1）老年女性，急性起病，既往有房颤和肥厚型心肌病病史。

（2）左侧肢体无力伴言语不清 2 小时。

（3）意识清楚，构音障碍，双眼向右凝视，左侧中枢性面舌瘫，左侧肢体瘫痪及偏身感觉障碍。

（4）急诊平扫 CT 未见出血灶，CTA 提示右侧颈内动脉闭塞，CTP 见右侧大脑半球低灌注区，存在缺血半暗带。

（二）诊断和诊断依据

1. 诊断

（1）定位诊断：老年女性，静态下急性起病，房颤病史，临床表现为双眼向左凝视麻痹，构音障碍，左侧中枢性面舌瘫、偏瘫。定位右侧颈内动脉系统。

（2）定性诊断：急性起病，房颤病史，右侧颈内动脉系统分布区域的神经功能障碍。颅脑 CT 未见出血，CTA 及 CTP 提示右侧颈内动脉系统供血区低灌注。定性诊断考虑为缺血性脑血管病。

（3）病因分型：根据 TOAST 分型，有房颤病史，考虑该患者为心源性栓塞型。

2. 入院诊断

①脑栓塞（右侧颈内动脉系统）。②肥厚型心肌病。③心房颤动。

三、治疗

患者发病 2 小时于我院急诊科就诊，急诊评估后经脑卒中绿色通道收入神经内科。该患者入院后诊疗经过分为以下 3 个阶段。

（一）缺血性卒中超急性期治疗

1. 静脉溶栓

患者入院完成急诊评估，具有静脉溶栓指征，根据体重（50 kg）计算 rt-PA 剂量

(0.9 mg/kg) 为 45 mg，给予 4.5 mg 静脉注射，随后 40.5 mg 微量泵入。

2. 急诊血管内治疗

经患者和家属知情同意后，立即行急诊右侧颈内动脉血管内治疗术，穿刺后全脑血管造影显示右侧颈内动脉末段完全闭塞，术中复查造影右侧颈内动脉、右侧大脑中动脉和右侧大脑前动脉完全再通，远端分支未见闭塞［改良脑梗死溶栓分级（mTICI）3级］，结束手术。

患者血管内治疗术后安全返回病房，查体：镇静状态，气管插管及呼吸机辅助呼吸。心电监测示心率波动在 35~50 次/分，心房颤动伴慢心室率、QT 间期延长。术后 3 小时复查 CT 见右侧大脑半球肿胀、密度减低，右侧侧脑室受压变窄，脑沟、脑实质见斑片状高密度影，疑似蛛网膜下腔造影剂渗漏。胸部 CT 示双肺散在斑片影、实变、条索影，多系感染性病变，累及间质。

（二）去骨瓣减压术

入院第 2 天患者出现意识障碍加重，浅昏迷，右侧瞳孔直径 5 mm，左侧瞳孔直径 3 mm，双侧对光反射消失。考虑发生脑出血、脑疝，给予甘露醇静脉滴注，急查头颅 CT 示右侧大脑半球密度明显减低，脑沟显示不清，脑实质肿胀，右侧脑室明显受压，中线左偏，右侧额叶、颞叶、岛叶多发结节状稍高密度影多系小血肿。神经外科会诊考虑脑疝，具有手术指征。遂转入神经外科，行右侧去骨瓣减压术+颅内减压术。术中去除右额颞顶骨瓣见硬膜张力高，剪开硬膜后右侧大脑肿胀明显，脑组织呈梗死后水汤样改变，散在血肿，给予切除部分额叶及颞极内减压。术后带管进入神经重症监护病房。

（三）重症监护治疗

去骨瓣减压术后入神经重症监护室查体：患者麻醉镇静状态，气管插管固定通畅，生命体征平稳，右侧瞳孔直径 5 mm，左侧瞳孔直径 2.5 mm，双侧对光反射消失。双肺呼吸音稍低，无明显干湿啰音，心律不齐，未闻及杂音。

入院第 3 天患者昏迷状，右侧瞳孔直径 5 mm，左侧瞳孔直径 2.5 mm，双侧对光反射消失，心率 115 次/分，心律不齐。复查头部 CT 见右额、顶、颞部部分骨质缺如，邻近头皮软组织肿胀、积气，内板下少量积液、积气，右侧额、顶、颞、岛叶大面积脑梗死并多发出血灶，周围脑实质肿胀，右侧脑室明显受压，中线结构左移，有颅内蛛网膜下腔出血的可能。

术后给予去甲肾上腺素持续泵入维持收缩压在 120~140 mmHg，给予脱水（甘露醇）、预防癫痫（丙戊酸钠）、控制感染、维持内环境稳定等治疗，术后多次复查影像学显示颅内情况逐渐好转，但意识未见好转，心肌标志物检测值逐渐升高，凝血异常，肝肾功能异常伴尿少。入院第 51 天血压进行性下降，复查血常规，考虑感染性休克，入院第 54 天心率进行性下降，经抢救无效死亡。

四、讨论和展望

（一）如何选择超急性期抗栓治疗方案？

现行指南推荐静脉重组组织型纤溶酶原激活剂溶栓优先原则，静脉溶栓是血管再通的首选方法（Ⅰ级推荐，A 级证据）。如果患者同时符合静脉溶栓和血管内机械取栓指征，推荐进行静脉溶栓—动脉取栓桥接治疗模式，不推荐越过静脉溶栓直接进行血管内处理（Ⅰ级推荐，A 级证据），且不应等待观察静脉溶栓的具体疗效（Ⅰ级推荐，A 级证据）。对存在静脉溶栓禁忌的部分患者使用机械取栓是合理的（Ⅱ级推荐，C级证据）。根据DEFFUSE-3和DAWN研究结果，完成股动脉穿刺距最后正常时间6~16小时及6~24小时的患者，经严格临床及影像学评估后，可进行血管内机械取栓治疗。但如何在治疗前对这一治疗的有效性和安全性进行评估是亟待解决的问题。

（二）去骨瓣减压术的应用局限性

去骨瓣减压术是当前脑梗死后恶性脑水肿的主要治疗措施，研究显示该方案可降低患者的病死率，但其临床应用有限。既往随机对照试验使用的纳入标准为：单侧梗死范围超过1/2或2/3大脑中动脉供血区，NIHSS>15分，发病48小时内，伴有意识水平降低。但国内外研究显示，符合上述标准的患者仅约10%接受了去骨瓣减压术治疗。尽管去骨瓣减压术可降低患者病死率，研究显示手术组患者遗留中重度残疾的比例高于对照组。此外，临床实践中去骨瓣减压术使用现状存在较大差异，一些医院对大面积脑梗死患者积极地进行预防性去骨瓣减压术，另一些医院则在脑水肿导致显著占位效应甚至发生脑疝之后进行手术。过早手术可能给患者带来不必要的手术创伤，而延迟手术会导致不良预后，启动去骨瓣减压术的最佳时机尚不明确。如何个体化选择去骨瓣减压术适宜患者有待进一步研究，包括手术时机、患者年龄、头部影像学特征等。

病例五：癫痫单纯部分性发作

一、病历资料

（一）病史

患者女性，9岁，因"发作性右上肢麻木3年余"就诊。

患儿于3年多前无明显诱因出现发作性右上肢麻木、蚁走感，每次持续1分钟左右，每日发作2~3次；此外出现过发作性右上肢麻木后意识丧失，双眼上翻，摔倒在地，四肢抽搐1次。外院诊断为"癫痫"，予左乙拉西坦500 mg口服，每日二次，未再出现倒地抽搐；但仍发作性右上肢麻木，发作频率未改变。加用奥卡西平口服，早150 mg，晚300 mg；发作频率减低，现每月发作1~2次，持续时间仍为1分钟左右。

患儿足月，因脐带绕颈剖宫产，出生时诊断为缺血缺氧性脑病。家属诉生长发育与同龄人无明显差异。否认高热惊厥史。否认颅内感染史，否认头部外伤史，否认家族史。

（二）体格检查

全身体格检查及神经系统查体未见异常。

（三）辅助检查

1. 脑电图

发作间期右侧中央、中后颞区低中波幅尖波，尖慢波频繁发放；睡眠期可见左侧顶区低中波幅尖波，尖慢波单个发放。

2. 头颅MRI

左侧顶枕叶脑萎缩，局部软化灶形成伴胶质增生；左侧侧脑室三角区稍增宽，右侧枕叶及双侧侧脑室旁脑白质信号异常。

二、病例分析

(一) 病例特点

(1) 学龄期女性，慢性起病，病程较长。

(2) 发作性右上肢发麻、蚁走感，发作形式刻板。

(3) 出生时缺血缺氧性脑病。

(4) 脑电图可见发作间期右侧中央、中后颞区低中波幅尖波，尖慢波频繁发放；睡眠期可见左侧顶区低中波幅尖波，尖慢波单个发放。

(5) 头颅 MRI。存在与临床表现一致的脑结构改变：左侧顶枕叶软化灶、胶质增生及脑萎缩；右侧枕叶及 MRI 侧脑室旁白质信号异常。患者突出的刻板发作表现为右上肢发麻，与左侧顶叶的功能异常对应。MRI 能够部分对应患者的发作表现，但是痫灶范围显得更大，因此需要发作期脑电图明确具体起始部位，以决定是否有手术可能。

(二) 诊断和诊断依据

1. 诊断

(1) 定位诊断：患者临床表现为右侧上肢感觉异常，可初步定位至左侧顶叶。MRI 显示双侧病灶：左侧顶枕叶软化灶、胶质增生及脑萎缩；右侧枕叶及双侧侧脑室旁白质信号异常；并且发作间期外院脑电图见双侧癫痫样放电，因此并不能排除右顶叶或者更广泛的病灶区域也参与癫痫发作（痫灶），故定位至双侧顶枕叶。

(2) 定性诊断：患者有明确的出生时缺血缺氧脑病史，因此为考虑为代谢性因素。此外，患者头颅 MRI 存在明显的颅内结构改变，因此也伴有脑结构损伤性。

2. 癫痫分类

根据患者的发作表现，考虑发作有以下两种形式：①单纯感觉性发作（新分类为局灶知觉保留感觉发作）。②部分继发全面强直阵挛发作（新分类为局灶进展到双侧的强直阵挛发作），且每次发作存在固定的局灶相关症状，因此为局灶性癫痫。根据 2017 版的癫痫分类，患者的病因既为代谢性（出生缺血缺氧病史），也为结构性（颅内病灶）。

3. 入院诊断

①局灶性癫痫。②双侧顶枕叶及白质结构性异常。

(三) 鉴别诊断

本例患者因为存在典型的发作性症状，并刻板、反复出现，且伴有脑电图癫痫样异常以及能够解释症状的 MRI 改变，因此癫痫诊断明确。在鉴别诊断中，主要需要考虑双侧顶枕叶的病变性质：结合既往病史，患者出生时存在明确的缺血缺氧脑病史。顶叶、枕叶对缺血缺氧敏感，出生时的缺血缺氧病史常造成双侧顶枕叶软化灶及白质改变。考虑患者顶枕叶病变最可能为既往缺血缺氧所致。需要鉴别既往缺血缺氧所致的颅内病变和局灶皮质发育不良（FCD）等脑发育相关病变以及脑外伤性病变。

1. 局灶皮质发育不良

由脑皮质神经元移行障碍或细胞增殖障碍所导致，是皮质发育畸形的一种，可出现在大脑各个位置，但额叶、颞叶更为常见。局灶皮质发育不良主要局限性地累及皮质及皮质下区，常在 MRI（FLAIR 相最为敏感）上表现为局灶性皮质增厚、灰白质边缘模糊、脑回形态异常、脑回白质萎缩等；并且皮质发育不良区域多呈锥形并指向脑室，呈现"穿通征"。目前，该患者的白质异常信号广泛，且出现在顶枕叶，暂不考虑为局灶皮质发育不良。

2. 脑外伤性病变

患者既往未诉有外伤史，且外伤所致病灶常呈现明显的不对称分布，一侧明显更重，因此不考虑MRI所见病变为外伤导致。

三、治疗

癫痫患者在入院期间需要常规完善血常规、肝功能、肾功能、电解质等生化指标，以排除一些代谢异常导致的癫痫或者抽搐表现；并且一些抗癫痫药物也可能出现药物副作用，产生代谢异常，比如丙戊酸可能导致肝功能损害、钠离子通道抑制剂可能导致低钠血症等，也需要关注。对于本例患者，因为有刻板的和局灶相关的发作症状以及相关的MRI改变，最重要的是需要进行视频脑电图监测，尤其是发作期脑电图，以明确患者是否为单侧（局灶）起源，具体发作起源是否固定，用以指导临床用药及考量手术可能性。

（一）入院后进一步检查

（1）血常规、肝功能、肾功能、电解质检查未见异常。

（2）长程视频脑电图。

①发作间期脑电图示睡眠和觉醒时右侧顶区、中后颞区阵发 2～4 Hz 不对称慢波夹杂尖波、棘波、多棘慢波，右侧中后颞区显著；左侧顶枕、后颞区频繁阵发 3～4 Hz 不对称慢波夹杂棘波、尖波。②在监测期间共计出现 3 次发作，发作表现为：觉醒时突然感觉右手发麻，后双手交叉相握，头向右转，右侧卧位，张口发声，嘴角向左侧歪斜，双眼反复阵挛，左眼明显，左上肢上抬时伴强直，左侧肢体及头部反复阵挛 50 余秒，左上肢及嘴角反复小幅度阵挛直至发作结束。监测的三次发作与临床表现类似，但未发现局灶起源，起源不一，左侧、右侧均有起源。

（二）治疗方案和后续随访

患者目前发作表现较轻微，发作频率较前已有明显改善。MRI 显示颅内病变范围广，并且入院期间发作期脑电图记录到不同起源，因此考虑双侧病变均为痫灶，无法行切除性手术。为进一步控制发作，可考虑继续调整药物或采用神经调控治疗，如迷走神经刺激术。与患者家属沟通上述方案后，家属选择先尝试药物调整。将药物调整为左乙拉西坦 500 mg 口服，每日二次，奥卡西平 300 mg 口服，每日二次。嘱咐患者继续规律服用抗癫痫药物，每 3 个月于癫痫专科门诊复诊，且 1～2 年后再次复查头颅磁共振。

后续患者门诊随访，已 6 个月未再出现发作，一般情况良好，无药物相关不良反应等。

（三）最终诊断

（1）灶性癫痫。
（2）双侧顶枕叶及白质结构性异常。

四、讨论和展望

（一）新发癫痫患者的药物治疗应该遵循怎样的流程和原则

严格按照患者的发作表现、脑电图及头颅磁共振等信息，结合癫痫的定义即 2 次间隔>24小时非诱发的痫性发作；或者1次痫性发作，其复发风险>60%进行综合评估，决定患者是否应该启动抗癫痫药物治疗。并且在药物治疗过程中推荐遵循以下原则：①诊断明确后尽早开始治疗。②根据发作类型和综合征选药。③首选单药治疗。④合理地联合用药。⑤治疗剂量个体化。⑥规律用药。⑦定期随访。⑧疗程要足，撤药要慢。⑨考虑合并用药和共病。⑩考虑不同年龄段患者生活习惯和偏好。

（二）该患者调整药物时为何采取上述的调整方案

在考虑抗癫痫药物用药调整时，需考虑患者的发作类型、已使用药物的疗效、目前使用药物剂量与WHO规定每日剂量之间的关系等。在用药剂量方面，对于癫痫发作控制不佳的患者，用药剂量需至少达到50%DDD。

患者为部分性（局灶性）发作，且考虑与双侧顶枕叶的病变相关，因此使用针对局灶性癫痫的药物应效果较好。患者既往单药使用左乙拉西坦时治疗效果不佳，目前该药剂量也已超过50%DDD，加量空间不大；而奥卡西平添加治疗后发作频率有所下降，我院就诊前每日总量为450 mg，尚未达到50%DDD，仍有加量空间。

病例六：癫痫复杂部分性发作

一、病历资料

（一）病史

患者男性，24岁，因"发作性心慌及似曾相识感后愣神7年"就诊。

患者于7年前无明显诱因出现发作性心慌及似曾相识感，持续数秒钟；上述表现后出现意识障碍，双眼凝视，吞咽伴流涎，持续1~2分钟恢复正常，清醒后对上述凝视及吞咽动作无记忆。发作在清醒及睡眠中均有出现，3~4次/月。既往曾服用左乙拉西坦、苯巴比妥治疗，但服药后出现双上肢、躯干、双下肢见少量红色斑丘疹伴瘙痒，遂停药。现服用奥卡西平600 mg口服，每日二次，托吡酯50 mg口服，每日二次，丙戊酸钠500 mg口服，每晚一次，仍感控制不佳，发作频率基本同前。患者诉近年来近记忆力下降明显、脾气暴躁、较难集中注意力。

患者系过期产儿（过期4周，顺产），否认出生缺氧史；自述生长发育与同龄人无明显差异。曾在8月龄时出现过一次高热惊厥。否认颅内感染史，否认头部外伤史，否认家族史。

（二）体格检查

全身体格检查及神经系统查体未见异常。

（三）辅助检查

1. 普通脑电图

右侧额极、额区、右前中颞区或右侧中后颞区散在1~2 Hz中—高幅不对称慢波、尖慢波。

2. 头颅MRI

右侧海马体积缩小，信号增高。

二、病例分析

（一）病例特点

（1）青年男性，慢性起病，病程较长。

（2）发作表现刻板，反复，伴有意识障碍：表现为发作性心慌及似曾相识感后意识障碍，双眼凝视，吞咽及流涎，发作后对凝视及吞咽等动作无记忆。

（3）既往史异常：8月龄时高热惊厥史。

（4）抗癫痫药物治疗效果不佳，仍频繁发作。

（5）脑电图存在癫痫相关异常：右侧额极、额区、右前中颞区或右侧中后颞区散在 1~2 Hz 中—高幅不对称慢波、尖慢波。

（6）头颅 MRI 示右侧海马体积缩小及信号增高。

（二）诊断和诊断依据

1. 诊断

（1）定位诊断：患者发作先兆为心慌及似曾相识感，之后有口咽自动症表现，发作症状学提示颞叶癫痫可能。此外，视频脑电图记录到右侧颞区慢波活动起始的发作，MRI 提示右侧海马硬化，综合上述，本例患者可定位至右侧颞叶内侧。

（2）定性诊断：青少年起病，有高热惊厥史，头颅 MRI 示右侧海马较左侧缩小且信号增高，提示右侧海马硬化。目前国际上认为海马硬化为获得性结构性病变，与长期癫痫发作尤其是早期的热性惊厥发作有关。手术海马硬化标本的病理学发现为海马神经元缺失及胶质增生，因此定性诊断考虑为变性。

2. 癫痫分类

局灶性癫痫（病因：结构性）。

患者的发作表现为复杂部分性伴自动症发作（新分类为局灶知觉保留认知发作进展至局灶知觉障碍自动症发作），脑电提示发作为单侧起始，且 MRI 示单侧病灶，因此为局灶性癫痫，病因分类为结构性。

3. 入院诊断

①耐药性局灶性癫痫。②右侧海马硬化。

（三）鉴别诊断

患者的发作表现存在心慌及似曾相识感的精神症状，因此需要和心因性非痫性发作（或称为假性发作）进行鉴别，心因性非痫性发作常有事件诱因，发作过程中伴流泪等情绪性特点；发作时常闭眼，对睁眼动作有抵抗；且发作时间长至数分钟至 1 小时。此外，假性发作一般不伴有同步的癫痫相关脑电图改变。本例患者发作表现刻板、反复，脑电存在癫痫样改变，并且存在能解释发作表现的颅内结构改变，因此考虑患者为癫痫而非假性发作。

三、治疗

（1）血常规、肝功能、肾功能、电解质检查未见异常。

（2）长程视频脑电图：①发作间期脑电图示睡眠时右侧额极、额区、右前中颞区或右侧中后颞区频繁散在 1~2 Hz 中—高幅不对称慢波、尖慢波，右侧前中颞区显著，偶见于觉醒时。②在监测期间共计出现 5 次发作，发作表现为：睡眠中或觉醒时，表情呆滞，反复眨眼，双眼呆视，反复吞咽有时见抬头或起身，有时见单或双手抓栏杆动作。全程持续 1 分钟 30 秒至 2 分钟；患者诉发作前有心慌及内心恐惧感。同步脑电图见 5 次发作期均以右侧颞区 4~6 Hz 中幅慢波活动起始。

（3）癫痫多学科会诊及 PET-CT 检查：患者癫痫诊断明确，且存在颅内病变和与之能够对应的症状学及脑电图改变，具有手术可能性。经患者同意，患者被推荐完成癫痫多学科会诊。会诊考虑，结合患者临床表现及相关辅助检查结果，痫灶位于右侧颞叶内侧的可能性大，具有手术可能性，建议完善头部 18F-FDG PET-CT 后再作决策。后续 18F-FDG PET-CT 检查提示右侧颞叶糖代谢水平较对侧降低，与之前的辅助检查结果及发作表现吻合，因此可进行切除性手术治疗。

（4）手术治疗与后续随访：患者于我院神经外科在全麻下行右侧前颞叶切除术；术后病理显示患者为海马硬化 I 型（海马硬化分型根据海马不同区域的神经元缺失情况定义）。

患者术后维持术前抗癫痫药物治疗。术后随诊 6 个月，未有发作。

四、讨论和展望

（一）何时需要考虑推荐患者进入术前评估流程

关于应该进入癫痫术前评估流程的经典标准为 1974 年由 Walker 等人提出，包含以下条件：①部分（局灶）发作起始。②耐药。③发作导致严重残障。④发作持续足够时间，一般来说持续至少两年，以能够评估耐药情况。⑤具有足够的一般精神健康状态，以能够进行术前、术中（必要时）和术后的配合。

虽然上述标准提出较早，仍能适应大部分现在的临床情况。欧洲的标准建议予以下修订：①对于确定的、可行手术的癫痫综合征可考虑尽早手术。②"姑息性"手术，如用于控制癫痫发作的迷走神经刺激术等神经调控手段。③尤其对于儿童"毁灭性癫痫"，即发作难以控制且发作与精神发育迟滞相关时，手术的适应证可更加宽泛。

综合而言，对于个体患者，是否需要建议行手术治疗的关键为平衡该手术干预的可能风险与获益。

（二）哪些常见抗癫痫药物在临床使用时需要考虑过敏的问题

芳香族类抗癫痫药物，如苯巴比妥、苯妥英钠、卡马西平、拉莫三嗪等均需要考虑过敏问题。患者使用上述药物出现过敏时，大部分表现较轻，为麻疹样皮疹；少数出现严重皮肤不良反应，如 Steven Johnson 综合征或者中毒性表皮坏死松解症等，甚至可能致死。2010 年，针对中国西部人群的研究发现，卡马西平导致的严重皮肤不良反应发生率为 2.8‰，但病死率高达 40% 以上。HLA-B*1502 是诱导皮肤不良反应的易感基因，中国汉族人群阳性率为 8%，远高于欧美人群；并且该基因阳性患者严重皮肤不良反应风险是阴性患者的 184 倍。因此，在上述芳香族类抗癫痫药物临床使用的过程中，一定注意使用初期可能出现的过敏反应；在有条件时，应在使用该类药物前进行 HLA-B*1502 基因筛查，对于该基因阳性患者应避免使用该类药物。

病例七：全面强直阵挛发作

一、病历资料

（一）病史

患者男性，22岁，因"发作性意识丧失伴倒地抽搐6年"就诊。

患者于6年前无明显诱因出现清醒状态下发作性倒地，双眼上翻，四肢抽搐，持续1分钟左右，有时伴舌咬伤或小便失禁；发作后对上述发作过程无法回忆。上述发作表现均出现在患者清醒状态下，每月1~2次，有时可出现1天之内连发2~3次，但发作之间患者意识清楚。3年前开始给予丙戊酸钠500 mg口服，每天2次治疗，至今未再发作。

患者系足月顺产，否认出生缺氧史；自述生长发育与同龄人无明显差异。否认颅内感染史，否认头部外伤史，否认家族史。

（二）体格检查

全身体格检查及神经系统查体未见异常。

（三）辅助检查

（1）脑电图：正常脑电图。
（2）头颅MRI：未见异常。

二、病例分析

（一）病例特点

（1）青年男性，慢性起病，病程较长。
（2）发作表现刻板、反复，表现为无明显先兆下的意识丧失，倒地抽搐，发作期间意识能恢复。
（3）既往史、家族史等均无特殊，既往脑电图、头颅磁共振等癫痫相关辅助检查未见异常。
（4）抗癫痫药物治疗效果良好，3年未发作。

（二）诊断和诊断依据

1. 诊断

（1）定位诊断：患者发作无明显先兆，间期脑电图及磁共振均未见明显异常，因此倾向于全面性发作，起始于双侧大脑皮质。
（2）定性诊断：不明原因。患者的发作表现无定位提示，脑电图及头颅磁共振均未见异常，且既往史、家族史无特殊，因此病因不明。

2. 癫痫分类

全面性癫痫；不明原因。

根据患者的病史及辅助检查，考虑患者为全面性强直阵挛发作。因为患者仅存在一种发作形式，且无支持局灶性发作的证据，因此考虑患者为全面性癫痫。

3. 入院诊断

全面性癫痫。

（三）鉴别诊断

患者的发作表现需与晕厥及低钙抽搐进行鉴别。晕厥也存在意识障碍或意识丧失，可伴倒地，有时甚至也可出现肌肉抽搐，但大部分为四肢发软。此外，晕厥在倒地前常存在与大脑血供减少相关的症状，如头重脚轻感、出汗、皮肤苍白、视物模糊、恶心、呕吐等，老年人群和女性人群更为常见。低血钙性抽搐是各种原因导致的血液中钙离子浓度降低，从而导致神经肌肉兴奋性增强，最终以全身横纹肌、平滑肌不同程度的痉挛为临床表现的一组症状，严重时也可类似癫痫大发作表现。该患者为青年男性，发作前无特殊不适，发作时为四肢强直抽搐，且偶伴舌咬伤或小便失禁，血液生化指标未见异常，服用抗癫痫药物治疗有效等均支持癫痫诊断。

三、治疗

患者已 3 年未发作，间期脑电图及头颅 MRI 均为正常，与患者商讨后尝试进行减药。将患者的用药调整为丙戊酸钠口服，早 250 mg，晚 500 mg，嘱咐患者记录减药期间的具体情况，3 个月后定期复诊再考虑是否进行药物调整。

患者 3 个月后于我院癫痫门诊复诊，减药 3 个月以来无发作及特殊不适。因此继续调整药物至丙戊酸钠口服，早 250 mg，晚 250 mg，后续继续随访。

四、讨论和展望

（一）癫痫患者满足什么样的条件可以考虑减停抗癫痫药物

对于癫痫患者的减停药问题，目前尚无统一的国际指南。一般认为当抗癫痫治疗后至少 2 年未发作可考虑减药，过早减药可能会导致患者复发。评估能否减药时，除了无发作的年数，还需要结合脑电图、癫痫病因等因素综合考虑。多个研究显示，若患者脑电图存在异常，存在头颅 MRI 异常、精神发育迟滞、围生期损伤、异常的神经系统体征、部分（局灶）性发作，复发风险可能更高。减停抗癫痫药物需要遵循个体化考虑的原则，是医生结合患者病情，与患者充分商讨后作出的综合决策。

（二）减停药过程中应遵循的原则

目前尚无国际指南制定统一标准，但是一般认为减药过程要慢，整体减药期至少 6 个月。若患者为联合治疗（采用≥2 种药物治疗），则应逐个减停抗癫痫药物。需要注意的是，减药中可能存在复发风险，若患者出现复发，则应至少加至先前治疗剂量继续维持，并继续随访观察。

病例八：难治性癫痫

一、病历资料

（一）病史

患者男性，33 岁，因"发作性肢体抽搐 24 年，加重 2 个月余"就诊。

患者 24 年前出现反复发作肢体抽搐，发作前感头晕、站立不稳，脑海里感觉周围物体在移动，发作由左上肢举起，很快发展为双上肢上举，想抓东西，想坐起来持续约数十秒结束。自述可回忆发作过程，发作时能听见周围人说话。当地医院曾诊断"部分性癫痫""难治性癫痫"，予"苯妥英钠 50 mg 口服，每天 2 次，丙戊酰胺 400 mg 口服，每天 2 次及卡马西平 200 mg 口服，每天 2 次"治疗。2013 年 12 月起每天发作 1~5 次不等，发作症状基本同前。12 月 26 日于当地医院改服丙戊酰胺 400 mg 口服，每天 2 次和卡马西平 200 mg 口服，每天 2 次治疗，约每周发作 1 次。后患者规律服药，发作仍控制不佳，2016 年初发作更加频繁，每天发作在 3 次以上。于 2016 年 2 月 26 日就诊于我院。

既往史、个人史、家族史无异常。

（二）体格检查

全身体格检查及神经系统查体未见异常。

韦氏智力、韦氏记忆力及症状自评量表 SCL90 评估均正常。

（三）辅助检查

(1) 血常规、肝功能、肾功能、电解质、凝血功能：正常范围。
(2) 丙戊酰胺及卡马西平药物浓度：正常范围内。
(3) 常规心电图：正常。
(4) 脑电图：发作间期可见散在痫性放电，右额区为著。
(5) 头颅 MRI：左侧额叶灰白质结构稍模糊。
(6) PET-CT（发作间期）：左侧额颞顶叶代谢较对侧稍减低。
(7) 24 小时视频脑电图：发作间期可见散在痫性放电，发作期可见肌电干扰，发作后右侧半球慢波增多。

二、病例分析

（一）病例特点

(1) 中年男性，病程 24 年，临床表现为发作性。
(2) 发作前有预感，有时脑海里感觉周围物体在移动，发作首先表现为左侧肢体肌张力障碍，以上肢为主，继而整个躯体扭动、挪动及髋部运动、口角歪斜，右侧肢体见自动运动。发作过程中意识清楚，能听见周围人说话。
(3) 查体无明显阳性体征。
(4) 头颅 MRI 可见右额叶灰白质交界模糊不清；PET-CT 可见左侧部分顶叶及颞叶代谢减低；24 小时视频脑电图提示发作间期右侧半球 δ 波增多；右侧额区局灶性异常放电，发作期放电起源定位不清；韦氏智力、韦氏记忆力及 SCL90 心理健康评估均正常。抗癫痫药物血药浓度正常。

（二）诊断和诊断依据

1. 诊断

(1) 定位诊断：患者发作时的首发临床表现为左上肢上举，提示放电起源可能在右侧额叶上肢运动区，影像学可见右额叶灰白质交界模糊不清，头皮脑电图右侧半球为主可见长程 δ 电活动。颞顶枕叶均有痫性放电可能为局灶性起源的异常放电泛化所致，虽然 PET-CT

示左侧颞区低代谢,但与结构影像及电生理结果不符,故需进一步完善立体定向脑电图明确致痫灶定位及范围。

(2) 定性诊断:本患者病程长,曾多种药物单药或联合治疗,规律服药超过2年,控制依然不良,故诊断为难治性癫痫(局灶性)。

2. 癫痫分类(2017年癫痫和癫痫综合征分类)

症状性癫痫,局灶性发作,意识清楚,运动性发作(病因:结构性可能)。

(1) 发作分类:患者反复肢体抽搐,发作前有先兆,首发表现为左上肢上举,故考虑为局灶性发作。患者发作过程中能听见周围人讲话,发作结束后可回忆发作过程,表明其意识清楚。

(2) 病因分类:患者头颅MRI示右额叶灰白质交界模糊不清,可能存在结构异常,但似乎左侧颞顶叶有代谢异常,故尚需进一步检查予以明确。

3. 入院诊断

难治性癫痫(右侧额叶可能,局灶性)。

(三) 鉴别诊断

难治性癫痫主要需与以下疾病进行鉴别诊断:

1. 假性癫痫发作

假性癫痫发作又称癔症样发作,是由心理障碍而非脑电紊乱引起的脑部功能异常。可有运动、感觉或意识模糊等类似癫痫发作症状,发作时脑电图上无相应的痫性放电和抗癫痫治疗无效是鉴别关键。

2. 治疗不达标的癫痫发作

患者癫痫诊断无误,但药物治疗效果不佳,可能与治疗初期、抗癫痫药物选择是否合适、患者对医嘱的依从性不佳以及患者特殊生活诱因未予控制等因素相关。但此时尚不能诊断为难治性癫痫。

三、诊治和检查经过

(一) 精确定位致痫——立体定向脑电图

1. 电极放置

重点覆盖在右侧额叶,左侧额叶也增加电极以排除左侧来源可能,后方向枕叶延伸。

2. 立体定向脑电图监测结果

发作间期,以右额叶为著,节律性棘波;右顶叶δ波及尖慢波多见;其余部分可见散在尖波。发作期可见弥漫性快波改变;起源于右侧额区局部,与间期放电部位一致。PET-CT提示代谢减低部位未见局灶性异常放电起源。

(二) 手术治疗

最终手术切除右侧额叶异常放电起源区域。术后病理可见,右额叶皮质结构基本正常,区域稍紊乱,可见形态异常的神经元,考虑局灶性皮质发育不良Ⅱa型。

(三) 最终诊断

(1) 难治性额叶癫痫。

(2) 局灶性皮质发育不良Ⅱa型(右额叶)。

（四）随访

（1）术后患者规律服用奥卡西平 300 mg 口服，每日二次；拉莫三嗪 50 mg 口服，每日二次。

（2）术后随访患者未再出现临床发作。患者肢体活动及言语表达可，智力及心理评估未见明显不良倾向。

四、讨论和展望

（一）癫痫药物性难治机制是什么？

难治性癫痫的一个普遍特征是对于不同作用机制的 AEDs 都呈现一定程度的耐药性。这种癫痫耐药性的假说可能涉及多种机制及因素。

1. 目标假说

认为药物作用靶点目标的改变，造成对 AEDs 的敏感性低，这可能是形成癫痫耐药的基础。

2. 多药转运体假说

认为由于先天或者获得性的原因导致了多药转运体的过度表达，使 AEDs 通过血脑屏障时被主动泵出增加，导致药物不能有效到达靶点，局部 AEDs 达不到有效治疗浓度，从而导致癫痫的难治性。

（二）药物难治性癫痫的早期识别

根据引起药物难治性癫痫的病因和综合征的不同，癫痫患者被诊为药物难治性的癫痫的时间是不等的：有些患者很早期就可以诊断（如伦诺克斯、加斯托综合征等），有些因发作少需要确认药物有效的时间较长，要观察随诊很长时间才能诊断为药物难治性癫痫。早期识别药物难治性癫痫，对患者及家属进行相关知识的宣教和准备，有利于医生和家属共同商讨，制定长期治疗随访计划，动态评估病情、尽早了解和考虑除药物治疗外的多种治疗方法，改善患者的预后。诊断为颞叶癫痫（尤其是伴有海马硬化的颞叶内侧癫痫）患者采用手术治疗获得发作完全缓解的概率明显高于长期服用药物治疗的患者，属于手术效果好的可预知的药物难治性癫痫，应尽早手术治疗。

早期识别药物难治性癫痫应从两方面考虑：

1. 易发展为难治性癫痫的综合征的早期识别

临床上有些癫痫患者从诊断一开始就很有可能是难治性癫痫，而不是随病情演变发展而来。这种难治性癫痫主要包括一些特殊类型的癫痫综合征：常见的有大田原综合征（早发性婴儿癫痫性脑病）、婴儿痉挛症、Lennox-Gastaut 综合征、Rasmussen 综合征、颞叶内侧癫痫、下丘脑错构瘤发笑发作等。

2. 易发展为药物难治性癫痫危险因素的早期识别

易于成为难治性癫痫的危险因素包括：①初始抗癫痫药物治疗效果差。②年龄依赖性癫痫性脑病。③在癫痫诊断和治疗前存在频繁发作。④出现过癫痫持续状态。⑤长期活动性癫痫发作。⑥海马硬化、皮质发育异常、肿瘤、外伤性软化灶、双重病理等明确的病因。

病例九：癫痫持续性状态

一、病历资料

（一）病史

患者女性，61岁，因"反复反应迟滞、少言少动1个月"就诊。

患者1个月前无明显诱因出现反复反应迟滞、少言少语，伴情绪低落、注意力涣散、睡眠时间增多，持续1天后症状稍好转。后持续时间逐渐延长，间期亦感头晕、烦躁不安、记忆力下降，无发热、呕吐，无抽搐，至当地医院就诊，考虑"脑动脉硬化、抑郁症"，予以脑保护、改善循环、抗抑郁等治疗无好转，近几日患者上述症状持续不缓解、烦躁不安、精神恍惚、思睡等症状加重，并可见手摸索等动作，为求进一步诊治，至我院就诊。自起病以来，患者精神差，食欲不振，睡眠多，体重减轻5 kg。

两年前因"突起反应迟钝、记忆力减退、精神恍惚半天"至当地医院就诊，行CT等检查后诊断为"短暂性脑缺血发作"，半天后上述症状缓解，口服相关药物治疗；后有多次类似症状，持续数分钟，仍按"短暂性脑缺血发作"诊治。有高血压病史。无吸烟、饮酒史。无明确家族遗传病史。

（二）体格检查

生命体征平稳，心肺腹阴性，四肢脊柱无畸形。

神经系统查体：意识模糊，情绪低落，言语欠流利，理解力稍差，定向力尚可，记忆力差，面部表情少，烦躁不安，偶见手摸索；双侧瞳孔等大等圆，对光反射灵敏，余脑神经体征阴性，四肢肌力肌张力正常，双侧腱反射正常，感觉检查欠合作，脑膜刺激征阴性，病理反射未引出；共济运动欠合作。

（三）辅助检查

（1）血常规、尿常规、肝肾功能、电解质、血脂、血糖、风湿免疫相关检查、人类免疫缺陷病毒抗体、梅毒、抗中性粒细胞胞质抗体、抗ENA抗体谱、乳酸、N-甲基-D天冬氨酸相关抗体、副肿瘤综合征相关抗体：未见明显异常。

（2）脑脊液检查：①压力160 mmH$_2$O（80~180 mmH$_2$O）。②常规、生化、细胞学、病原学（抗酸染色、墨汁染色、细菌培养）、病毒相关检查、结核抗体未见异常。③抗N-甲基-D天冬氨酸受体抗体、副肿瘤综合征相关抗体阴性。

（3）心电图、胸片、腹部B超、妇科B超、乳腺B超：未见异常。

（4）颈部血管B超：右侧颈内动脉可见一5 mm×4 mm大小高回声斑块。

（5）头颅MRI：左侧海马硬化可能。

（6）脑电图：中度异常脑电图，节律欠佳，可见散在痫性放电。

二、病例分析

（一）病例特点

（1）老年女性，慢性起病；有高血压病等卒中高危因素。

(2) 发病初期为发作性症状，可自行缓解，在就诊初期均按照脑血管病诊疗；随着疾病进展症状转为持续性。

(3) 存在意识障碍，有认知功能下降，并有摸索等手部自动症，余无明显神经功能缺损的定位体征。

(4) 常规脑电图节律紊乱，可见散在痫性放电；头颅 MRI 示左侧海马体积缩小。

(二) 诊断

1. 诊断

(1) 定位诊断：患者意识障碍、记忆力下降且有不自主运动，定位于边缘系统；认知功能下降，异常放电可能泛化累及额叶。EEG 示左侧额、颞区见单个尖波；头颅 MR 可见左侧海马体积减小。综上，该患者定位考虑在边缘系统，左侧海马。

(2) 定性诊断：患者症状为发作性、重复性，且每次发作症状基本类似，具有刻板性，初期发作较短暂，具备痫性发作的特点，且脑电图可见左侧额、颞区的散在痫性放电，故诊断癫痫。患者病程后期发作时间逐渐延长至不能缓解，考虑癫痫持续状态。因发作以意识模糊、认知功能受损为主，无明显强直—阵挛等惊厥性表现，故考虑非惊厥性癫痫持续状态（NCSE）。

①癫痫分类：症状性癫痫，局灶性发作伴有意识受损的认知性发作，自动症（病因：结构性）。

②发作分类：患者的发作表现为意识模糊、认知功能受损及手部摸索，脑电提示痫性放电主要位于左侧，磁共振示单侧病灶，因此为局灶性癫痫。

③病因分类：患者左侧海马略小，可能为海马硬化引起的颞叶癫痫，未予及时治疗引起的 NCSE，故病因分类为结构性。

2. 入院诊断

①颞叶癫痫，局灶性发作伴有意识受损的认知性发作，自动症。②非惊厥性癫痫持续状态。③左侧海马硬化。

(三) 鉴别诊断

非惊厥性癫痫持续状态主要需与以下疾病进行鉴别诊断：

1. 短暂性脑缺血发作

为发作性，症状较为刻板，通常在数小时内完全缓解，不遗留后遗症，有脑血管病的高危因素。该患者症状虽然为发作性，但不能完全缓解，后期症状为持续性。

2. 颅内感染

一般为急性起病，有发热、头痛等症状，可以表现为癫痫发作，意识障碍。体格检查存在脑膜刺激征，腰穿可以鉴别。

三、诊治和检查经过

入院后完善 24 小时视频脑电图，本次脑电监测到患者临床发作，表现为患者反应迟钝、烦躁不安，持续 2 天缓解，同步脑电图示左侧各区散见或阵发可见中—高波幅 θ 波为主，慢波夹杂负相位主尖波、棘波和 2.5~3.5 c/s 尖慢综合波，仍以额、中央、颞区为主。期间分别给予患者生理盐水、地西泮 10 mg 静脉注射。

患者住院期间给予地西泮静脉注射改善症状，同时予口服奥卡西平 0.3 g，每天二次，患者症状好转。出院后半年随访，患者反应迟钝、少言少语等症状明显好转，记忆力仍稍差。

四、讨论和展望

（一）非惊厥性癫痫持续状态的概念

非惊厥性癫痫持续状态目前尚无统一定义：①中国抗癫痫协会（CAAE）《临床诊疗指南—癫痫病分册（2015修订版）》认为持续性脑电发作导致的非惊厥性临床症状，通常定义为>30分钟。②Raoul Sutter 等人 2016 年的定义为非惊厥性癫痫发作超过 15 分钟，或者 5~30 分钟内的多次非惊厥性发作，其中发作间期感觉、运动、认知功能未能完全恢复。

（二）非惊厥性癫痫持续状态的临床表现

非惊厥性癫痫持续状态的临床表现多样。典型表现为发作性认知功能障碍、面部和肢体细微抽搐、缄默、头部或眼球偏斜、自动症和行为改变，但症状通常轻微。

（三）病因分类

1. 急性症状性

感染性、代谢性、中毒性或血管性等因素所导致的脑急性损伤（通常<7天）有关。

2. 远期症状性

既往脑损伤或先天皮质发育异常等静止性脑部病灶有关。

3. 进行性脑病

进展性疾病累及脑部有关，如脑肿瘤、遗传代谢病、神经变性病、自身免疫病等。

4. 隐源性或特发性

与基因有关或原因不明。

（四）非惊厥性癫痫持续状态的诊断

1. 临床症状

临床表现多样，往往无特异性，仅依据症状很难做出诊断。

2. 发作期持续脑电变化

明确诊断需要长程脑电图监测，但不能完全依赖。

3. 对 AEDs 治疗的反应

苯二氮䓬类药物治疗后临床症状或脑电图的改善有助于 NCSE 的诊断；但初始治疗反应可能差，需要数小时或数天恢复意识，治疗无反应不能排 NCSE。

（五）启示

（1）非惊厥性癫痫持续状态的临床表现形式多种多样，容易误诊、漏诊。

（2）当患者出现不能解释的意识障碍、反应迟滞或认知功能障碍时，应考虑到非惊厥性癫痫持续状态的可能，并进行长程脑电图监测。

（3）非惊厥性癫痫持续状态应注重病因诊断。

（李　忠）

参考文献

[1] 林果为，王吉耀，葛均波．实用内科学[M]．北京：人民卫生出版社，2017．

[2] 吴新红．乳腺癌多学科联合诊疗——理论与实践[M]．武汉：武汉大学出版社，2019．

[3] 倪伟．内科学[M]．北京：中国中医药出版社，2016．

[4] 葛均波，徐永健，王辰．内科学[M]．北京：人民卫生出版社，2018．

[5] 胡品津，谢灿茂．内科疾病鉴别诊断学[M]．北京：人民卫生出版社，2014

[6] 艾略特·M.安特曼．心血管病治疗学[M]．葛润霖，杨跃进，译．北京：科学出版社，2019．

[7] 丛洪良，袁祖贻．心脏病学实践 2020[M]．北京：人民卫生出版社，2020．

[8] 陈旻湖，杨云生，唐承薇．消化病学[M]．北京：人民卫生出版社，2018．

[9] 于皆平，沈志祥，罗和生．实用消化病学[M]．北京：科学出版社，2016．

[10] 董卫国，丁一娟．炎症性肠病诊疗规范[M]．北京：人民卫生出版社，2019．

[11] 何文英，候冬藏．实用消化内科护理手册[M]．北京：化学工业出版社，2019．

[12] 李进．肿瘤内科诊治策略[M]．北京：科学出版社，2019．

[13] 贺蓓，周新．呼吸系统疾病诊疗基础[M]．北京：中国医药科技出版社，2018．

[14] 罗彬，徐仁良．呼吸系统疾病[M]．北京：中国医药科技出版社，2018．

[15] 李为民，刘伦旭．呼吸系统疾病基础与临床[M]．北京：人民卫生出版社，2017．

[16] 吴凯南．实用乳腺肿瘤学[M]．北京：科学出版社，2016．

[17] 万德森．临床肿瘤学[M].4 版．北京：科学出版社，2019．

[18] 陈旻湖，杨云生，唐承薇．消化病学[M]．北京：人民卫生出版社，2018．

[19] 于皆平，沈志祥，罗和生．实用消化病学[M]．北京：科学出版社，2016．

[20] 沈悌，赵永强．血液病诊断及疗效标准[M]．北京：科学出版社，2018．

[21] 格里芬·罗杰斯，尼尔·杨．贝塞斯达血液病学手册[M]．陈文明，译．北京：北京大学医学出版社，2018．